图解《伤寒杂病论》

马军　胡涛◎编著

广东科技出版社｜全国优秀出版社

南方传媒

·广州·

U0214617

图书在版编目（CIP）数据

图解《伤寒杂病论》/ 马军，胡涛编著. —广州：广东科技出版社，2022.11
ISBN 978-7-5359-7862-2

Ⅰ.①图… Ⅱ.①马… ②胡… Ⅲ.①《伤寒杂病论》—图解 Ⅳ.①R222.18

中国版本图书馆CIP数据核字（2022）第082516号

图解《伤寒杂病论》
Tujie《Shanghan Zabing Lun》

出 版 人：严奉强
责任编辑：曾永琳 王 珈
装帧设计：友间文化
责任校对：陈 静
责任印制：彭海波
出版发行：广东科技出版社
　　　　　（广州市环市东路水荫路11号 邮政编码：510075）
销售热线：020-37607413
http://www.gdstp.com.cn
E-mail:gdljbw@nfcb.com.cn
经 销：广东新华发行集团股份有限公司
印 刷：广州市彩源印刷有限公司
　　　　　（广州市黄埔区百合三路8号 邮政编码：510700）
规 格：889 mm×1 194 mm 1/32 印张13.875 字数345千
版 次：2022年11月第1版
　　　　　2022年11月第1次印刷
定 价：58.00元

编著　马军　胡涛

王谦　宋雨鸿

马军名中医工作室出品

内容提要

本书为编者研究张仲景所著《伤寒杂病论》的读书心得，以及编者学习胡希恕、刘渡舟等经方大家，并结合现代中医名家的部分学术思想而得出的理论总结。书中以伤寒诸邪为纲，对《伤寒杂病论》中涉及方药的部分条文进行品读，以思维导图的形式，从病邪的角度出发，力求给广大读者展现编者对《伤寒杂病论》中方证新的认知方法，希望能将中医"经方派"与中医"学院派"理论融合，让喜欢《伤寒杂病论》的中医爱好者不再感到无所适从。由于仲景方证多数涉及多个病因，故书中篇章分类以主要病因作为分类依据，如热盛津伤的白虎加人参汤证，主要是由于热盛津伤，故归属于热邪篇，但在阴虚篇中也会以思维导图的形式展现。本书主要适合中医莘莘学子学习，亦适合伤寒学说研究者、中医药和中西医结合工作人员及中医爱好者参考阅读。

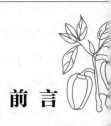

前 言

  《伤寒杂病论》是一部对多种外感病及杂病进行辨证论治的医书，它为临床辨证提供了一条捷径，因为它本身就是症状的集合，两个或两个以上的症状组合成方证，理法方药完善，可以直接指导临床诊治。两千多年来，中医历史上虽然派系、医家林立，但大都消失在历史长河中，而伤寒学派却经久不衰，在现代中医领域依旧占据重要地位，"经方派"也重现中医舞台。但对于广大中医本科生而言，伤寒经方却很难深入学习，原因如下：一是《伤寒杂病论》文字古简，其理深邃；二是伤寒注解众多；而最为关键的一点就是《伤寒杂病论》与中医"学院派"理论好似格格不入，这也是部分学者认为中医没落的原因，他们认为中医"学院派"按照西医模式培养人才是中医科学化的结果，但真的是这样吗？

  所谓的中医"学院派"，应该是指少部分人群，主要是中医科研工作者，并不能代表全部接受过中医药大学（学院）理论教育的中医工作者。首先，中医要走出国门、走向世界，就必须遵守国际医学的"规则"，这也是中医要科学化的原因，从而出现了小白鼠吃中药这种不置可否的学术行为，对于这一点我们持保留意见，存在即合理，毕竟屠呦呦已经为我们探索出了一条成功的道路。其次，大部分的中医"学院派"是接受过中医基础理论教育并且从事中医执业的医生，难道这部分群体不会治病吗？显然这种观点是失之偏颇的。再者说，现在的中医教材内容也是无数中医名家根据中医经典书籍，如《黄帝内经》《黄帝八十一难经》等总结出来的理论，并不是凭空想象出来的，即使是经方大家胡希恕老教授也是按照八纲来解读《伤寒杂病论》的，所以中医"学院派"并不是没有可取之处。之所以说中医没落，是因为现在某些中医医生没有中医思维，不知道辨证，只知道以药辨病，这才是最可怕的。而学习伤寒经方可以很好地改变目前的局面，因为经方学说是以方证为主，直指临证核心，即便想以药辨病也无从下手。

中医"学院派"被公认为喜欢开时方，所谓的时方就是与经方相对应的，仲景后世医家自己总结出来的方药，这也是为什么"时方派"大部分都是"学院派"。那时方与经方孰优孰劣呢？这个问题并没有一个确定的答案。首先伤寒经方并不适用于全部疾病，因为《伤寒杂病论》是"详于寒而略于温"，所以才有了时方的用武之地，才有了叶天士、吴鞠通等温病大家的出现。一般来讲，学习伤寒经方要经过三个阶段，第一阶段是"看山是山，看水是水"，就像比着葫芦画瓢，如太阳伤寒用麻黄汤，太阴虚寒用理中丸，这种就是碰概率的行为，如果遇到适合方证的患者，那么患者服药后可能病愈，但这里有个误区，就像日本伤寒"经方派"一样，他们往往抓住《伤寒杂病论》中的某个症状无限发挥，抠字眼，对某个症状进行过分解读，所以不能一味地迷信日本的经方水平比我们高，但不可否认的是他们的经方方药产业经营得比我们要好。第二阶段是"看山不是山，看水不是水"，这是因为伤寒经方不能"尽愈诸病"，所以大部分医家就在经方的基础上添砖加瓦，多选用一些特殊中药，而这在多数情况下会有些效果。第三阶段是"看山还是山，看水还是水"，这个时候已经基本掌握了仲景经方法则，能选用最简单的药物按照仲景法来组方，比如叶天士的《临证指南医案》中处处可见"伤寒心法"，可以说第三阶段是将经方扩大化。如果我们能明白仲景伤寒大道，就可以根据伤寒法组方，类似于《伤寒杂病论》中的经方加减，如桂枝去桂加茯苓白术汤，只要明白了方证变化，就可以按照方证来进行经方加减，所以固守经方不可加减就有些狭隘了。总的来说，伤寒法可用于多数疾病，学习伤寒经方的目的就是要掌握伤寒法的精髓。

对于接受"学院派"中医教育的中医学子来讲，上临床后很难从《伤寒杂病论》的角度来考虑问题，那《伤寒杂病论》与我们学到的中医理论难道就结合不起来吗？能不能从某个角度出发，将两者有效地融合呢？《伤寒杂病论》的目的是"授人以渔"，而不是"授人以鱼"，它是让我们"见病知源"，这个源我们认为就是"病邪"。本书就是探讨从病邪的角度步入伤寒法之门是不是更容易一些。尽管方证辨证是《伤寒杂病论》的根本，但它是固定的，而且临床上的症状也不可能与方证中的症状一模一样，所以从病邪的角度出发，以病机的形式来解释《伤寒杂病论》中的方药是一个不错的方法。只要机体感受外邪或机体内津（血）液的数量或功能发生了改变，就会产生病机，所以如果以病邪为纲对《伤寒杂病论》中的方药进行分类，那么在临证时就更容易筛选到正确的方药。

需要说明的是，本书中的方药与剂量均参照《伤寒杂病论》原文，其中的剂量换算没有明确标准。在临床应用中可根据不同情况酌情调整。

对于中医爱好者来说，本书可以提供一个知识框架，虽然不能完美地应用于临床，但可以让人对中医经方有一个大概的了解。书中所述对于经方大家来讲可能是"关公门前耍大刀"，但可为中医从业者提供一个轮廓以进行提纲挈领，或许会引出新的发现。希望此学习方法能为提高经方方药的选择准确率提供一个新的研究方向。

本书初稿完成后，经过反复几次修改，我们每次都争取前后理论通畅，不断地思索所主张观点的不足之处。实际上本书为编者学习《伤寒杂病论》的笔记，书中必然会有一些纰漏或不足，希望与广大读者进行交流，欢迎批评指正，让我们可以学习到更合理的观点，共同为经方的发扬光大而努力。

马军　胡涛

2021年10月28日

目录

第二篇　风湿（水）篇

第三篇　热邪篇

第四篇　寒邪篇

第五篇 阴（津液/血/精）虚篇

第十一篇　虫、疮疡及痈脓篇

绪论

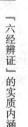

"六经辨证"的实质内涵

　　一提起《伤寒杂病论》，我们就会想到"六经辨证"，其实"六经辨证"只是一种约定俗成的叫法，仲景伤寒法的实质是"阴阳辨证"，可以理解为三阴三阳辨证。《伤寒杂病论》并不是"六经辨证"，最直观的依据就是《伤寒杂病论》中表述的是"辨某病脉证"，而不是"辨某经病脉证"，所以"六经辨证"的概念容易误导初学者，应予摒弃。

　　论述"阴阳辨证"，要先明确"病、症、证"三者的概念。"病"是指病灶，如胃溃疡、肿瘤等，这是西医的概念，当然，中医也有，如《金匮要略》中提及的各种杂病，包含中风历节、痰饮等，这些皆因病邪而生。"症（状）"是机体为了排除邪气而产生的某种反应，也可以理解为由病邪引起的各种反应，如出汗、呕吐、下利、发热。"证"则是两种或两种以上的症组成的一个导航系统，它反映了病邪的病位与病性。病位即"表里上下"，"表"是以周身皮毛肌肉为主体，就是机体躯壳（由皮毛、腠理、肌肉、筋骨组成），从表到里（皮肉脉筋骨），每一层都有所代表的方证；"里"是以胃肠等脏腑为主体；表里两者之间的空间（泛指躯壳空腔）则被称为

"半表半里",相对于表,它属于里,相对于里,它归于表,总属于连接两者之间。"上下"则是指上、中、下三焦。"表里上下"共同构成了一个病位的立体结构。"证"除了反映病位,还反映病性,即阴阳,单纯的阴阳不能详细地区分病性,所以分成三阴三阳。总之,症与证的区别主要体现在,症是病邪所引起的反应,而证则是病邪根本所在的位置。两者可以相同,也可以不同,比如身体疼痛是表证,头痛、恶寒、鼻塞也是表症,这些症状综合起来就是表证,但如果只有一个头痛的症证,那也有可能是由在里的病邪(里证)引起的,这就需要辨表里证而分别论治,这涉及阴阳辨证,阴即阴津、阴血、阴液,阳即津(血)液所产生的功能。阴阳辨证就是机体津液数量或功能的辨证。

《伤寒杂病论》的三阴三阳辨证原则讲究的是"方证对应",它是伤寒辨证的尖端,但所谓的"方证对应"不是方药与一个症状的对应,而是方药与两个或两个以上的症状组成的证型对应。目前"经方派"有部分学者持有一种观点——"但见一证便是,不必悉具",即狭义的"方证对应",把伤寒条文中的某一个症状拿出来就对应方药,这是有失偏颇的,与日本伤寒"经方派"过度解读某个方证中的症状有类似之处。"但见一证便是,不必悉具"是有前提的,这个前提就是"伤寒中风,有柴胡证",也就是说只有中风后,出现柴胡汤证中的任何一个症,才可以直接用柴胡类方剂,而不是所有的伤寒条文都可以"但见一证便是"。

仲景辨证的实质与中医"学院派"主流辨证方法——脏

腑经络辨证是不是矛盾呢？其实它们并不矛盾。在仲景伤寒法中，三阴三阳辨证是能够涵盖脏腑经络辨证的，因为三阴三阳辨证是大层面，它当然包括了具体的脏腑经络辨证，毕竟机体是依靠这些脏腑经络来维持正常生命活动的，只不过脏腑经络辨证是具象的，而三阴三阳辨证是抽象的。比如，"太阳"在伤寒中代表的是"表"这个层面，太阳为巨阳，是面积最广的阳气，阳气有散开的特性，就像一个充气的气球，所以太阳主"开"，它体现的是一个层面，那么它具体是由什么组成的呢？首先中医理论中的"气"是由五脏六腑共同产生的，而太阳之气，也是"气"，《黄帝内经·灵枢·决气》中"上焦开发，宣五谷味，熏肤、充身、泽毛，若雾露之溉，是谓气"，这说明了气是由上焦开发和中焦吸收的"五谷味"形成的，中医基础理论教材中也认为气是由肺、脾胃与肾共同产生的，因为肾为先天之本，所以太阳之气就包含了先天肾气、水谷之气、呼吸之气，本质则是由上焦（心）肺、中焦脾胃、下焦肾之气所主。阳气化生于下焦，补充于中焦（太阳阳气在体表被不断地消耗，需要借助中焦脾胃吸收水谷精微来补充能量），起到温煦、司汗孔开合、防御等作用，所以太阳之气受到外邪侵犯，会直接影响到内里之脏腑，这也就解释了为什么"六经皆有表证"，为什么太阳病极易产生各种变证，如麻黄附子细辛汤证、小建中汤证、炙甘草汤证等，根本原因就是太阳之气是由各脏腑共同产生的，所以有任何一方虚弱，病邪就会直达内里。这就像现代的政务中心一样，各个政府部门在政务中心设置一个办事处，办事处就是表证，各个政府部门就是脏腑。类似的还有电脑上各个程序的桌面快捷方式，快捷方式是表证，程序本身是脏腑。《伤寒杂病论》第7条讲到"病有发热恶寒者，发于阳也，无热恶寒者，发于阴也"，体表气血津液充足，正邪交争所以发热恶寒，体表气血津液不足（是因为体内气血津液不足以供养体表），所以病邪会直接入里，成三阴病。所以仲景伤寒法的三阴三阳辨证与中医理论的脏腑经络辨证并不矛盾，可以实现结合，而结合点就在于气血津液。我们在中医理论中常看到肝血虚、肾阴虚等，并不是说肝的血虚了，肾的阴气虚了，而是说机体的气血津液发生了病变，我们都知道气血的生成并不是一脏一腑能单独完成的，这也决定了如果一个机体血虚就不会只体现在肝脏有病变。张仲景的《伤寒杂病论》中阴阳辨证的着眼点不是在五脏六腑，而是在表里上下循环的气血津液层面，之所以论述脏腑，是因为想让人们更容易理解，阴阳辨证是一个整体，而脏腑经络辨证体现的主要是单独个体，所以仲景伤寒法的辨证体系可以涵盖脏腑经络辨证，但后者却不能概括前者。

《伤寒杂病论》之气血津液观

　　经方一般是指张仲景所著《伤寒杂病论》中的方剂，它是对汉代以前的方药的总结和发扬，历代医家对此都比较认可，所以才有了"经方派"的经久不衰。"经方派"不同于中医学历史上其他派系的昙花一现，更不用去讲后者中某些中医理论著作完全是由某些没有及第的文人阅览诸多医书后所作，其著书立说的内容，理论多于临证，这对中医的传承造成了一定程度的混乱。张仲景之所以被称为"医圣"，是因为他对汉代以前繁乱的医学理论进行总结，最终确定了最适合汤液学的辨证体系。

　　现代对《伤寒杂病论》的解读也是多种多样的，原因就是张仲景在书中没有系统地讲述他的理论，只是罗列了方证。但正是因为只有方证，所以在临证时如果能碰上与某个方证相对应的病例，就有很好的治疗效果；但如果临证时没有明显的一个方证对应，就会存在选方困难，自己组方的疗效亦不好。这是因为我们没有弄清《伤寒杂病论》的本质，没有理解方证组合的机理；即张仲景是如何思考机体的？他组方的原理是什么？所以我们要学习仲景伤寒法，而不是简单的方证对应。那么仲景伤寒法是什么呢？编者认为就是机体（表里三焦）的气血津液观。

　　表里三焦的气血津液观就是从体表到体内、从上到下的气血津液循环的大层面，像叶天士的卫气营血辨证就是从外到里，吴鞠通的三焦辨证就是从上到下，他们都是读张仲景的《伤寒杂病论》时，读出了自己的东西。既然表里上下是部位，那部位上有什么呢？张仲景认为有阴阳，阴阳的表现形式就是津（血）液，包含数量和功能改变两个方面，而我们在中医院校学到的中医基础理论是气血津液，两者实质上是一回事。

　　中医基础理论中对"津液""血"均作了定义，津液是体内一切正常水液的总称，它来源于饮食，是经脾胃运化之后产生水谷精微的液体部分，注入经脉，输布全身，营养机体。津与液既相似，又不同，其性质、分布部位和作用各有区别。清而稀者为津，渗透并浸润于肌肤腠理之间，有濡养肌肉、充润皮肤的作用，如组织间液、淋巴液等；浊而稠者为液，流行并灌注于关节、脑髓、孔窍等处，有润滑关节、滋养脑髓、濡润孔窍的作用，如关节液、唾液等。津与液就整体的功用来说又同属一体，互相影响、互相转化，所以津与液常常并称为津液。

　　血是在脉中循环流动、运载精气、营养全身的液体，它来源于水谷之精气，通过脾、心、肺的作用化生成血，故有"中焦受气，取汁变化而赤"的说法。血运行于全身，循环不息，以营养机体各部。血盛则形体盛，血衰则形体衰。那么津液与血有什么关系呢？中医理论认为津血同源，因为血和津液都是由水谷精气化生而来的，全身组织中的津液渗于脉中即成为血的组成部分，而血渗出脉外，则成为津液。血和津液同为液体，均以营养、滋润为主要功能，故二者同属于阴，属于"阴成形"的范畴。病理上，血和津液相互影响。例如失血过多，津液便渗入脉中补充血之不足，由此会造成津液的不足，出现口渴、尿少、皮肤干燥等症状，而津液大量损耗时，也会导致血脉空虚或血液黏稠。在临床治疗时，对失血者不宜用汗法，对大汗伤津者则不宜用破血、逐血药，就是考虑到津血同源。例如，白芍能将津液化为血，类似于西医的增加静脉回流量，所以对于"胸满"者张仲景多不用白芍，而对于水饮较多者，可用白芍以减轻水肿，通过小便将其排出体外。

除了津（血）液，中医理论还涉及一个"精"的概念，这个精不是西医的"精子"，所以有的西医医者对中医"一滴精，十滴血"的理论嗤之以鼻，但这其实是因为他们没有正确认识中医理论中"精"的概念。中医的精包括先天之精和后天之精，它是对气血津液强弱的整体概括。如果非要用量化形式来说明的话，那么可以按照精微物质浓缩度的高低顺序来排列：精＞血＞液＞津。

那么气血津液与张仲景的阴阳有什么关联呢？张仲景《伤寒杂病论》中的阴阳是一种抽象概念，这也是大多数人认为中医特别难学难精的原因，因为其中的概念太抽象了，但阴阳是可以用具象化来理解的。《黄帝内经》中讲"阳化气，阴成形"，即阴是有形的物质，在张仲景的《伤寒杂病论》中就认为阴是"津血液"，当然也包括病理条件下的"津血液"，即水饮、瘀血等；而阳则是指功能，是由"津血液"气化后所产生的功能，可以理解为推动、温煦、固摄、气化等功能，即中医理论中气的功能。我们可以把正常的机体比喻成一杯37℃的温水，这杯水所散发的热能就是"阳"，而水的体积就是"阴"，如果将它们之间的关系用数值来表示，就可以更好地理解（这些数值并不是指真正的固定状态，只是表示一种渐进状态）。假设温水的体积和热能的满值均是10，中间平衡值是5，那么就会出现下面的一些情况：在体积是5的前提下，如果热能是10，那么就是热证；如果热能变为8，虽然也是热证，但属于亚热；如果热能变成7，就属于暖温；如果热能是5，就变为温，算是正常状态。在体积是4的前提下，如果热能也是4，这个人就是"虚人"，类似太阳中风的"虚人"；如果热能变为7，就变成阴虚阳盛，呈阴虚有热的状态；如果热能变为9，就属于阴虚阳亢。在体积是9的前提下，如果热能也是9，代表这个人气血很旺盛，即太阳伤寒的"实人"；如果热能变为7，就属于寒温；如果热能变为5，就属于亚寒；如果热能变为3，就属于寒证；如果热能只有1，那就是阳虚阴盛。总之，杯子里的"溶液"是"津血液"，即张仲景阴阳辨证中的"阴"，而它表现出来的功能就是气的功能，即张仲景阴阳辨证中的"阳"，仲景用药的原则就是寻求阴阳的平衡状态，先用药物恢复阳气的运行，然后用气的功能去制造能量（津液），张仲景制造能量主要注重中焦脾胃（喜欢用生姜、大枣、甘草）的功能，因为脾胃是气血津液的生化之源，这也是为什么中焦脾胃被称为后天之本，或许李杲的《脾胃论》也是受张仲景的《伤寒杂病论》所启发而撰写的。

如果明白了表里上下的气血津液观，那么再来讲讲张仲景是如何认识和治疗机体疾病的。要先明确机体为什么会生病，西医认为是由于机体的免疫力下降，中医理论认为是由于正气不足，因为"正气存内，邪不可干"，这大家都知道，无须赘述，但张仲景则认为机体会生病是因为表里上下的津液循环不通畅，导致津液的数量或功能异常，汗、二便、呼吸、呕吐等排邪气的方式出现阻碍。机体的表里上下循环是一个什么样的体系呢？其实就像喷泉一样，能量气化出于下焦（先天之本），加强于中焦（后天之本），散发于上焦，在这个过程中，能量是从里到外、从下到上的，整体趋势是向上向外的，但还是有从上到下、从外到里回落的能量，回落的能量中有未被利用的部分，这部分机体会重新利用，也有代谢后的产物，这些产物通过大小便排出体外，从而形成一个完整的循环。其实《黄帝内经》中关于津液的表里上下循环已经有了概括，即"饮入于胃，游溢精气，上输于脾，脾气散精，上归于肺，通调水道，下输膀胱，水精四布，五经并行"，真正把这段话弄明白了，就基本明白了张仲景认识机体的法则。

在治疗方式上中西医分别采用不同的方法，西医是用药物来对抗因免疫力下降而引起的症状，而中医则是运用类似针灸之法来治病，针灸就是通过刺激局部促使机体能量（气血）向病损处聚集，针刺或受伤后局部红肿就是这个原因。而张仲景汤液学也是这样，通过药物使能量聚集于病损处，通过协调机体津（血）液的功能或数量来恢复机体的阴阳平衡（正常秩序），即让受到抑制的免疫力恢复正常，让机体的免疫力自己去治病，也可以理解为药物是帮助机体治病的，而不是治疗疾病的，它能够让机体恢复正常秩序，比如生姜，它可以刺激中焦化生津液，津液气化全身。如果机体感受外邪，那生姜就有解表的作用；如果里有寒，那生姜就有温胃的作用；如果里有饮，那生姜就有健胃化饮的作用。这也是张仲景与后世医家的区别，张仲景着眼于机体自我的修复，而后世医家着眼于以药治证，比如肾阴虚；后世医家多喜用熟地黄、山茱萸，而他偏好用龙骨、牡蛎来收敛气血津液于下焦，让机体自我补充下焦之气。当然，下焦之气虚损不严重时可以用龙骨、牡蛎来加强肾气的自我修复，当虚损较严重时也可以用地黄来补充肾精，这也是仲景方中亦有薯蓣丸、肾气丸的原因。

总之，先有各种原因引起的能量失衡（津血液数量或功能异常），再有表里上下循环不畅，机体排邪方式（汗、呼吸、二便）阻塞，而后产生病邪（痰湿水饮、气血失调、瘀血、宿食、痈脓、表里寒热等）。《伤寒杂病论》的津（血）液观就是以津（血）液为主体，通过建中（生姜、大枣、甘草、人参）、温、滋、清、泻等方法来恢复津（血）液表里上下的循环，然后机体自主排出位于表里上、中、下三焦的病邪，进而恢复循环以维持机体的健康状态，即协调津液生成、维持表里上下循环通畅、攻邪三者相辅相成，这也是张仲景组方的原则。

药性感悟

　　张仲景认为药物只是用来平衡机体阴阳的，它们只是着眼于机体的阴阳气血，治疗病症则是由机体自己来完成的。药物是治疗机体的，不是治疗疾病引起的症状的，因为症状只是机体排病的反应，而非疾病本身，比如汗出异常、腹泻、呕吐等都是排病反应。张仲景就是根据性味将中药配伍，药性、药味被机体吸收后各司其职，从而将机体的气血津液协调至和谐状态，达到阴阳平衡。张仲景用药并不是将中药归于哪个脏、哪个腑、哪条经，因为这会把机体割裂成为单个个体，就变成了西医思维。比如桂枝，它只是有一个通阳的作用，至于阳气到达病所是发汗，还是化气（如水饮、瘀血），都是由机体自我调控的，这就是经方反反复复就那几十味药，却能治疗人体的大部分疾病的原因，也是我们要重视《神农本草经》的原因。本篇主要是编者在研读《伤寒杂病论》时，对其中某些高频使用的药物的一些不成熟思考，并参考了江海涛先生的《药性琐谈：本草习性精研笔记》，现将其陈列如下，以供大家参考。

　　麻黄与桂枝：麻黄与桂枝在《伤寒杂病论》中最重要的作用就是应用于表证，两者作用方向均是向上向外。不同于麻黄的拔肾阳于表，桂枝主要是从中焦到肌表。如果增加桂枝浓度，如桂枝加桂汤，它就可以从下焦始发，但它本身没有补阳气的作用，只是类似一个输送管道，故多与生姜、大枣、甘草配合治疗表证。桂枝因为有"通阳化气"的作用，所以还可以治疗因气化不及所产生的水饮、瘀血、囊肿等，既可作用于气分，也可作用于血分，多用于苓桂剂或体内有水饮的证候。

在脏腑论中，麻黄主要是从肾到肺，因为麻黄拔肾气，主开破，所以多用于治疗肺气不能宣表，如咳喘、骨关节疼痛等症，因其有开破之功，所以也可以用于某些闭塞实证，如续命汤、阳和汤。而桂枝主要是从肝到心，所以有补肝的作用，也能壮心阳。麻黄、桂枝两者合用则是一个相互辅助的过程，所以有麻黄借桂枝之力输送气血津液至体表的配伍法则。

葛根与栝楼根：《神农本草经》谓葛根治诸痹、痉与痛，这些症状都是由局部津液凝滞或缺乏导致的。葛根可以通过搬运中焦津液至局部从而治疗"痹、痉、痛"等证，所以有"起阴气，竭胃汁"的说法，它起到疏通的作用，类似羌防，但没有那么燥。由于葛根搬运津液，所以对于阴虚者要慎用。栝楼根别名瑞雪，具有"润降"之性，与知母类似，药性较知母稍弱，但更柔和，它可以"补虚、续绝伤"，靠的就是它能补充津液的作用，像复元活血汤中用栝楼根即是这个道理。

《伤寒杂病论》中用葛根和栝楼根主要是针对"痉病"，筋燥由轻到重可分别表现为"项背强几几""身体强几几""卧不着席"。在"项背强几几"时还算不上痉，只是显露出津液不足的端倪，还不用补水，可用葛根起阴气，把下面的水搬上来，所以用葛根汤或桂枝加葛根汤；"身体强几几"

时则是全身都缺水，靠搬运解决不了问题，所以要靠栝楼根补水，用栝楼桂枝汤；"卧不着席"时津液已经严重亏乏，所以用大承气汤急下存阴。

柴胡：传统认为柴胡是少阳的代表药，可以治疗往来寒热。首先要明确什么是往来寒热，如果一个人恶寒发热间断发作，一天反复几次，那就不是往来寒热，而是太阳表证。因为邪正双方斗争不激烈，时战时停，才产生这种现象，是麻桂各半汤或桂二麻一汤的适应证。往来寒热有什么表现呢？一般认为是但热不寒与但寒不热交替。表证的发热恶寒与往来寒热的区别在于交接点的问题，如果恶寒后紧接着发热，就是表证；如果恶寒一直持续，经过一段空白期，然后持续发热，就是少阳证。

柴胡之所以可以治疗少阳证，是因为它的剂量（小柴胡汤中用到半斤柴胡），少阳属于稚阳，出于下焦，而肝木的萌芽亦是在下焦，所以需要用到大量柴胡才可下沉下焦。严格来说，柴胡在下焦所起的作用不能叫疏泄肝木作用，因为这时的肝木还生在水土中，是一种未舒展之木。柴胡有一个别名叫地熏，就是说它在下焦时体现的是一种熏蒸作用，消耗的是阴气（能量），以供养阳气升发（动能），所以柴胡有劫肝阴的说法，其实劫的是先天之阴（肝肾同源）。其他辛散药也损耗阴气，如羌活，但损耗的一般是中焦或上焦之阴。所以柴胡消耗的是"固定资产"，其他药消耗的是"流动资产"，因此，肝肾阴虚的患者要谨慎使用大量柴胡。

如果木气上升到中焦，就不再属于稚阳或少阳，而属于肝木，故柴胡也没必要从下焦稚阳的层次进行熏蒸，用中等量从中焦疏泄即可，所以疏肝时用中等量柴胡。木气继续生发，阳气更旺，不仅不属于少阳，还有点老阳之意。这时用柴胡只用它的上升之性，而不用它的稚阳之性，量小时药力在上，所以升举阳气时用小量柴胡。可见柴胡的用量是随着阳气的生长壮老来调整的。越接近少阳，量越大；越接近老阳，量越小。并且随着作用部位的由下向上，柴胡的作用依次表现为熏、疏、升。

正是由于柴胡具有从下焦重新开始的作用，可以使病机摇摆不定的情况返回初始状态，从源头协调阴阳，重新开始，所以柴胡也有"推陈出新"的作用。但这种作用与大黄的"推陈出新"作用方向不同，柴胡向上，大黄向下。柴胡"推陈出新"的作用类似于竹笋，新生的阳气破土而出，推去沉积的泥土；大黄是把留饮宿食顺着胃肠向下涤荡。

石膏： 色白，质重，性寒味辛，为金象，就像锅盖一样，阳气遇到即会化成水滴，所以有的医家认为其可"祛水"，其实就是其"金性"调节水之上源的能力，在大青龙汤、木防己汤中都有体现。而知母亦有金性，在桂枝芍药知母汤中，知母可以益阴祛水。石膏与知母的区别在于它比知母多了辛味，它是自动地翻转，而知母是凭借重力往下。

贝母、百合与知母： 贝母能散心胸郁结之气，可用于治疗心中不快、愁闷不舒的病症。愁闷及愤怒都属于气机不够舒展的表现，但二者又有明显的不同，愁闷属肺，愤怒属肝，总属于气机不能舒展，前者是有心无力，后者是有力却不得出路，故治疗情志病总的原则都是疏通郁结，使气机通畅，一般选用向上透发的药物，但又不能无限制地透发，要体现阴阳转化，即升极而降。贝母的形状有点像拐棍，下面是一根笔直的茎，长到顶端开一朵钟形花垂下，正是升极而降。由于贝母可以协调肝升肺降，故其不仅可用于治疗情志病，也可用于肝气犯肺的咳嗽病。仲景方中当归贝母苦参丸就体现了这个气机转换。

百合与贝母类似，但贝母偏升（散痰结），百合偏降（补肺阴）。贝母因为偏升，所以能解郁；百合也能治情志病，但针对的更多的是烦，而不是郁。郁主要是心胸中的气机不舒畅，烦主要是心胸中有热。百合和贝母相比，可以清热，即贝母善于升散以治疗气机结滞的郁，百合善于滋阴下行以治疗气郁化热的烦。

与贝母、百合的升极而降不同，知母性味苦寒，不怎么升，它基本上就是一味"降"性的药物。知母是从水之上源顺流而下，从肺到肾，一路上可以止渴除烦，通利水道，是一味金水相生的药物，可以用于津液虚而有郁热的情况，如白虎汤、桂枝芍药知母汤，主要通过增强水之上源——肺的肃降功能来实现疗效。

黄芪：黄芪主表补气，这在中药教材和《神农本草经》中都是一致的，黄芪主要针对体表极虚的情况，比桂枝汤还要重一些，所以黄芪多用于治疗体表水肿、黄汗的证候。《神农本草经》谓其主"大风"，风邪为阳气之变动，或为因虚生风或为实风，黄芪治疗虚风，即因阳气虚而生风，就像同样车速下，一辆货车如果不载货物，跑起来就会显得飘。黄芪补气的作用与党参不同，黄芪偏于表，党参偏于里。黄芪与桂枝一样，都可通（肝）阳，但适用的人群不同，黄芪偏于老年，而桂枝偏于青壮年。黄芪还有升补阳气的作用，而桂枝需要配伍其他药物才可补阳气。张锡纯的升陷汤就是取黄芪的升补之性，与知母配伍形成金木循环从而调控机体气机。但论补气的功效，它还是不如人参，张仲景补津液（阳气）都是用生姜、大枣、甘草或人参。

龙骨与牡蛎：现在的龙骨与以前的多有区别，真正的龙骨是远古动物的化石，有收敛阳气下行的作用，但现在已经很少见了。牡蛎是海中的牡蛎壳，因长于海底，本身是阴性，但又由于它有固定的张合功能，所以总体是以阴吸阳，因此可以用于治疗阴性的痰湿凝滞，也可应用在肿瘤、结节增生方面。龙骨、牡蛎合用则将机体之阴阳气收纳于下焦，所以张仲景多将龙骨、牡蛎用于治疗惊、狂、卧起不安，还可以用于收敛先天之肾精，它们不是用于补肾，而是抑制机体不要过多地消耗下焦之气，就像将流动资产转换为固定资产，将精气收敛于下焦。

黄芩与黄连：黄芩中空偏动，具有流通之性，擅清游浮之热，不会苦燥化火。与黄芩相比，黄连质重，偏静，更偏向于里。两者均可治疗湿热，但黄连要配合动药应用，如木香；而黄芩可单独应用，如黄芩汤。总之黄芩以热为主，湿为标；黄连以湿为主，热为标。热无形，故需要黄芩清热；湿重浊，故需要黄连静燥。

桔梗：中药学认为桔梗可载药上行，但除了上行的药性外，它还有一个破的功效，即它是升而破的，与黄芪的升而补不同。就像下水道堵了后，从下而上疏通一下，也可以使其通畅。张仲景《伤寒杂病论》中的桔梗甘草汤就是针对有形之邪（多是痰脓）凝滞咽喉或肺痈，还有时方中的血府逐瘀汤，就是用桔梗从下到上升而破，配合枳壳从上到下将痰瘀之气通过肠道排出体外。

半夏：半夏可以由上而下引阳入阴，主要针对体内的阴邪，如痰饮，半夏治失眠应该也是针对由水湿痰饮所致的失眠。虽然半夏辛温而燥，《神农本草经》却明确记载它有"下气"的作用，故它的下气作用和生姜的止呕作用是一样的道理，均是通过辛散来实现的，这种辛散不是向上向外的，而是偏于横散，所以才可以把"气机"拦腰截断。半夏治疗水湿痰饮靠的是金性，就像犁地机一样，把痰湿之地分开，而羌活之类的风药治湿可以理解为是用吹风机吹干的；先用半夏"分开"，然后用陈皮之类的风药"吹"，再配合茯苓之类的淡渗药"耗"，就可以达到事半功倍的效果。

麦冬：麦冬凌冬不凋，说明其阴性较强，主要作用是补足胃阴，然后上升以滋心肺，所以炙甘草汤、沙参麦冬汤都含有麦冬。麦冬具有凉润之性，可以辅助肺作为水之上源发挥通调水道的作用，当肺不能正常发挥肃降作用时（肺阴虚），以麦冬滋阴，使肺恢复其凉性，下焦蒸腾上来的水气就会在华盖上冷凝成水，然后自然地顺流而下，将津液输送到全身各处。麦冬的降下作用不强，之所以称它为敛降之金，是因为它补充了肺胃的津液，水液本身属阴，是要下行的。麦冬的敛下作用较弱，一般和半夏或五味子配伍，如麦门冬汤、生脉散、麦味地黄丸等。没有这种配伍的方药都没有明显的降下作用，如沙参麦冬汤主要用于滋阴，炙甘草汤主要用于益血通脉。

茯苓：茯苓生长在砍伐后的松树根上，松树凌冬不凋，其阳气充足，故茯苓将松树之阳蓄积，碰到阳气少的就释放阳气，吸收阴气，碰到阳气多的就吸收阳气。茯苓是阴阳复合体，可分理阴阳，如小便不利是由于气郁水中，阴阳不能分离，需要茯苓分，小便多则是机体阴阳分离较多，需要茯苓合。茯苓还可以治疗"惊邪，恐悸"之症，可能由于该症有心气涣散的因素在里面，是"分"得太过导致的，和小便过多是一个道理，通过茯苓阴阳相吸的作用，可以收摄心神。茯苓不仅能在心脏合阴阳，还能在脾肾合阴阳，如治疗男子梦遗，女子白带。

茯苓化痰饮也是靠它分理阴阳的作用。因为痰饮的形成是阴阳相混，用茯苓后清阳上升，浊阴下降，痰饮才算真正被"化"掉了。

猪苓：与茯苓偏阳不同，猪苓偏阴，其淡渗能力强于茯苓，但升阳能力较弱，主要用于治疗"水饮不从阴化"之症，即不能将水饮变为小便排出体外；茯苓用于治疗"水饮不从阳化"之症，即不能将水饮变为汗液排出体外，所以茯苓多与桂枝组成苓桂剂，但这也不绝对。张仲景《伤寒杂病论》中有猪苓的方证，大多具有热象，都有渴症；有茯苓的方证，不渴的居多（五苓散除外，因五苓散中二苓俱用）。

白术：白术含有大量津液，可以体阴而用阳，既能合于脾，又能合于胃，这就决定了它的力量不专。白术健脾的功效不如薯蓣、地黄，健胃的功效不如苍术、厚朴。白术能入

"中"，可利腰脐间血，为气中血药，如肾着汤，体现在人身之中，麻黄加术汤和白术附子汤，体现在肌肉之间。

细辛：细辛常用来发散一些沉寒或阴经的寒邪。我们知道打猎的土枪是用铁砂当子弹的，这种枪有一个特点，即铁砂刚出枪口的时候是比较集中的，越远就越发散，刚出枪口的状态就像细辛，散开以后的状态像麻黄。向外开表散邪，用麻黄；痰饮阻滞引起的咳喘，需要破开痰饮，就要用细辛。麻黄汤或大青龙汤服用过量有亡阳的危险，有两个原因：一个原因是麻黄的拔肾阳之功；另一个原因就是麻黄的开破之效，它像铁砂散开的状态，把目标打得全是小窟窿，漏气肯定就快。细辛像标枪，虽然扎的窟窿大，但数目少，相对来说漏气少，所以细辛虽然猛烈，但是相对来说亡阳较少，故临床上"细辛不过钱"的说法有待商榷。正是因为细辛具有强大的"钻"力，故常用来治疗鼻塞鼻渊、耳闭喉痹等慢性、顽固性疾病。

当归与川芎：当归治"阳气绊于血分"。阳气在血分运行时，可能会被一些邪气绊住而滞留下来，此时需要当归提升阳气以促进血行，间接地起到补血的作用。当归因为质润，往往忌用于治疗一些湿重腹泻的疾病。

川芎比当归要燥，当归的治证是，阳气本来有力运动，但被东西绊住而走不了；川芎的治证是，阳气自身都无力运行，自己就往下陷。当归解除阳气的羁绊以后，还需要其他风药进行二次接力，川芎直接"主中风入脑"，能够把风排出。在《伤寒杂病论》中，厥阴病的方药里常出现当归，而不见川芎。因为厥阴病经常伴有阴血不足的情况，所以会厥热往来，或心中疼热，咽喉不利，唾脓血等。虽然当归和川芎都入厥阴经，但由于川芎过燥，不能养厥阴之血，而当归质润，故治疗厥阴病多选用当归。总之慢性病疏肝宜选用当归、白芍、枳壳、陈皮等柔和的药物，而古代疏肝的经典药物，像柴胡、桂枝等都过于刚燥，只能短期应用。

茵陈蒿： 茵陈蒿入药时是去掉老根（阴气）的，只用嫩芽。而嫩芽以阳气为主，故其功效以散为主，由于茵陈蒿阴气较少，不会助湿邪，同时又寒凉疏散，助肝疏脾，即使治疗阴黄也可配伍温阳药而使用。

地黄： 鲜地黄为黄色（因为在土中可以吸收土气），放置久了则变为黑色，鲜地黄不会表现出太强的补肾作用；干地黄为黑色，是因为长期吸收不到土气，处于"饥饿"状态，才会有一种"收藏"之性，所以肾气丸标明用干地黄。而百合地黄汤和防己地黄汤则标明用生地黄，二者都不是补肾的方药，按照胡希恕的理论，生地黄是强阴剂。仲景方证中没有熟地黄，所以有人认为经方中的干地黄是指熟地黄，而生地黄是指鲜地黄。

栀子和连翘： 栀子有肃降与条达之性（肃降是因为它性寒凉，条达是它能让这股凉气流动开），故可以祛除体内的湿热。比较典型的就是栀子豉汤可以治疗"虚烦"，所谓虚烦，不是热邪入里与有形之痰、水、宿食互结，此处的虚是指空虚无物之虚，但也不是纯热，多少会夹杂一些蒸汽状态的湿气，因为这种热有郁象，热郁就会酿湿。如果纯热无湿的话，这种热就是开散的，可能伴有体表的大热、汗出、烦渴等症，那就是阳明经证。栀子与升散的豆豉配伍显得比较轻清，用来治疗散漫无形之邪；与向下向内作用的大黄配伍显得比较厚重，用来治疗热与湿结聚在一起的黄疸。

连翘和栀子都能清上焦热，不同之处是连翘入少阳气分，辛凉发汗疏散气机，可以治疗鼠瘘瘰疬等有形之邪，对于胆经郁热造成的口苦，就常用连翘配伍柴胡来治疗。而栀子入厥阴血分，没有发汗作用，只能治疗无形之气或流动之湿（心烦和黄疸）。保和丸中用连翘，越鞠丸中用栀子，前者偏于有形之实，后者偏于无形之气。

酸枣仁：中药学认为酸枣仁是补肝血的，而肝脏体现了阳出于阴，所以酸枣仁有调节睡眠的作用。酸枣仁本身又有流通之性，除了补肝血以外，它还会影响心脾，治疗思虑过度伤及心脾的归脾汤就有用到酸枣仁。

桑白皮：桑白皮性寒，味辛甘。甘寒为阴，辛为阳，阴阳相合即产生"雨"，不像其他药物，需要阴阳配合才可产生"雨滴"。桑白皮因其作用方向向下，且有止血的作用，所以适合治疗没有外邪的肺热咳喘。

吴茱萸：中药学理论认为吴茱萸可疏通肝木，与柴胡、桂枝、黄芪等药物一样，都可顺从肝木的上达之性，但吴茱萸疏通的并不是由于气机受到阻塞导致的气机郁滞，而是由于肝木升发之力不足而导致的气机郁滞。但吴茱萸也可治疗因有形寒（痰）湿之邪导致的气机阻滞，即通过"木金循环"来辅助中焦化寒湿，这与旋覆花的作用机制类似。

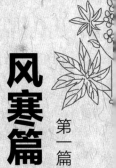

风寒篇

第一篇

我们临床上经常讲感受了风邪、寒邪、暑邪，那么这些"邪气"到底是怎么形成的呢？中医基础理论认为是由于机体感受了六淫之气，即六种异常的天气变化。那就有一个问题了，机体表面有致密的皮毛肌肤，风寒、风湿是怎么穿透皮肤直接进入体内的呢？而且不同的人面对同样的天气变化，为什么有的人得了病，有的人却没有得病呢？西医认为这是由细菌、病毒等微生物所致，不同的人免疫力不一样。传统中医理论认为是由于机体的正气强弱不同，这似乎也可以解释得通，但显得有些抽象。实质上"感邪"只是为了表述方便，首先这个"感"字，通常指感应，两者之间并没有直接接触，一个物体的变化，引起另一个物体也发生了变化，就像变压器一样，不是两个线圈连接起来了，它们之间是有距离的，但给一个线圈通交流电以后，另一个线圈确实会产生电流，所以"外感邪气"不是病邪真正进入体内，而是外界天气变化引起了机体津液的数量或功能发生变化，否则这与西医的细菌、病毒理论又有什么区别呢。

"感邪"是一个抽象的概念，只是为了方便人们理解，但"感"却是实实在在的。自然界有风，当天气发生了强烈的变化时，如果机体体表的津液数量或功能异常，不能适应这种变化，它们就会作出反应，表现出一些"风"象。再比如感受寒邪，天气太冷了，开始闭藏，体表津液受到影响，就会凝滞，从而表现为头痛、项强、恶寒、周身酸楚、拘紧等症状，此时就要让凝滞的津液重新流动，可以用辛温升散的药物，用药后"汗出则解"，其实并不是邪气随着汗液被排出体外，而是机体体表津液的数量或功能恢复正常，表里上下循环通畅。西医的病原体之所以能在体内繁殖，就是因为机体表里上下的津液数量或功能不正常，构造适合了它们繁殖的环境。机体表里上下循环不恢复，即使用西药来退热，也会汗后热退，旋即复起。总之，"感邪"只是约定俗成的说法，但因为这样能够更好地被人们理解，所以本文中亦以"外感"来代替"体表津液数量或功能的改变"，其实两者指的是一回事。不单单是外感，内伤其实也是体内津液的数量或功能发生了改变，发展成了痰、瘀、水饮、阴虚、阳虚等。

本篇主要介绍风/风寒外邪在体表及入里过程中产生的各种病证，其本质就是在表津（血）液的数量或功能异常所产生的各种证候，即表现为寒象或者风象（体表津液代谢异常也可以是由风湿、风水导致的，我们另设单篇论述），还包括风寒邪气部分或全部入里后化热、生寒及影响体内的水液代谢等产生的诸证，为了表述方便，我们还是以风/风寒邪来论述。本篇思维导图如下：

图解《伤寒杂病论》

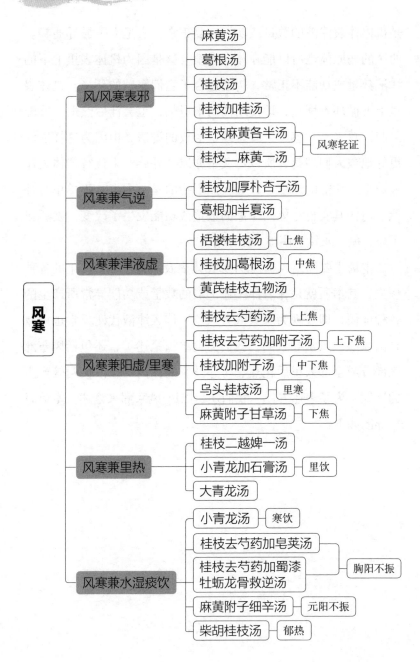

风寒
- 风/风寒表邪
  - 麻黄汤
  - 葛根汤
  - 桂枝汤
  - 桂枝加桂汤
  - 桂枝麻黄各半汤 ┐ 风寒轻证
  - 桂枝二麻黄一汤 ┘
- 风寒兼气逆
  - 桂枝加厚朴杏子汤
  - 葛根加半夏汤
- 风寒兼津液虚
  - 栝楼桂枝汤 — 上焦
  - 桂枝加葛根汤 — 中焦
  - 黄芪桂枝五物汤
- 风寒兼阳虚/里寒
  - 桂枝去芍药汤 — 上焦
  - 桂枝去芍药加附子汤 — 上下焦
  - 桂枝加附子汤 — 中下焦
  - 乌头桂枝汤 — 里寒
  - 麻黄附子甘草汤 — 下焦
- 风寒兼里热
  - 桂枝二越婢一汤
  - 小青龙加石膏汤 — 里饮
  - 大青龙汤
- 风寒兼水湿痰饮
  - 小青龙汤 — 寒饮
  - 桂枝去芍药加皂荚汤 ┐ 胸阳不振
  - 桂枝去芍药加蜀漆牡蛎龙骨救逆汤 ┘
  - 麻黄附子细辛汤 — 元阳不振
  - 柴胡桂枝汤 — 郁热

第一章　风/风寒表邪

本章主要介绍单纯的风寒外邪侵袭体表，尚未兼杂其他病证的方药，主要包括麻黄汤、葛根汤、桂枝汤、桂枝加桂汤、桂枝麻黄各半汤、桂枝二麻黄一汤。

麻黄汤

【方药】麻黄三两　桂枝二两　炙甘草一两　杏仁七十枚

【用法】以水九升，先煮麻黄，减二升，去上沫，内诸药，煮取二升半，去滓。温服八合，覆取微似汗，不须啜粥，余如"桂枝法"将息。

【病邪】实人外感风寒

【应用】太阳病本证；太阳与阳明、少阳；太阳伤寒与衄解

【条文】

1．太阳病本证

《伤寒论》第35条　太阳病，头痛发热，身疼腰痛，骨节疼痛，恶风无汗而喘者，麻黄汤主之。

太阳病以"脉浮、头项痛、恶寒"为主要临床症状，麻黄汤证由于风寒之邪侵袭力强，体表气血津液凝滞不通，深入肌骨层面，代谢物不能排出，不通则痛，故"身疼腰痛，骨节疼痛"，亦压迫肺气，肺气不能宣发肃降，故"无汗而喘"。体表津液凝滞，不能正常发挥卫外作用，故"恶风"，它不同于

桂枝汤证的体表气血不足，桂枝汤证由于自汗出，与邪气相争的津液和一些代谢物都可以排出体外，不会凝滞，故身痛不明显，也不会压迫肺气的宣发肃降，所以没有咳喘，这是桂枝汤证和麻黄汤证的用药关键，临床上可根据患者手、皮肤的湿润程度来区分。

方中麻黄开表以宣肺，杏仁苦温以降肺，使表里上下循环通畅；桂枝以温通为主，配麻黄以疏通体表气血之凝滞，以汗法达到祛在表之风寒邪气的目的；炙甘草调和药性，亦有甘缓甘润之功。麻黄与桂枝的区别在于麻黄具有开破之功，所以多用于治疗凝滞不通的病变，如续命汤证中的"脑闭"，阳和汤证中的"血闭"；而桂枝具有通阳化气之功，它相当于输送管道，通行于全身。在本方中，麻黄是发越下焦之气，而桂枝则是从中焦到肌肉层面，它们将体表凝滞的津液疏通后，表里循环恢复，则汗自出，所以"覆取微似汗"，但严格地讲，它们不是发汗剂。

《伤寒论》第51条　脉浮者，病在表，可发汗，宜麻黄汤。

《伤寒论》第52条　脉浮而数者，可发汗，宜麻黄汤。

这两条是麻黄汤证的一个简文，表示麻黄汤用于治疗邪气在表且无汗出的病变。脉浮或者脉浮数，均代表体表有邪气，根据正邪双方力量的对比程度呈现不同的脉象。数代表热，在此条文中为表热，代表正邪双方交争激烈；如果是里热，一般是滑数。浮脉的定义是"举之有余，按之不足"，本条文中虽有"浮而数"，但是重按与正常的数脉还是有区别的，一个表现为无力，一个表现为有力。

2. 太阳与阳明、少阳

《伤寒论》第36条　太阳与阳明合病，喘而胸满者，不可下，宜麻黄汤。

《伤寒论》第235条　阳明病，脉浮，无汗而喘者，发汗则愈，宜麻黄汤。

在前面提到过，中焦脾胃是太阳之气的来源之一。第36条是太阳病影响到了中焦（阳明胃肠，偏于肠）的功能，"太阳与阳明合病"，但"不可下"，所以推测出现了不大便的症状，此时尚有"喘而胸满"的症状，说明上下循环不通，不能用下法，因为这是"喘而胸满"而不是"腹满而喘"的胃家实。"胸满"是由于在表之邪气稍入里（胸为太阳之所），对肺的宣发肃降功能产生了影响，故胸腔内压增高而出现"喘而胸满"，此时邪气只在"胸腔"，没有"腹满"，代表邪气未全部入里，邪未结实，故应先解表，通过发汗平喘，解决表邪。肺与大肠均以降下为顺，通过发汗解表后，肺的宣发肃降功能恢复，则大便自解，如果出现"汗出而喘"，则不能用麻黄汤，而应该用麻黄杏仁甘草石膏汤。

第235条是阳明病表证，因为脉浮，而非脉沉，所以此时的"无汗而喘"就是表邪束缚，非阳明里热导致的"腹满汗出而喘"。这两条均支持中焦脾胃是太阳之气的主要来源之一的论点，不同的是第235条讲的是体表和胃肠同时被邪气影响，就像邪气兵分两路，同时进攻太阳和阳明；而第36条讲的是体表病程很短暂，但很快就会影响到胃肠，出现不大便的症状，即将发展成为承气汤类方证。结合第32条葛根汤、第33条的葛根加半夏汤，可以得出以下结论：外邪侵袭时，除了体表会被影响，一般体内也会受到影响，如"胸腔""胃肠"或者小柴胡汤证的"水火（少火生气）之通道"。此时，根据患者个人体质的不同而出现不同的症状，如果患者胃肠功能强，则会出现不大便的症状；如果胃肠功能稍弱，则会有呕或利的可能。前者只需要解表即可，后者则需要用葛根汤类方药治疗，但两者均未出现里实结，体表邪气仍为主要因素，只是影响到了中焦的功能，而未发展成为胃家实，所以不用承气汤类方药治疗，两者均需要先解表。第44条是桂枝汤证的"表里同病"，同样是在里不实的前提下才先解表。临床上常见一些儿童感冒后出现大便不通畅的症状。

《伤寒论》第37条 太阳病，十日已去，脉浮细而嗜卧者，外已解也。设胸满胁痛者，与小柴胡汤；脉但浮者，与麻黄汤。

前面讲过，外邪侵袭时，除了体表会被影响，入里病邪一般还会影响到"胸腔""胃肠"或者小柴胡汤证的"水火之通道"。此条文就是"水火之通道"被影响了。太阳病日久（十日以去），正气耗损，脉由浮紧变为缓或细（细主血少），都表明了津液损伤，正气有损，不能枢转气机，所以"嗜卧"，少气懒言，也就是中医理论中的"气虚"，"嗜卧"与"嘿嘿"都是倦怠形状。"脉浮细"说明经过正邪抗争后，大部分体表之邪已被祛除，此时再出现"嗜卧""胸满胁痛"的症状（胸为气血津液出表之位，为太阳之所，胁为津液枢转之位），则表示病不在表，而已入里，此时有可能是弦细脉，可用小柴胡汤治疗，小柴胡汤条文中所谓的"血弱气尽腠理开"，就是指体表及中焦的津液虚损，中焦虚弱而生水饮，中焦斡旋功能减弱（脾胃升降失调则有痞证）。这也是为什么临床上小柴胡汤运用如此之广，因为它涉及了"水火之通道"，即连接表里之间的部位，而除了表证、里证，剩下的部位都为"水火之通道"。而《伤寒论》也注重中焦的脾胃功能，小柴胡汤的实质就是补中焦以调气机，用生姜、大枣、甘草、人参补中焦，使中焦斡旋有力。如果此时脉仍浮，但不细，而且没有嗜卧及胸满胁痛症状，则病邪仍在表，虽然病程较长，但可辨证再用麻黄汤或桂枝汤治疗。

3．太阳伤寒与衄解

《伤寒论》第46条　太阳病，脉浮紧，无汗，发热，身疼痛，八九日不解，表证仍在，此当发其汗。服药已微除，其人发烦，目瞑，剧者必衄，衄乃解。所以然者，阳气重故也。麻黄汤主之。

第24条中讲，桂枝汤药力不足的时候，"先刺风池、风府，却与桂枝汤则愈"，本条则是讨论麻黄汤药力不足的时候怎么祛除外邪。太阳病"脉浮紧，无汗，发热，身疼痛"，为麻黄汤证，服药后症状略减轻（微除）。但还有部分凝滞的津液未能流动，机体想要解决这部分凝滞的津液，就会有"发烦，目瞑"症状产生，并通过"衄"来解决。之所以这样，是因为"八九日不解"，体表邪气过重，凝滞体表的气血津液过多，通过发汗不能彻底祛除邪气，那么机体就会寻求别的途径，比如鼻衄。胡希恕教授通过此条认为"阳气即津液"，因为"体表津液凝滞得重",即"阳气重故也",阳气为阴血津液所产生功能的具象,阴血津液为阳气的基础。此条文中的鼻衄不是邪气入血分了,而是体表津液太充盛了,自己寻找突破口,鼻衄之后仍然有表邪,疾病没有治愈,仍然需要用药治疗,比如第55条。

《伤寒论》第47条 太阳病,脉浮紧,发热,身无汗,自衄者愈。

《伤寒论》第55条 伤寒,脉浮紧,不发汗,因致衄者,麻黄汤主之。

该两条亦是"无汗而衄"的情况。壮实之人一般用麻黄汤,但如果患者久病未予发汗,全身气血津液充斥于体表头面,可通过"衄"来解决,像高血压危象的患者通过百会或耳尖放血就可能会降低脑卒中的风险,这与"自衄"是一个道理。第47条没有第46条中的"发烦,目瞑",可能就是普通的伤寒,体表邪气力量不强,通过鼻衄就可以解决。第55条讲的是病未愈出现鼻衄,是因为不发汗而导致鼻部出血,此时可用麻黄汤来治疗,此处鼻部出血不是由血热引起的,也不是"衄家",衄家是长期失血的患者。

葛根汤

【方药】葛根四两 麻黄三两 桂枝二两 生姜三两 炙甘草二两 芍药二两 大枣十二枚

【用法】以水一斗,先煮麻黄、葛根,减二升,去白沫,内诸药，煮取三升，去滓。温服一升，覆取微似汗，余如"桂枝法"将息及禁忌。

【病邪】实人外感风寒（重证）

【条文】

《伤寒论》第31条　太阳病，项背强几几，无汗，恶风，葛根汤主之。

太阳病的提纲是"头项强痛"，而此条的"项背强几几"，则提示病情更严重了一些，可能是感受邪气较麻黄汤证严重，既有"项背强几几"，又有"无汗恶风"，说明是太阳伤寒证的体表津液凝滞不通，故应用汗法，但麻黄、桂枝主要是发散体表，而疏通力量不足，不能用来解决"项背强几几"，故应用葛根来疏通津液至体表。本方不应该解释为桂枝汤加葛根、麻黄，因为桂枝、芍药数量都有所减少，而麻黄、桂枝比例不变，仍取其发汗之功。之所以生姜、大枣、甘草比例不变，是取大青龙汤之意，因为感受外邪稍强，所以大发汗的话要防止津液损伤，提前以生姜、大枣、甘草补中焦津液，再用芍药敛阴和营，这也解释了为什么无汗亦用白芍。葛根是升提津液的，芍药是向下向内的，这就涉及一个常见的问题，即两者药效会不会抵消。其实中药进入体内后是各司其职的，它们存在于不同的层面，比如葛根是从中焦升提津液，而芍药是将全身气血向下向内集中，它们并不是正负相加，就像寒药和热药在一起用也不会变成不寒不热，临床多将葛根汤用于疹痘诸疾初起、外感咳喘，发热无汗而恶寒比较严重的患者。

《伤寒论》第32条　太阳阳明合病，必自下利，葛根汤主之。

前面提到中焦脾胃是供养太阳之气的来源之一，如果某些中焦偏弱的患者感受外邪，极易出现太阳阳明合病或太阳太阴合病，但其实还是太阳病，只是波及中焦从而影响津液的产生和输送，出现下利或呕，所以称之为合病，如果下利过多导致津液大损亦可导致项背拘急，形成刚痉。此条文是病邪影响到了中焦，胃不能腐熟水谷，从而出现下利，津液从肠道丢失，故可用葛根汤来升提津液以止利，比如胃肠型感冒。葛根之所以被总结为有升散阳明之邪的作用，是因为其可升提阳明之津液。本条与太阳太阴合病有所区别，如果是太阴病下利的话，一般表证较少且有寒象，应该如第91条、第372条所述，用桂枝人参汤先救其里，而此时的"下利"应该无寒热之性，只是单纯的腹泻。

《金匮要略·痉湿暍病脉证治》　太阳病，无汗而小便反少，气上冲胸，口噤不得语，欲作刚痉，葛根汤主之。

葛根汤针对的是外感风寒重邪，主要用于治疗体表津液凝滞不通所引起的诸症，如"无汗""口噤不得语"，口噤是由于津液凝滞不通，不能荣养局部，也是全身拘急的一个前期反应。"欲作刚痉"是本条最主要的提示点，全身津液不得流通，经筋不得濡养故抽搐，出现抽搐而成刚痉。"小便反少"，结合"气上冲胸"，说明机体气血仍向上向外聚集以排邪，这就同伤口周围一般多出现红肿现象是一个道理，"气上冲胸"与桂枝汤证的"气上冲"是一个道理，但比单纯的"气上冲"程度更严重一些，所以只有桂枝的通阳已不足，桂枝只是输送管道，不能从根本上提高津液数量，所以需要葛根从中焦提高津液数量，故葛根被称为"竭胃汁"。

桂枝汤

【**方药**】桂枝三两　芍药三两　生姜三两　大枣十二枚
炙甘草二两

【**用法**】上五味，咬咀三味（桂枝、芍药、甘草），以水七升，微火煮取三升，去滓，适寒温，服一升。服已，须臾，啜热稀粥一升余，以助药力。温服令一时许，遍身漐漐微似有汗者益佳，不可令如水流漓，病必不除。若一服汗出病差，停后服，不必尽剂。若不汗，更服以前法，又不汗，后服小促其间，半日许，令三服尽。若病重者，一日一夜服，周时观之。服一剂尽，病证犹在者，更作服，若不汗出，乃服至二三剂。禁生冷、粘滑、肉面、五辛、酒酪、臭恶等物。

【**病邪**】虚人外感风（寒）

【**应用**】太阳中风；表里同病先解表；汗后误治，表邪未解；气血失调（营卫失和）；六经皆有表证

【**条文**】

1．太阳中风

《伤寒论》第12条　太阳中风，阳浮而阴弱，阳浮者，热自发，阴弱者，汗自出，啬啬恶寒，淅淅恶风，翕翕发热，鼻鸣干呕者，桂枝汤主之。

《伤寒论》第95条　太阳病，发热汗出者，此为荣弱卫

强，故使汗出。欲救邪风者，宜桂枝汤。

中医理论认为桂枝汤首先是虚人外感风寒的代表方，虚人其实就是体弱之人，先天阳气（津液）不是那么强，所以方中才用生姜、大枣、甘草顾护中焦津液，也可以说桂枝汤证的病机含有津液里虚，这种虚不是病态的虚证，只是较正常人稍弱一些而已。太阳中风可以用桂枝汤治疗，但桂枝汤并不单纯只用于治疗太阳中风，它是万方之祖。

太阳中风是针对虚人来讲，机体津液不足，不能荣养体表，故体表津液虚损，不能正常发挥功能，再兼感受风邪（第95条所讲"欲救邪风"）。体表之气血不足（在表之气血可称之为营卫），即营卫不足，不能固护皮毛，外邪直接侵及皮毛以内层面，如肌肉、骨节等，没有机会形成正邪对峙的状态，所以多无"体痛、骨节疼痛"，桂枝汤证体表邪气的力量要比麻黄汤证体表邪气的力量弱，如果体表邪气力量强的话，就直接入里，有可能形成三阴病。此时桂枝汤证正气也不强，即体表津液数量不足，它们抵御外邪的功能就显得"阳稍浮"，正邪交争则发热。津液没有被阳气固摄就会"汗自出"，就像一个小的城池如果受到比它力量稍强的敌人进攻，那么守城池者就会高度紧张，这就是"阳浮，卫强"，而城池中的老百姓则会慌忙出逃（汗自出），这就是"阴弱，荣弱"。卫气浮与外邪敌对则失去卫外功能，就会有恶寒、恶风症状，出汗的时候津液不可避免地流失，所以脉缓，沉取则弱，不像麻黄汤证的脉浮紧。

太阳之气是由上焦心肺、中焦脾胃、下焦肝肾共同协调生成的，故有"卫出下焦""营卫出中焦"的说法，但首当其冲的是肺与中焦，因为肺主皮毛，开窍于鼻。鼻鸣其实就是鼻塞、鼻音重、打喷嚏，这是因为外感之后机体调集气血于体表头面，气血壅滞，鼻鸣也能防止邪气进一步入肺。脾胃为气血生化之源，可以直接支援体表气血津液，而如果体表气血津液受损，会直接影响到中焦脾胃，根据患者体质不同、病情严重程度不同而出现不欲饮食、干呕或下利的症状。

桂枝汤中的桂枝为辛温之品，主要功效是宣通阳气，通的是全身之阳气，前面讲过阳气是血与津液功能的具象，而血与津液来源于五脏六腑，主要是先天之肾和后天之脾胃。本方中桂枝没有补阳和发汗的功能，如果有发汗的作用，苓桂术甘汤条文中也不会讲"发汗则动经"了，所以桂枝只是起了一个类似输送管道的作用，这个输送管道偏于血与津液的外层，所以桂枝有壮心阳的作用。白芍回收阴气（敛阴津）以和血（通因血虚所致的痹），是向下向（脉）内的，临床上有"小大黄"之称。生姜走而不守，辛而能散，温而能走，主要针对胃稍虚偏寒的情况，通过温胃健脾，一方面加强脾胃运化以生津（血）液，另一方面加速水饮代谢以避免水饮停留。大枣、甘草为甘甜之品，主要用于补充机体中焦津液，具体来讲，甘草入中焦更迅速，偏于补津，而大枣色红偏于补血，大枣只有枣泥而没有枣汁，这也说明了大枣偏于补有形之血且能固水。桂枝汤之所以是万方之祖，是因为其"辛甘化阳"与"酸甘化阴"的功效，桂枝、生姜为辛温，配合大枣、甘草可将津液输送至全身，而芍药、甘草则向下向内以敛阴和营，补充机体能量。芍药桂枝一阴一阳，达到阴阳平衡，所以桂枝汤不仅仅作用于体表，也可应用于其他涉及津（血）液的病证，如桂枝加葛根汤证、小建中汤证等。总之，桂枝是阳化气，芍药是阴成形，一阴一阳为之道，再加上生姜、大枣、甘草的"保胃气，存津液"，共同构成了万方之祖。

太阳中风就是机体体表津液功能异常，所以用桂枝与生姜、大枣、甘草配伍以发汗，严格来讲，桂枝与生姜、大枣、甘草没有发汗的作用，它们只是通过健运中焦将津液输送至体表。如果体表有外邪，则机体自会将邪气通过汗出的形式排出体外，也就是说，只有在有外邪的前提下，桂枝、生姜、大枣、甘草的配伍才具有发汗作用，而单纯的桂枝和生姜、桂枝和大枣或者桂枝和甘草只具有消磨水饮、通阳化气的作用，如桂枝生姜枳实汤、苓桂枣甘汤、桂枝甘草汤。即如果只涉及水饮的病证，一般应用桂枝、生姜、桂枝、大枣配伍；而如果涉及津液不足的病证，一般应用桂枝、生姜、大枣、甘草配伍，而且大部分方证均有一些体表外症或者外邪式微，如桂枝新加汤证、小建中汤证和黄芪桂枝五物汤证等，这也是为什么桂枝汤证本身有汗出，还要用桂枝汤"服热粥、覆被以取汗"，因为此时的"汗出"是由于体表津液不足，不能完整地固护体表，所以津液自出，服桂枝汤的目的是让体表津液恢复正常的表里循环。

《伤寒论》第13条　太阳病，头痛，发热，汗出，恶风，桂枝汤主之。

严格来讲，桂枝汤不是仅仅用于治疗太阳中风，而是较多用于感受风邪，"伤于风者，上先受之"，所以，只要出现了头痛、发热、汗出、恶风症状，属于太阳病，就可以用桂枝汤。

《伤寒论》第24条 太阳病，初服桂枝汤，反烦不解者，先刺风池、风府，却与桂枝汤则愈。

如果患者初服桂枝汤时药力偏小，就会出现 "反烦不解"（病重药轻引起的激惹现象，与麻黄汤的 "发烦，目瞑" 类似）的症状，此时可用针刺治疗，因为 "风池、风府" 为 "上先受之"，是最容易被侵袭的部位，即头项部为经常受风邪侵袭的部位。所以太阳病的提纲是 "太阳之为病，头项强痛而恶寒"，此时可考虑用麻黄汤加强发汗的力量。

《伤寒论》第42条 太阳病，外证未解，脉浮弱者，当以汗解，宜桂枝汤。

太阳病如果外证未解，体表仍有邪气，但由于气血津液被消耗了，所以脉不再是浮缓而是浮弱，代表气血津液更虚了，此时仍要用桂枝汤，而不能用麻黄汤来发汗。因为麻黄汤相当于 "重发汗"。有汗无汗不是用桂枝汤和用麻黄汤的区分要点，有的经方医家根据第16条 "桂枝本为解肌，若其人脉浮紧、发热、汗不出者，不可与之也"，认为汗不出是桂枝汤的禁忌证，这有些偏差，因为第276条中也讲 "太阴病，脉浮者，可发汗，宜桂枝汤"。三阴病是无汗的，而现在太阴病可以用桂枝汤，那说明无汗可以用桂枝汤。所以脉浮紧才是桂枝汤的禁忌证，脉浮紧代表气血津液充足，与体表邪气交争剧烈，此时用桂枝汤就有药轻病重的风险；而脉浮缓/弱是麻黄汤的禁忌，用麻黄汤则会有大汗亡阳之忌。所以体表津液充足与否才是用桂枝汤与用麻黄汤的区别要点，因为它决定着脉象的紧与缓。

《金匮要略·妇人产后病脉证治》 产后风，续之数十日不解，头微痛，恶寒，时时有热，干呕，汗出，病虽久，阳旦证续在者，可与阳旦汤。即桂枝汤。

桂枝为阳之初始，故桂枝汤又被称为阳旦汤。妇人产后，津血大虚，体表气血亦不足，抵抗力减弱，易招风寒之邪，如果感受"产后风"，则会出现头痛、恶寒、发热、汗出，正符合第13条所述，故应用桂枝汤治疗。由于机体气血津液大亏，故病程较长，干呕亦是脾胃之气受到影响而出现的症状。

2．表里同病先解表

《伤寒论》第44条 太阳病，外证未解，不可下也，下之为逆。欲解外者，宜桂枝汤。

《伤寒论》第56条 伤寒，不大便六七日，头痛有热者，与承气汤；其小便清者，知不在里，仍在表也，当须发汗；若头痛者，必衄，宜桂枝汤。

由于中焦脾胃是供养太阳之气的主要脏腑，所以外感之后，多会影响到二便的正常排泄，因为此时机体整体气血是向上向外以祛除外邪的，而二便是以下为顺，脾胃弱的患者中焦功能受到影响，多表现为下利，如临床常见的"胃肠型感冒"，就是以腹泻为主要症状。脾胃稍强的患者一般表现为呕与不大便。第44条和第56条提示在有表证的前提下，如果里不实，则可先解表。第44条是说在体表仍有邪气但大便不畅的情况下，不能用下法，要根据里证的情况来决定，正如第56条所讲，里不实，要先解表，里实则先用下法。里实还是不实，要根据小便的颜色来鉴别，小便清与否是鉴别表里证的依据之一。第56条讲"伤寒，不大便六七日，头痛有热"，头痛既可以由里证引起，也可以由外邪引起，"有热"也不能说明是表证还是里证，除非是身热与发热的区别，身热多为里热。此处可用承气汤，就是根据小便的颜色来鉴别确定的，此时小便应该是黄的，代表里热，如果小便清，那说明病邪还在表，应该发汗。但发汗也不应该用桂枝汤，因为条文中讲"伤寒，不大便"，伤寒应该是无汗的，所以发汗应用麻黄汤，如果发汗后病仍不治愈，仍有头痛并且出现衄时才可用桂枝汤。

《伤寒论》第91条 伤寒，医下之，续得下利清谷不止，身疼痛者，急当救里；后身疼痛，清便自调者，急当救表。救里宜四逆汤，救表宜桂枝汤。

治疗伤寒应该用麻黄汤，此时却用了下法，伤了正气而成里阳虚证，肾阳虚衰，火不暖土，腐熟无权，故"下利清谷不止"，此时既有表证身体疼痛，又有里证"下利清谷"，那么应当先解表还是先温里呢？如果解表的话，因为要耗散气血，所以需要中焦脾胃、先天肾来支持，但此时机体已经里虚了，出现了"下利清谷不止"的症状，所以中焦脾胃、先天肾无法提供帮助，攘外先需安内。因此此时应当先温里，用四逆汤来温阳。用了温法之后，如果大便变正常了，但仍身体疼痛，说明津液未能充分输送到体表，可用桂枝汤来解表，不可再用麻黄汤重发汗。

《伤寒论》第372条/《金匮要略·呕吐哕下利病脉证治》下利腹胀满，身体疼痛者，先温其里，乃攻其表，温里宜四逆汤，攻表宜桂枝汤。

本条与第91条类似，都是里阳虚兼表证。"下利腹胀满，身体疼痛"，这两种症状代表此时已经转属太阴里虚寒，脏寒则生满，虽然有身体疼痛的表症，但是应该先用四逆汤温其里，如果攻其表则会如第364条所讲"下利清谷，不可攻表，汗出必胀满"，甚至阳脱。温里后才可用解表法，也不能大发汗，只能用桂枝汤。

《伤寒论》第164条　伤寒大下后复发汗，心下痞，恶寒者，表未解也。不可攻痞，当先解表，表解乃可攻痞。解表宜桂枝汤，攻痞宜大黄黄连泻心汤。

见大黄黄连泻心汤条文。

综上，三阳病表里同时存在时，如果非里实结证，一般原则是先解表再治里，但如果是里实结证，可先攻里，这里的里证一般指的是里实结证（承气汤证类）。《伤寒论》第90条也支持此论点："本发汗而复下之，此为逆也，若先发汗，治不为逆。本先下之而反汗之，为逆；若先下之，治不为逆。"当然亦有表里同治的时候，如厚朴七物汤证、大青龙汤证、小青龙汤证、五苓散证、葛根芩连汤证、桂枝人参汤证、麻黄细辛附子汤证等，这是因为表里病机关系密切，且里证非大虚大实之候或里实结证，表邪已式微，病邪基本已入里。三阴病如果出现表里证，一般先温里。

3. 汗后误治，表邪未解

《伤寒论》第15条　太阳病，下之后，其气上冲者，可与桂枝汤，方用前法；若不上冲者，不得与之。

太阳病之所以被用下法，是因为阳明较盛的患者，感受外邪之后中焦脾胃被影响，出现了大便不通的症状。用下法之后机体气血顺药性下降，但表邪仍未解，故药性过后，机体正气未被完全损伤，仍然积极向上向外祛邪，所以才会觉得气上冲，此处"气上冲"并非下焦水气，而是肝木升发阳气，也就是津液，虽然是阴津，但并不是病理状态的水气。就像爬坡的汽车，如果动力足，不用加油门也能爬上去；但如果油少了，动力不足，则需要加大油门才可以爬上去，所以会觉得力不从心，从而产生"气上冲"的感觉。由于下法耗伤津液，所以太阳病不能再用麻黄汤，只能用桂枝汤以补中焦津液并解表。表未解而被用下法者，根据正气损伤程度的不同，可以分三种情况：第一种情况是被用下法后正气仍比较强大，邪气未入里，机体气血仍有能力祛邪，表现为气上冲，或喘或脉促，故用桂枝汤加厚朴杏子或去芍药治疗。第二种情况是正气受损，邪气入里与正气交争于内，可形成痞证或结胸证。第三种情况是正气溃败，邪气入里形成阴证下利，如桂枝人参汤证。本条文中"若不上冲者"，说明机体正气已经大损，有可能形成三阴病，也有可能形成痞证，此时要表里同治或温里。

《伤寒论》第45条　太阳病，先发汗不解，而复下之，脉浮者不愈，浮为在外，而反下之，故令不愈。今脉浮，故知在外，当须解外则愈，宜桂枝汤。

本条文中既有汗法，又有下法。"先发汗不解"有可能是治疗麻黄汤证用了桂枝汤，力量不足以祛邪，邪气入里，但尚未实结，所以用下法。汗下之后仍表现为脉浮，气血仍趋于向外，说明正气还有能力抗邪，故可继续解外，但不能再用麻黄汤。

《伤寒论》第57条　伤寒，发汗已解，半日许复烦，脉浮数者，可更发汗，宜桂枝汤。

一般伤寒发汗需要用麻黄汤，患者服过麻黄汤后出现了心烦，有可能是表邪入里化热，也有可能是祛邪不彻底，出现脉浮数。脉浮是"轻取即得，重按无力"，所以此时的脉浮代表着气血仍向上向外，脉数代表着正邪交争激烈，如果是表邪入里化热的话，必定数而有力，而此时脉浮数，故仍需要用汗法，但由于原来的发汗一定程度上伤了津液，所以再发汗就要用桂枝汤补中焦津液，特别是老年人。如果是年轻人，可再服小剂量的麻黄汤。总之，第45条和第57条都表示，无论先用了麻黄汤还是用了桂枝汤发汗，如果表邪未祛，还需要发汗的话，都要用桂枝汤。

《伤寒论》第240条　病人烦热，汗出则解，又如疟状，日晡所发热者，属阳明也。脉实者，宜下之；脉浮虚者，宜发汗。下之与大承气汤，发汗宜桂枝汤。

发汗就能治愈的烦热，有可能类似大青龙汤证，即外有表邪，内有化热倾向。发汗后可能有两种情况，一种是太过，一种是不及。如果发汗太过，表邪是解除了，但伤了津液，有可能转为阳明证，如该条文所讲"又如疟状，日晡所发热"，这是阳明里热证，如果脉沉实，那就确定是阳明里实，可用大承气汤治疗。如果发汗不及，如第57条所讲"伤寒发汗后已解，半日许复烦，脉浮数者，可更发汗，宜桂枝汤"，就会激惹内部化热，所以"如疟状，日晡所发热"。因为虚性疾病都是"旦慧，昼安，夕加，夜甚"，此时的"日晡所发热"并非日晡潮热，只是代表着内部实热未结滞，因为脉浮虚，表明机体气血仍向外，但发汗后有所损伤，可继续用桂枝汤发汗，但已经有了里热，所以只是说"宜桂枝汤"，不像本条中的"下之与大承气汤"那么确定。

4．气血失调（营卫失和）

《伤寒论》第53条 病常自汗出者，此为荣气和。荣气和者，外不谐，以卫气不共荣气谐和故尔。以荣行脉中，卫行脉外，复发其汗，荣卫和则愈。宜桂枝汤。

《伤寒论》第54条 病人脏无他病，时发热、自汗出而不愈者，此卫气不和也，先其时发汗则愈，宜桂枝汤。

张仲景一般多论津液、血，血溢于脉外则为津液，津液上奉养心而化为血，但张仲景很少论述营卫，所以有经方学者认为这两条是后来医家加的。那怎么理解营卫呢？营卫其实就是在表之气血，气有固摄、温煦的作用，保证营阴不外泄。气是血表现出来的功能，比如一个人完全有能力做好某一件事情，他的能力就是"血"，但他本人不想去做，没有做事的动力，这就是"气"的功能未能正常发挥，所以第53条、第54条都说"荣气和，但卫不和"，此时只要通阳于体表，给予卫气刺激，那它就有干活的动力了，从而达到"荣卫和"。营卫不和即气血功能不协调，所以桂枝汤在经方中变化万千，可应用于多种证候。体表无邪气的前提下，自汗多是由于卫气功能未能正常发挥，营气不能自守而外出，即体表气血功能不协调，这种不协调既可能是患者体内的病邪（如内热）反映在体表，也有可能是体表本身的问题，第54条中表明"脏无他病"，那只能是体表气血本身不协调。如果体表津液本身不足或者有外邪侵袭，则机体会主动调集津液至体表以补足津液或祛邪，这样就不会形成自汗。

　　其实，外感六淫一直在侵袭着我们的机体，如果机体正气存内（脾胃功能正常，津液源源不断，表里三焦通畅），那么就能"邪不可干"，机体可以自动御邪于外。就像同样的天气变化，有的人会感冒，而有的人却无反应，这都缘于体表气血状态的不同。长期自汗其实就是一种表症，其他症状如颈肩腰痛，头晕头痛等，这些都是表症，都是体表津液出现了问题。而到底是哪个环节影响了体表津液，那就需要排查了。第53条是体表津液"主观能动性"太差，惰性十足，等同于产生了"虚风"，所以自汗出；而第54条是机体时不时地想让体表津液发挥"主观能动性"，所以会时有发热。此时应用桂枝汤治疗，重新输送津液于体表，调整气血功能，使其恢复协调状态。

　　《伤寒论》第387条　吐利止而身痛不休者，当消息和解其外，宜桂枝汤小和之。

　　此条体现的是桂枝汤调和霍乱后体表营卫不和的情况。霍乱吐利止后，大伤津液，而仍有身痛表症，说明里和而体表气血仍不和，故可用桂枝汤输送津液于体表，调整气血功能，使其恢复协调状态。

　　《金匮要略·妇人妊娠病脉证并治》　师曰：妇人得平

脉，阴脉小弱，其人渴、不能食，无寒热，名妊娠，桂枝汤主之。于法六十日当有此证，设有医治逆者，却一月加吐下者，则绝之。

本条文主要讲了妊娠初期的症状定义及用药。一般来讲，生育期的妇女如果停经60天之后出现渴、食欲减退、无寒热，且"阴（尺）"脉减弱，就有可能是妊娠初期，因为全身气血聚集以养胎，所以阴血相对不足导致尺脉变弱。全身气血津液不足，导致暂时性的阴阳偏胜，应用桂枝汤来调和阴阳。根据方药来讲，因为有生姜、大枣、甘草来顾护中焦津液，所以本方适用于胃气虚弱的患者。如果患者胃中有热、心烦呕吐、喜凉饮，则不宜使用该方。妊娠反应一般是在停经60天时出现，如果医治不当，一个月左右就会见到有吐有下的症状，此时应该停止用药，饮食调养，辨证施治。

5．六经皆有表证

《伤寒论》第234条 阳明病，脉迟，汗出多，微恶寒者，表未解也，可发汗，宜桂枝汤。

本条与第235条一样，都表明阳明病是有表证的，也证实了中焦脾胃是体表太阳之气的来源之一。本条说明阳明病亦可用汗法，但用这种汗法是有条件的，即脉应该是迟而不是洪数，洪数脉代表邪气已入里化热。此时脉迟且有微恶寒，表明此汗出不是里证的汗出，而是表证的汗出，正邪交争比较剧烈，所以脉才会迟缓，就像两个摔跤手，如果势均力敌，那么他们的步伐就比较迟缓沉重。阳明表证的时间应该比较短，正如第183条中所讲"虽得之一日，恶寒将自罢，即自汗出而恶热也"，此处应该有阳明表证的目疼、鼻干、额头痛、缘缘面赤等症状。

《伤寒论》第276条　太阴病，脉浮者，可发汗，宜桂枝汤。

本条说明了体表气血是靠五脏六腑共同供养的，也体现了"六经皆有表证"。一提到太阴病，就会想到"下利"，但本条的太阴病应该没有"下利"，它体现的是太阴病表证，正如第274条所讲"太阴中风，四肢烦疼"。平时脾阳不足的人感受外邪，如果外邪力量不强，则会局限于四肢，表现为烦疼、脉浮、恶寒、发热，但这个阶段持续时间不会太长，很快就变成太阴下利症状，和阳明病表证类似；如果外邪力量较强，则会直中太阴，表现为"下利"，可以"发汗止下利"的只有葛根汤证，即太阳阳明合病。太阴病的下利是不能发汗的，因为已经形成了里寒证，正如第91条和第372条中讲的，所以本条没有太阴下利症状。

桂枝加桂汤

【方药】桂枝五两　芍药三两　生姜三两　炙甘草二两大枣十二枚

【用法】以水七升，煮取三升，去滓。温服一升。本云：桂枝汤，今加桂满五两。所以加桂者，以能泄奔豚气也。

【病邪】虚人外感风（寒）

【条文】

《伤寒论》第117条　烧针令其汗，针处被寒，核起而赤者，必发奔豚，气从少腹上冲心者，灸其核上各一壮，与桂枝加桂汤，更加桂二两也。

根据"针处被寒"推测，此时的外邪应该是风寒之邪，应该用麻黄汤来发汗，但此条是用"烧针令其汗"，这可能是张仲景那个年代比较常见的一种治疗方法。根据第112条中所讲烧针、火劫治疗方法多伤心阳，而本条讲到发汗后还被寒邪所伤，表现为"核起而赤"，更加重了表邪的力量，所以机体需要调动更多气血向体表聚集，故比第15条的"气上冲"更严重，表现为"气从少腹上冲心"，类似"奔豚"证。编者认为"气上冲"的症状不是病理的水气上冲，而是机体的一种正常反应，像呕吐、腹泻等症。第112条也用烧针、火劫，表现为"惊狂、卧起不安"，此条估计亦会有心阳不足而惊恐的症状，所以更需要增加桂枝的药物浓度，增强从下焦调动气血上行通阳以温心阳的力量，使原由中焦输送津液，更改为从下焦输送津液，即低浓度取其性，高浓度取其味。这也符合《黄帝八十一难经·十四难》所谓"损其心者调其营卫"。除用桂枝加桂汤外，还需要灸其核上一壮，以增强机体散外寒的能力。这条也说明了"气血始于下焦，加强于中焦，布散于上焦"。

桂枝麻黄各半汤

【方药】桂枝一两十六铢　芍药、生姜、炙甘草、麻黄各一两　大枣四枚　杏仁二十四枚

【用法】以水五升，先煮麻黄一二沸，去上沫，内诸药，煮取一升八合，去滓。温服六合。本云：桂枝汤三合，麻黄汤三合，并为六合，顿服。将息如上法。

【病邪】外感风寒（轻证）

【条文】

《伤寒论》第23条　太阳病，得之八九日，如疟状，发热恶寒，热多寒少，其人不呕，清便欲自可，一日二三度发。脉微缓者，为欲愈也；脉微而恶寒者，此阴阳俱虚，不可更发汗、更下、更吐也；面色反有热色者，未欲解也，以其不能得小汗出，身必痒，宜桂枝麻黄各半汤。

外感病到了八九日的时候，病程稍长，但根据"不呕，清便欲自可"可知病邪仍没有入里，既没有少阳病的呕症，又没有阳明病的小便黄数症。"如疟状"说明正邪交争仍在进退之间，但脉却是微缓，不那么紧了，说明正气即将把邪气完全驱出体外，故不像刚感受外邪时那么怕冷了，呈现热多寒少的症状；虽然即将驱邪外出，但还是差一点，外邪困兽犹斗，所以发作频率较高，"一日二三度发"。在临床上摸脉的时候经常会碰到又大又硬、弦紧或者寸关盛尺虚或者寸关虚尺盛的脉，此时并不一定有邪气，还要辨别一下真假。如果沉取无力，就是正虚脉；如果沉取有力，就是邪实脉。面有热色，既可见于正邪交争之实热证，又可见于格阳证，再参考"身痒"则考虑为正邪交争之症状。"身痒"是由于体表津液被郁不得汗出，如郁闭较重则身疼重，身痒代表邪气在皮毛，再发汗即可祛除邪气，用桂枝汤则力轻，用麻黄汤则力重，故用桂枝麻黄各半汤。临床上桂枝麻黄各半汤主要用于治疗太阳病发热恶寒兼有身痒者，如有疹则可酌情配伍一些后世时方中的药物。

桂枝二麻黄一汤

【方药】桂枝一两十七铢　芍药一两六铢　麻黄十六铢
生姜一两六铢　杏仁十六枚　炙甘草一两二铢　大枣五枚

【用法】以水五升，先煮麻黄一二沸，去上沫，内诸药，煮取两升，去滓。温服一升，日再服。本云：桂枝汤二分，麻黄汤一分，合为二升，分再服。今合为一方。将息如前法。

【病邪】外感风寒（轻证）

【条文】

《伤寒论》第25条　服桂枝汤，大汗出，脉洪大者，与桂枝汤如前法，若形似疟，一日再发者，汗出必解，宜桂枝二麻黄一汤。

服桂枝汤，要以"遍身微微出汗，不可令汗如流漓"为度，如果出汗过度，根据患者体质会转变为白虎加人参汤证或者桂枝加附子汤证等。前面提到对于桂枝汤证，如果过度使用下法，伤了津液，就会表现为"气上冲、脉促胸满"的症状。现是服桂枝汤不得法，而有"大汗出"，亦可损伤津液，出现"脉洪大"，脉洪大也是类似"气上冲"的表现，只不过表现在脉象上，是上盛下虚的情况，所以应该表现为"洪大但沉取稍无力"，但也不是阴虚阳亢的脉象，有学者认为此为"脉浮"。此时仍可以用桂枝汤再发汗。若出现"形似疟，一日再发者"，这时病情就有所改变了，即邪气还在抗争，但力量已经偏小，比桂枝麻黄各半汤证的"一日二三度发"还要轻，所以可用发汗来治疗，但不能再用桂枝汤，可用桂枝二麻黄一汤，其较桂枝汤发汗力量稍小。

第二章 风寒兼气逆

桂枝加厚朴杏子汤

【方药】桂枝三两　生姜三两　芍药三两　炙甘草二两大枣十二枚　厚朴二两　杏仁五十枚

【用法】以水七升，微火煮取三升，去滓。温服一升，覆取微似汗。

【病邪】虚人外感+气逆

【条文】

《伤寒论》第18条　喘家作桂枝汤，加厚朴杏子佳。

《伤寒论》第43条　太阳病，下之微喘者，表未解故也。桂枝加厚朴杏子汤主之。

"喘家"是指既往有咳喘病史的人，或者肺气虚的人。肺主皮毛，如果感受邪气，体表闭塞，自然会有咳喘的症状，或者体表没有闭塞，但肺气虚，不能正常宣发肃降以排邪，也可能有喘，且多伴有胃肠不降，因为肺胃皆以降为顺，就像慢性阻塞性肺疾病（慢阻肺）患者多有胃肠胀满之症，故加厚朴、杏仁，以降肺肠之气。叶天士只加杏仁，不加厚朴，效果也不错。

　　第43条讲太阳病，"下之微喘"，是因为用了下法后气血未大伤，邪轻陷于肺，仍可驱邪外出，故表现为向上向外的咳喘症状。如果用了下法的效果太过以致伤到气血，邪则会陷于肺而形成"汗出而喘，无大热"的麻黄杏仁甘草石膏汤证，或邪陷于肠而成"喘而汗出，脉促"的葛根黄芩黄连汤证。之所以太阳病表证未解而不用麻黄汤，是因为已经用了下法，不管是麻黄汤证还是桂枝汤证，只要用了下法或者汗法，再解表的话只能用桂枝汤。临床上"喘证"除了见于气逆、气滞，还可以见于因热而喘、因水饮而喘，前者如麻黄杏仁甘草石膏汤证、葛根黄芩黄连汤证，后者如咳逆倚息的支饮。本方即桂枝汤加厚朴、杏仁，主要针对风寒影响到肺气宣肃，气逆于上的证候。厚朴香气厚重，苦味趋下，祛肠胃间湿气而下降除胀；杏仁既宣又下，力不专故不能作主药，常与其他药配伍应用。

葛根加半夏汤

　　【方药】葛根四两　麻黄三两　炙甘草二两　芍药二两
桂枝二两　生姜二两　半夏半升　大枣十二枚

　　【用法】以水一斗，先煮葛根、麻黄，减二升，去白沫，内诸药，煮取三升，去滓。温服一升，覆取微似汗。

　　【病邪】实人外感风寒+气逆

　　【条文】

　　《伤寒论》第33条　太阳与阳明合病，不下利，但呕者，葛根加半夏汤主之。

体表外邪影响到中焦脾胃，根据中焦强弱则会有"呕"或者"下利"症状，体表有邪，机体引全身气血向上向外也会"呕"。此时没有"下利"，说明胃气不是特别弱，故有"呕"的症状。因为此时已经用了麻黄、桂枝解表，就不需要增加生姜的量来止呕，故加半夏以横散止呕。本方证除呕外，还应该有"项背强几几，无汗恶风"的症状，如果既有腹泻又有呕吐，也可用本方，因为前面讲过葛根有疏通、升提津液的作用。

中医理论认为半夏、生姜可以止呕，但它们却是辛以发散的药物，如何止呕呢？这是因为它们虽然具有辛味，但发散的方向不是垂直方向，而是水平方向，即前后左右方向，就像如果让你直面挡住一支快速飞来的箭，你可能要花费很大力气才能挡住，但如果不让你直面挡住，而是从侧面给它一个力，那它就比较容易坠落。半夏和生姜就是利用这种特性将上逆之气拦截而止呕，中医基础理论则认为生姜和半夏（小半夏汤）主要针对中焦有水饮所致的呕吐。

第三章　风寒兼津液虚

栝楼桂枝汤

【方药】栝楼根二两　桂枝三两　芍药三两　生姜三两

甘草二两　大枣十二枚

【用法】以水九升，煮取三升，分温三服，取微汗。汗不出，食顷，啜热粥发之。

【病邪】虚人外感+津液亏虚（上焦）

【条文】

《金匮要略·痉湿暍病脉证治》　太阳病，其证备，身体强，几几然，脉反沉迟，此为痉，栝楼桂枝汤主之。

本方证体现了肺作为水之上源的作用。本条是在太阳病"其证备"的基础上有"身体强，几几然"的症状，"几几然"是指拘急不舒的样子，张仲景论述了"几几然"的三种程度，由轻到重可分别表现为"项背强几几""身体强几几""卧不着席"。在"项背强几几"时还算不上痉，只是轻度津液不足，还不用补津液，用葛根起阴气，把中焦的津液运送到体表即可，所以用葛根汤或桂枝加葛根汤；"身体强几几"时则是全身都缺津液，靠搬运解决不了问题，所以要用栝楼根从"水之上源"上解决，故用栝楼桂枝汤；到"卧不着席"的阶段，津液已经严重亏乏，所以用大承气汤急下存阴。太阳病的脉应该是浮，条文中反而是沉迟，说明全身气血已无力供养体表，此时津液大虚，不能濡养全身，所以用桂枝汤补津液以解太阳之邪，再加栝楼根以生津液，柔筋缓急。这也说明了体表气血是由中焦化生，然后脾气散精于肺，再通过肺通调水道，宣发肃降以运至全身，现在肺脏输布气血至全身的功能减弱，所以才用栝楼根。本方是以桂枝汤加栝楼根组成的，但不称为桂枝加栝楼汤，而称为栝楼桂枝汤，这是因为方中栝楼根是主药，但此方中栝楼根的量较少，需要增大剂量。栝楼根有润降的作用，类似石膏，但比石膏多了润性，又号称"瑞雪"，从"水之上源"生津液、润燥渴，通过润燥还可以"续绝伤"以通痹，这也是复元活血汤中用栝楼根的原因。

桂枝加葛根汤

【**方药**】葛根四两　桂枝三两　芍药三两　生姜三两炙甘草二两　大枣十二枚

【**用法**】以水一斗，先煮葛根，减二升，去上沫，内诸药，煮取三升，去滓。温服一升，覆取微似汗，不须啜粥，余如"桂枝法"将息及禁忌。

【**病邪**】虚人外感+津液亏虚（中焦）

【**条文**】

《伤寒论》第14条　太阳病，项背强几几，反汗出恶风者，桂枝加葛根汤主之。

太阳病提纲里的症状是"头项强痛"，头项部为主要病变部位，如桂枝汤中的"先刺风池、风府"。如果病邪力量再强一些，就会侵袭项背部，引起"项背强几几"，即项背部拘急僵硬，根本原因是项背部得不到津液濡养，这可能是津液不足所致，也可能是局部津液凝滞不通所致。"反汗出恶风"之所以用"反"字，是因为和第31条对应来看，本来"项背强几几"一般是风寒之邪所致，因为寒主收引，应该是无汗，但现在"汗出恶风"，说明是太阳中风兼证。所以"项背强几几"

是由局部津液不足所致，因此用葛根"竭胃汁"，从中焦出发，起到疏通津液以达表的作用，从而使项背部的"筋"得到濡养。本方应有误，一是剂量，二是无麻黄。桂枝和芍药应该还是三两，本方应该为桂枝汤加葛根。葛根的主要作用是疏通津液，引津（血）液上升，是临床上治疗颈椎病的常用药，一般要四五十克。本方证与葛根汤证的区别有两点，一为体表津液亏虚，疏泄过度，二为体表津液凝滞。

黄芪桂枝五物汤

【方药】黄芪三两　芍药三两　桂枝三两　生姜六两大枣十二枚

【用法】以水六升，煮取二升，温服七合，日三服。

【病邪】风邪+津液虚

【条文】

《金匮要略·血痹虚劳病脉证并治》　血痹，阴阳俱微，寸口关上微，尺中小紧，外证身体不仁，如风痹状，黄芪桂枝五物汤主之。

桂枝汤的适应证是机体体表津液偏虚，但还有和邪气对抗的能力，轻恶风，脉浮缓，沉取则弱，所以桂枝汤是为解肌而设；而桂枝汤与黄芪配伍的适应证是正气已经溃败，机体无抵抗能力，体表津液大虚，外邪已经侵及体表血脉（血溢于外则为津液）。这两个方证病位不同，桂枝汤证偏于津液，而黄芪桂枝五物汤证偏于体表血脉。

黄芪桂枝五物汤证在临床上恶风很明显，《神农本草经》上谓黄芪亦主"大风"。"阴阳俱微"中的阴阳既可代表"寸、尺"，也可代表"浮、沉"，但不管是哪一个，都代表了气血俱大虚。"寸口关上"代表表，"尺"代表里，脉微为虚，脉紧为寒（里津液虚），此条文中脉沉取较细弱，而且尺脉小紧，代表里津液虚，津液虚损则生里寒（此寒仍不甚严重），不能荣养体表，故而"身体不仁，如风痹状"，类似于现代的神经麻痹。除了虚以外，还有因瘀血和湿气阻滞气血外达导致的血痹，所以临床上还需要辨证论治。

本方是桂枝汤减去甘缓的甘草，增加辛温的生姜，增强中焦胃的健运以促进津液化生，也更方便阳气快速到达体表，并增加黄芪以实表。桂枝汤证本已是表虚，所以桂枝汤加减配伍黄芪主要针对体表大虚，而且中焦胃更虚寒、津液偏少之证候。

第四章　风寒兼阳虚/里寒

桂枝去芍药汤

【方药】桂枝三两　炙甘草二两　生姜三两　大枣十二枚

【用法】以水七升，煮取三升，去滓。温服一升。

【病邪】虚人外感+上焦胸阳不振

【条文】

《伤寒论》第21条　太阳病，下之后，脉促，胸满者，桂枝去芍药汤主之。

　　此为太阳病，误用了下法但气血未大损，故仍有抗邪之力，所以脉促，此时的"脉促"不是一般认为的"数而一止"，而是由于津液未损，正气仍可向上向外达表，即"关上浮，关下沉"，代表了寸盛尺弱。一般来讲，如果尺脉不是太弱，那就不是肾气不足，而是由于体表有邪气，气血分配不均，全身气血集中于体表以祛邪。如果寸盛尺弱是寸脉大而虚，尺脉弱而细，那就代表下焦肾气不足，还是需要滋补中焦药物配合补下焦药物。"胸满"为胸闷，胸为太阳之位，邪入里必先波及胸，下法伤及了胸阳，也可以理解为邪气稍入里，但还没有"结胸"，因为脉促，机体仍可积极抗邪，而芍药是敛阴以增加血容量和痹的药物，但此时胸阳已损，无力再控制过多阴液，所以去芍药以减轻机体负担。本方主要针对胸阳不振，以及供养太阳之气的心肺所居之位发生了病变。

桂枝去芍药加附子汤

　　【方药】桂枝三两　炙甘草二两　生姜三两　大枣十二枚
炮附子一枚

　　【用法】以水七升，煮取三升，去滓。温服一升。将息如前法。

　　【病邪】虚人外感+上下焦阳气不振

　　【条文】

　　《伤寒论》第22条　太阳病，下之后，脉促胸满者，桂枝去芍药汤主之。若微恶寒者，去芍药方中，加附子汤主之。

　　此条比第21条多了"若微恶寒"，推测应为下法伤了阳气之根本（先天），故需要加附子。对于此处编者有两种观点：一种观点是"若微恶寒"应为"若脉微、恶寒"，此时脉变沉，而且体表仍恶寒，此处的"恶寒"不再单纯是体表有邪的恶寒，而是里阳虚所致的气血不能充足供养于体表而怕冷；另一种观点是"若微寒"，没有"恶"，强调太阳病已解，但自觉体冷。因为此方中有桂枝和生姜配伍，再加上"脉促"，故考虑为第一种观点，即体表太阳病没有完全解除，机体内部下焦肾气稍损，机体仍积极抗邪。不论哪一种观点，都是体表津液不足，卫气不充，并伴有上焦胸阳不振，兼或不兼体表邪气。太阳之气主要来源于上焦心肺、中焦脾胃、下焦肾的供养，现在是上下焦均出现了问题，所以在去芍药的基础上用炮附子温肾阳以支持体表太阳之气，与第20条有类似之处，但第20条只是下焦肾气受到了影响。

桂枝加附子汤

　　【方药】桂枝三两　芍药三两　炙甘草三两　生姜三两大枣十二枚　炮附子一枚

　　【用法】以水七升，煮取三升，去滓。温服一升。将息如前法。

　　【病邪】虚人外感+中下焦阳气受损

【条文】

《伤寒论》第20条　太阳病，发汗，遂漏不止，其人恶风，小便难，四肢微急，难以屈伸者，桂枝加附子汤主之。

此条是针对发汗后的变证——（阳）气（阴）津两虚而设，体现了固阳以摄阴。"阳可以急补，阴不能速生"，更何况无形之阳有顷刻而亡的危险。发汗太过伤了体表之气，而下焦肾是供养体表气血的主要脏腑之一。一般来讲，体表气血不足会有自汗，如桂枝汤证，现在是"遂漏不止"，伤了根本，中下焦津液的源泉受到损伤；此处的"小便难"不能理解为由津液丢失导致，如果那样的话就会呈阴虚阳亢或阴阳离决了，但病情还没有发展到那种程度；而且是"四肢微急"而不是"挛急"也说明了津液虽有丢失但还有库存，可与第29条的"小便数"对应来思考。津液虚少不能濡养四肢，故"四肢微急，难以屈伸"。体表之气被耗散则"恶风"。所以此条可以理解为阳气虚为因，津液虚为果。故用附子激发下焦肾气以充卫气。因为"卫出下焦，营出中焦"。至于发汗后太阳表证是否还存在，根据桂枝和生姜配伍，应该还是有少量体表邪气存在的，所以除桂枝汤外，还要添加附子以调动先天之本（"固定资产"，中焦津液是"流动资产"）。虽然此条文也有阴液不足的症状，但只需要固密阳气，阴液即可借助于脾胃而自生。表阳虚的漏汗必须用附子，需要与表气虚的漏汗相区别。自汗有气虚、阳虚之别，气虚自汗用补中益气汤、黄芪汤或保元汤治疗，都是从中焦出发或者实表，而阳虚自汗较气虚更重，所以需要加附子。桂枝汤就是将津液输送到体表以加强太阳之气固摄津液的作用，如果后天脾胃化生的津液不足，还需要靠先天之肾来补充。

乌头桂枝汤

【方药】乌头大者五枚（熬）　桂枝三两　芍药三两　炙甘草二两　生姜三两　大枣十二枚

【用法】乌头，以蜜二斤，煎减半，去滓，以桂枝汤五合解之，得一升后，初服二合，不知，即服三合；又不知，复加至五合。其知者，如醉状，得吐者，为中病。

【病邪】虚人外感+里寒

【条文】

《金匮要略·腹满寒疝宿食病脉证治》　寒疝，腹中痛，逆冷，手足不仁，若身疼痛，灸、刺，诸药不能治，抵当乌头桂枝汤主之。

本条是里寒兼表寒，以里寒为主，比大建中汤证更严重一些。"腹中痛"一般是里证，结合"逆冷，手足不仁"，就是里寒重证，阳气不能运行于四肢故手脚发冷，气血津液为寒邪所阻不能濡养四肢，故"手足不仁"。如果此时身体疼痛，还代表体表气血津液不足，单纯用温里法或针刺治疗都没有明显效果，而需要用乌头桂枝汤以表里双解。用大乌头煎温阳、攻冷积，并配合桂枝汤以运送津液至体表散外寒，此条文中的"抵当"多考虑为错简。因为乌头有毒副作用，所以需要少量服，如果有似醉酒的眩晕状态，说明已经达到治疗效果。附子、乌头是重振机体生理功能的药物。现在临床上很少用到乌头，因为极易涉及医疗纠纷。此方也可用于治疗肠套叠、小肠疝气等疾病。

麻黄附子甘草汤

【**方药**】麻黄二两　炙甘草二两　炮附子一枚

【**用法**】以水七升，先煮麻黄一两沸，去上沫，内诸药，煮取三升，去滓。温服一升，日三服。

【**病邪**】实人外感＋下焦阳虚

【**条文**】

《伤寒论》第302条　少阴病，得之二三日，麻黄附子甘草汤微发汗。以二三日无里证，故微发汗也。

先天肾气不足兼津液虚时用此方，比如体弱者或老年人若患伤寒，开始可能无吐利等里证，所以只需要用麻黄附子甘草汤微微发汗，如果病情进一步发展，有可能会形成麻黄附子细辛汤证。严格来讲，麻黄和附子、麻黄和桂枝、桂枝、生姜、大枣配伍均不是发汗剂，它们只是增加体表气血津液的供应，让机体自我决定是否要排除病邪。如果有风寒之邪，则以祛风寒为主，如果有水气不化，则以汗出的形式将风水邪气排出体外，所以才有《金匮要略》的麻黄附子汤。本条文中"以二三日无里证"纯属表证，有恶寒、无汗等症状。二三日后传里，才开始出现少阴肾阳虚的里证，如脉沉、手脚冰冷等症状。由于是下焦先天之阳稍虚，所以用附子振奋阳气，而不用麻黄、桂枝通阳，桂枝通的是"流动资产"，现在"固定资产"都亏损了，也就没有用桂枝的必要了。麻黄附子细辛汤是本方去掉甘草加细辛，因为下焦阳虚不能蒸化水饮，故体内水饮结滞，需通行之细辛，去甘缓之甘草。本方与《金匮要略》中的麻黄附子汤的区别在于此麻黄用量为二两，彼麻黄用量为三两，根据方证来讲，前者为驱水气，后者为达阳解表。

第五章　风寒兼里热

桂枝二越婢一汤

【方药】桂枝、芍药、麻黄、炙甘草各十八铢　大枣四枚生姜一两二铢　石膏二十四铢

【用法】以水五升，煮麻黄一二沸，去上沫，内诸药，煮取二升，去滓，温服一升。

【病邪】虚人外感+入里将化热

【条文】

《伤寒论》第27条　太阳病，发热恶寒，热多寒少，脉微弱者，此无阳也，不可发汗，宜桂枝二越婢一汤。

此方是麻黄、桂枝、芍药配伍生姜、大枣、甘草加石膏，主要针对虚人体表有邪，且邪已有初步入里倾向，即将化热。桂枝麻黄各半汤证与本条都是热多寒少，区别在于一个是脉微缓，一个是脉微弱。前者无呕、二便可，脉微缓提示病将愈；

而此条根据方证来讲应该是邪将入里化热，但未大热，仍有"发热恶寒，热多寒少"的症状，表明体表仍有外邪，而"脉微弱"，是与原来的"紧脉"相比稍稍减弱，或者理解为体内津液过少，所以本方中重用生姜以健胃生津液。发汗要动用中焦津液，但此时"脉微弱"，故不能用麻黄汤大发汗，但由于体表仍有外邪，可减麻黄、桂枝量以小发汗。

此条文中关于"阳"的理解，可参考第46条中"阳气重故也"，阳气重故就是津液充实于体表，故脉应紧，需要用麻黄汤发汗。而此条文是体表津液不足，经过发汗后，体表的气血津液更不足了，脉是微弱的，不能再大发汗。胡希恕教授也认为阳气即为津液，其实阳气是一种气化状态的津血，似雾但无形。不能再发汗而仍用麻黄、桂枝的原因有两点：一是即使津液偏少，在用生姜、大枣、甘草补充津液后也可以小发汗；二是麻黄、桂枝的作用方向是向上向外的，借麻黄、桂枝上升之力上升的阳气（津液）遇石膏则化"雨"，有预防病邪入里转化为麻黄杏仁甘草石膏汤证的作用，也符合"地气上为云，天气下为雨"的说法。此方有麻黄，所以方证中也应该有体表被束缚的症状，如咳喘等，因为麻黄有开破的作用——开破肺气郁闭或者表邪束缚，如果没有，则只需要用桂枝汤的方药加石膏即可，桂枝主要用于解肌，两者病位不同。本方中的石膏不是以清热为目的，而是预防化热，并借助石膏的凉性使阳气化"雨"。而大青龙汤证是已化热，所以其中石膏的量约40克，本方只有二十四铢（约16克）。

小青龙加石膏汤

【方药】麻黄、芍药、桂枝、细辛、甘草、干姜各三两
五味子、半夏各半升 石膏二两

【用法】以水一斗，先煮麻黄，去上沫，内诸药，煮取三
升。强人服一升，羸者减之，日三服，小儿服四合。

【病邪】外感+里热+里饮

【条文】

《金匮要略·肺痿肺痈咳嗽上气病脉证治》 肺胀，咳而
上气，烦躁而喘，脉浮者，心下有水，小青龙加石膏汤主之。

小青龙汤主要针对外有表邪而内有水饮的患者，所以根据
方药来分析，此条文应该是留有伏饮的患者感受外邪而引起肺
胀。原患者素体伏饮，一遇外邪则肺气壅滞，且有轻度化热，
故肺失宣肃降，导致咳喘而上气，气郁化热则烦躁，表邪不解
则脉浮，表明机体调整气血向上向外，一是祛表邪，二是将体
内水饮以"地气上为云"的形式化为汗而排出体外，此时应该
还有怕风、怕冷等表症。

大青龙汤

【方药】麻黄六两 桂枝二两 炙甘草二两 杏仁四十枚
生姜三两 大枣十枚 石膏如鸡子大（碎）

【用法】以水九升，先煮麻黄，减二升，去上沫，内诸
药，煮取三升，去滓。温服一升。取微似汗。汗出多者，温粉

扑之。一服汗者，停后服。若复服，汗多亡阳，遂虚，恶风，烦躁，不得眠也。

【病邪】风寒重束+入里化热

【条文】

《伤寒论》第38条 太阳中风，脉浮紧，发热，恶寒，身疼痛，不汗出而烦躁者，大青龙汤主之；若脉微弱，汗出恶风者，不可服之，服之则厥逆，筋惕肉瞤，此为逆也。

大青龙汤方可称为"辛温重剂"，桂枝麻黄各半汤为"辛温轻剂"，麻黄汤为"辛温平剂"。大青龙汤是在麻黄汤的基础上加了生姜、大枣和石膏，并增加了麻黄、炙甘草的剂量，减少了杏仁的剂量，而桂枝剂量没有变。之所以这样，是因为大青龙汤证外邪郁闭的程度比麻黄汤证还要严重，所以"不汗出而烦躁"，需要重发汗才可解体表之邪，而重发汗则需要中焦津液支持，也正是因为外邪郁闭更严重，所以才会有内热初起，因此石膏剂量不大，如果病情继续演变，则需要用"辛凉重剂"之麻黄杏仁甘草石膏汤。至于为什么叫"太阳中风"，而不是"太阳伤寒（脉浮紧，发热，恶寒，身疼痛）"，有种观点认为"太阳中风"与"太阳伤寒"的区别是津液多少的差异。"中风"者多有中焦津液虚，而"伤寒"者多为中焦健运，则不用生姜、大枣。本条文虽然有太阳伤寒证的表现，但中焦津液虚，所以用"太阳中风"一词强调。还有种观点认为"太阳中风"是指"风水"的越婢汤证。越婢汤证是有自汗出，但并非太阳伤寒，所以脉浮紧、发热、恶寒、身痛，此种解释有些牵强，因为越婢汤不是发汗剂。大青龙汤证与桂枝二越婢一汤证是一个道理，但病证比桂枝二越婢一汤证更重一步，出现了烦躁，烦躁为风寒外束，有轻微里热，没有达到汗出而喘或大烦渴的程度，所以石膏剂量（约40克）比麻黄杏仁甘草石膏汤中的石膏剂量（约120克）要小。本方主要针对风寒重束，所以麻黄剂量要大，达到六两，换算成现代剂量约94克，但当时的麻黄也有可能是生品，所以显得量大，换成现代的干品要减少剂量。条文后面讲"若脉微弱，……不可服之"，因为大青龙汤是发汗重剂，所以对于已经"脉微弱"的津液虚患者来讲，不能再发汗了，过汗则亡阳（厥逆）失津（筋惕肉瞤）。本方在临床上除了用于治疗外感疾病，还可用于治疗上部疾病和水气在表，因为麻黄、桂枝的作用方向是向上向外的，有"破"的功能。

第六章　风寒兼水湿痰饮

小青龙汤

【方药】麻黄、芍药、细辛、干姜、炙甘草、桂枝各三两五味子、半夏各半升

【用法】以水一斗，先煮麻黄减二升，去上沫，内诸药，煮取三升，去滓。温服一升。

【加减】渴者，去半夏，加栝楼根三两；微利者，去麻黄，加荛花，如一鸡子，熬令赤色；噎者，去麻黄，加附子一

枚，炮；小便不利，少腹满者，去麻黄，加茯苓四两；喘者，去麻黄，加杏仁半升，去皮尖。

【病邪】风寒+寒饮

【条文】

《伤寒论》第40条　伤寒表不解，心下有水气，干呕发热而咳，或渴或利或噎或小便不利、少腹满，或喘者，小青龙汤主之。

本条文主要针对的是外有表邪而内有（伏）寒饮者，此处的寒饮是原有的宿饮，或者是病程较久的寒饮，寒饮在中焦主要影响到肺，上中二焦共病。主要临床症状是"干呕发热而咳"，原因是中焦不健则不能"游溢精气"而水饮生，"心下有水气"，故呕，正气祛邪则发热。肺系起于中焦，故水气影响到肺，肺不能宣发肃降、通调水道，故咳喘。水气流行三焦，故可产生诸多变证。上焦咳喘噎，中焦渴呕，下焦小便不利，腹满，大便利。大青龙汤证没有诸多变证，是因为其内是热气，热气是无形弥漫的，会比较均匀地分布在体内，不会流动不居。

临床上口渴多因热证，或因阴虚，或因水饮，本条文的口渴就是因为有水饮，但此时的水饮不是在中焦而是在下焦，因为在机体内水的循环当中，下焦是最主要的，就像喷泉一样，下焦是喷泉的升发部位，如果被阻碍了，就会使水的循环受到干扰，而中焦就像喷泉分散开的状态，太阴主开也是这个道理。即使有一部分水饮之邪，也不会使全部都受到影响，所以太阴病才会"自利不渴"。水气在肠则会有"利"，水气在下焦影响膀胱气化，甚至蓄积于膀胱，则有"小便不利，少腹满"。

本方中有桂枝汤中桂枝、芍药的配伍，还有麻黄、桂枝的配伍，但增加了桂枝的量以加强通阳之效，半夏以散水降逆，因为"寒饮"，所以不用生姜而用干姜，因为是伏邪或病程较久，所以需要用细辛细而辛烈的香气来疏通肺窍，以达到宣散止咳的效果。细辛和麻黄的区别在于，麻黄是发散面比较广的开破药，像霰弹枪，而细辛是像长枪一样的开破药，力度更强，作用点更小。五味子主要针对久咳患者，其肺气宣散过度不能敛收。整个机体的收敛功能为下焦元气所主，肾主封藏，咳嗽等同于反复地宣肺和解表，这是非常消耗元气的，所以要用五味子收敛元气至肾，才能引水下行。只要是以咳嗽为主症的疾病通常都会用到五味子。多数学者认为条文后面的用药加减是后人所增加。现就其中容易引起理解分歧的一条作一下说明："若小便不利，少腹满者，去麻黄，加茯苓四两。"这是水饮在下焦，气化不利，少腹满说明已经不能用宣散来祛水了，只能用淡渗利。故去麻黄，留桂枝加茯苓，组成苓桂剂，以助膀胱气化，因为是下焦，编者认为加泽泻、猪苓更合适。这个加减法与第28条的桂枝去桂加茯苓白术汤类似，前者是水饮在下焦故去麻黄，留桂枝以助膀胱气化，避免麻黄、桂枝发汗；后者是中焦有水饮，故去桂枝，考虑到中焦本来就偏虚，所以留生姜健胃祛水，避免桂枝、生姜发汗动经。本方主要用于治疗内有寒饮所表现的水气（面部、皮肤水肿）、水斑（面部色素沉着）、水色（面部、眼睑青黯）。因为方中有麻黄，对于下虚之人易动冲气，拔肾气，所以临床上不宜常用此方，尤其是老年人，服用二三剂后应多用茯苓桂枝味甘汤。叶天士治喘证时，麻黄、细辛不同用，这可能与岭南人腠理疏松有关。

《伤寒论》第41条 伤寒，心下有水气，咳而微喘，发热不渴；服汤已，渴者，此寒去欲解也，小青龙汤主之。

导致渴的水饮多有热气兼杂，不导致渴的水饮寒气较多，一般有水饮的患者都会口渴，原因有二：一是津液不能正常输布，二是津液都化成水饮。但这不绝对，本条文就没有口渴，可能是里饮寒气较多，服用小青龙汤后，水饮化解，而小青龙汤多燥，故口渴是寒饮祛除而机体正气欲恢复的表现。

《金匮要略·痰饮咳嗽病脉证并治》 咳逆倚息不得卧，小青龙汤主之。

此条文的主症是"咳逆倚息不得卧"，但根据方药来分析，应该还有由表邪引起的诸症，所以临床上见到不能平卧而有咳嗽的患者，不能仅凭这句条文，按照某些伤寒医家所主张的"但见一证便是"，就直接用小青龙汤，还是需要辨证内有痰饮且外有风寒之证才可用。

《金匮要略·妇人杂病脉证并治》 妇人吐涎沫，医反下之，心下即痞，当先治其吐涎沫，小青龙汤主之；涎沫止，乃治痞，泻心汤主之。

见大黄黄连泻心汤条文。

桂枝去芍药加皂荚汤

【方药】桂枝三两　生姜三两　炙甘草二两　大枣十二枚
炙焦皂荚二枚

【用法】以水七升，微微火煮取三升，分温三服。

【病邪】表证/症+胸阳不振+痰饮

【条文】

《金匮要略·肺痿肺痈咳嗽上气病脉证治》附方（四）：
《千金》桂枝去芍药加皂荚汤　治肺痿，吐涎沫。

《金匮要略》关于肺痿的论述："寸口脉数，其人咳，
口中反有浊唾涎沫者何？师曰：为肺痿之病。"根据方药来分
析，皂荚为辛燥之品，其辛味强烈，可通关开窍以排痰，所以
此方适用于偏寒的证型。肺痿是肺中津液亏虚，肺脏不能濡润
故失去宣发肃降功能，以桂枝、生姜、大枣、甘草配伍，一方
面可以用来辛甘化阳以生津液，另一方面是考虑到可能有表邪
存在。

桂枝去芍药加蜀漆牡蛎龙骨救逆汤

【方药】桂枝三两　炙甘草二两　生姜三两　大枣十二枚
牡蛎五两（熬）　蜀漆三两（洗去腥）　龙骨四两

【用法】以水一斗二升，先煮蜀漆，减二升，内诸药，煮
取三升，去滓。温服一升。

【病邪】表证/症+胸阳不振+痰饮

【条文】

《伤寒论》第112条　伤寒脉浮，医以火迫劫之，亡阳必惊狂，卧起不安者，桂枝去芍药加蜀漆牡蛎龙骨救逆汤主之。

《金匮要略·惊悸吐血下血胸满瘀血病脉证治》　火邪者，桂枝去芍药加蜀漆牡蛎龙骨救逆汤主之。

这两条讲的是伤寒后用"火劫"导致心悸证候。伤寒脉浮，此为表邪，应该用汗法，却用了火法，火法治疗伤寒不会形成发黄证，而第111条中是中风用火法，会形成"两阳相灼而发黄"。《伤寒论》中重发汗一般会伤肾阳，因为麻黄发肾气，会发展成为肾阳衰竭之证，出现厥逆、肢冷等症。火劫法一般会伤心阳，这里的心阳，其实是指无形化的津液，心阳受损，所主神明功能紊乱，悸动不安，故惊狂，卧不宁。阳不足者，阴必乘之，心阳伤则痰饮生。故加蜀漆，现代可用黄连、菖蒲、远志替代。此时表证或未罢，故仍用桂枝、生姜、大枣配伍以供养体表津液；心气涣散于外，故用龙骨、牡蛎以收敛浮散之气于内。《金匮要略》中的第12条只是简单列了"火邪者……"，结合《伤寒论》条文，此处的火邪应该包括"亡阳必惊狂，卧起不安"。

麻黄附子细辛汤

【方药】麻黄二两　细辛二两　炮附子一枚

【用法】以水一斗，先煮麻黄，减二升，去上沫，内诸药，煮取三升，去滓。温服一升，日三服。

【病邪】实人外感+内饮+下焦阳虚

【条文】

《伤寒论》第301条　少阴病，始得之，反发热，脉沉者，麻黄附子细辛汤主之。

纯少阴病是不发热的（三阴病无热），而此时有发热，说明是先天下焦不足而感受外邪，机体肾气不足以送到体表，故"脉沉"，所以需要用附子激发肾阳。生附子主攻通行经络，炮附子主守，所以此时麻黄附子配伍不像麻黄、桂枝一样发汗，而只是像第302条中的"微发汗"；之所以用麻黄，是因为此时可能仍有无汗恶寒的表证，所以用麻黄开表，让麻黄将阳气快速带领到体表；用细辛是考虑到可能里有寒结／饮阻滞（脉沉亦多主里饮），所以加大阳气从肾阳到体表的运送力度。《伤寒论》中对于有结滞者，攻下时很少用甘草，因为甘缓易阻挡药效发挥，如抵当汤、承气汤、陷胸汤类等。此条与第92条所讲并不冲突，第92条中讲"病发热，头痛，脉反沉，若不差，身体疼痛，当救其里，宜四逆汤"，是讲如果出现了发热、头痛、脉沉，可用相关治疗，如不愈（若不差），仍有身体疼痛，应用四逆汤，这里的相关治疗极有可能是麻黄附子细辛汤。而第302条的麻黄附子甘草汤证是二三日无（里）证，机体内无有形之邪形成，故可加甘草以延长药效。

柴胡桂枝汤

【方药】桂枝、黄芩、人参各一两半　炙甘草一两　半夏

二合半（洗）　芍药一两半　大枣六枚　生姜一两半　柴胡四两

【用法】以水七升，煮取三升，去滓。温服一升。

【病邪】虚人外感+水饮+郁热

【条文】

《伤寒论》第146条　伤寒六七日，发热，微恶寒，支节烦疼，微呕，心下支结，外证未去者，柴胡桂枝汤主之。

本方由桂枝汤和小柴胡汤方药组成，剂量均减半，主要是针对邪气在表及入里影响三焦水火通道所引起的证候，邪气入里影响到了中焦，而中焦主要是将水液运化生成津液，现在津液虚损则游热生，并不能运化水液，故形成表有邪而里有游热、水饮的状态。"伤寒六七日"，非太阳中风，说明邪气较强，极易入里，影响脾胃。此时仍有"发热，微恶寒"，说明表邪未祛，但"身体痛"转变为"支节烦疼"，说明病邪入里，由原来的"身体痛、骨痛"变成了仅"支（骨）节烦疼"，但总体还是属于脏腑之外，之所以"烦"，是因为邪气入里，气郁不畅而化热，故有四肢烦疼的感觉。"心下支结"可以理解为心下有支撑，但未硬满（与心下痞闷、心下痞硬、心下硬满相区别，心下支结病情最轻），也可以理解为心下两侧有结滞不快感，胸胁苦满轻微。"微呕，心下支结"，两者联系起来考虑可能有"中焦虚水饮生"，有小柴胡汤证的应用指征。中焦虚有表邪故不用麻黄，仍用桂枝汤。中医理论认为小柴胡汤证就是半表半里证，这只是描述病位的特异性，相对于体表是里，相对于脏腑是表。我们只需要理解病邪入里即可。有的患者体虚，比桂枝汤证的体虚还严重，外感病邪侵袭直接入三焦通道而成为半表半里证，所以才有柴葛解肌汤的方证。无论是柴胡桂枝汤，或是柴葛解肌汤，如病邪再传里而出现口舌干燥者，均宜加石膏。本方在临床上可用于治疗外感兼关节疼痛、胃肠系统疾病兼有痹证、痹证兼有肝气郁滞、精神神志方面的疾病、脂膜炎和不安腿综合征。

　　《金匮要略·腹满寒疝宿食病脉证治》附方（二）：《外台》柴胡桂枝汤方　治心腹卒中痛者。

　　根据方药来推测，本条文中的"心腹卒中痛"，应该是由中焦虚所致的郁热、水饮痛。

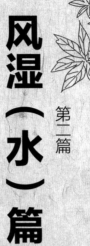

风湿（水）篇

第二篇

本篇主要介绍各种原因（内外因）引起的体表津液功能不能正常运化而留滞体表形成的风湿（水）证，又可以分为虚证和实证，虚证多因体表津液虚损、数量减少而导致气化不足，实证多因体表津液凝滞而聚集为水湿之邪，前者多用黄芪、桂枝，后者多用麻黄。本篇思维导图如下：

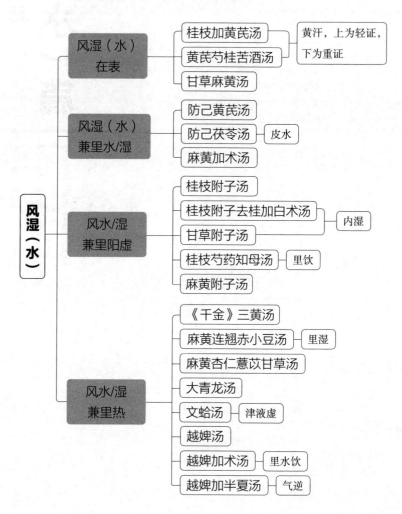

第一章　风湿（水）在表

桂枝加黄芪汤

【方药】桂枝三两　芍药三两　生姜三两　甘草二两　大枣十二枚　黄芪二两

【用法】以水八升，煮取三升，温服一升，须臾饮热稀粥一升余，以助药力，温服取微汗；若不汗，更取。

【病邪】虚人水湿在表

【条文】

《金匮要略·水气病脉证并治》　黄汗之病，两胫自冷，假令发热，此属历节。食已汗出，又身常暮盗汗出者，此劳气也；若汗出已，反发热者，久久其身必甲错。发热不止者，必生恶疮。若身重，汗出已辄轻者，久久必身瞤，瞤即胸中痛，又从腰以上必汗出，下无汗，腰髋弛痛，如有物在皮中状，剧者不能食，身疼重，烦躁，小便不利，此为黄汗，桂枝加黄芪汤主之。

这段条文主要讲述了黄汗的定义及黄汗与历节、虚劳的区别：①黄汗是下肢湿冷，因为体表极虚，水湿浸渍肌腠，表里不通畅，阳气不能进行内外上下循环，所以下肢发冷。②如果下肢不冷，却有关节发热症状，则为历节。③如果吃饭后就出汗或者睡觉时盗汗，说明体表气虚不能卫外，谷热盛故自汗出，体内津血虚，夜眠则阳入阴而盗汗，此皆为虚劳。

前面讲过，既然出汗了就不应该发热，不应该喘，如果还发热、还喘，那就说明还有别的致病因素，故称之为"反发热"。出汗了还发热说明体表仍有邪气，时间久了体表皮肤得不到濡润，则会导致"甲错"，伤及营血则会肉腐为脓，从而形成"恶疮"，还会有皮肤干燥等症状。如果身体原来有沉重症状，出汗了之后能稍微减轻，却不能完全祛除，说明体表水湿排出不彻底，病久则肌筋被浸润，不能正常发挥功能则会"瞤"，体表有水湿之邪，阻碍机体内外交通，故极易引起"胸中痛"。腰以上为阳，尚可加于阴为汗，但腰以下为阴，再加上水气不能正常循环则不能化为汗液排出，积聚在体表，故"腰髋弛痛，如有物在皮中"，严重的则会"身疼重，烦躁，小便不利"，这就是黄汗，用桂枝加黄芪汤治疗。桂枝汤是虚人代表方，黄芪实表祛湿，又可治疗皮肤干燥、甲错，具有双向调节的作用，在皮肤水多或水少的情况下都可以用，故可治疗此证。本方在临床上常用于治疗久难愈合的皮肤病。

《金匮要略·黄疸病脉证并治》 诸病黄家，但利其小便，假令脉浮，当以汗解之，宜桂枝加黄芪汤主之。

除了黄汗，本方还可以用来治疗黄疸病。黄疸多为湿热之证，治湿多利小便，此为治疗黄疸病的正治法，即湿从小便排出。而本条文突出的是黄疸病的变治法，前面讲过，机体排邪的四个途径就是二便、呼吸和汗，如果体表阳气不足或遭受外邪侵袭，不能正常代谢体表水液，体表水液滞留形成水湿之邪，就会出现脉浮，代表体内气血要充养体表以排邪，此时需要用桂枝加黄芪汤。体表水液之所以滞留就是因为体表气血气化功能不足，不能将体表水液以汗的形式排出，所以用桂枝汤供养体表津液，加黄芪以实表，主要适用于治疗表虚而内热不重之证。本方证除了黄疸还应该有非常怕风的症状。如果是壮实之人可考虑用麻黄连翘赤小豆汤，其与桂枝汤和麻黄汤之间的关系类似，一个代表虚人"黄"，一个代表实人"黄"。

黄芪芍桂苦酒汤

【方药】黄芪五两　　芍药三两　　桂枝三两　　苦酒一升

【用法】水七升，相和，煮取三升，温服一升，当心烦，服至六七日乃解。若心烦不止者，以苦酒阻故也。

【病邪】水湿在表（重证）

【条文】

《金匮要略·水气病脉证并治》　问曰：黄汗之为病，身体肿，发热汗出而渴，状如风水，汗沾衣，色正黄如柏汁，脉自沉，何从得之？师曰：以汗出入水中浴，水从汗孔入得之，宜芪芍桂酒汤主之。

本条是黄汗的另一个代表方证。黄汗以"身肿、发热、汗出、口渴"为主要症状，类似风水，但风水脉浮，黄汗脉沉。脉沉和口渴都是津液不断损耗的后果，代表黄汗的患者要比风水的患者正气弱一些，所以黄芪芍桂苦酒汤中黄芪用了五两。一般风湿多为身重，而黄汗多为身肿。机体体表津液虚，脉多为浮，而此方证中脉为沉说明体内气血极虚，已经不能供养于外。本条文中黄汗形成的原因是"以汗出入水中浴，水从汗孔入"，这个只是举例，并不代表黄汗的形成原因只有"汗出入水中"，而且"历节病"也是"汗出入水中，如水伤心"，它强调的是在体表津液虚的情况下，还要感受外界的水邪，因而比一般的风水病证要重，所以黄汗的病机应该是表极虚且体表气血津液不和，水湿外入。水湿滞留体表则发热、身肿，表气外郁则表里不通畅，影响到津液气化则口渴。桂枝通阳，将体表水湿化气为汗；芍药敛阴和营，防止汗出过多，亦可清除营热；黄芪五两以实表；本方中的苦酒即醋，温能发、酸能收；四药共成收发兼施的作用，既能使体内滞留水湿以汗而泄，又能使毛孔恢复正常功能而汗自止。因为本方中有芍药、有醋，收敛之性稍强，故"初服则烦"。桂枝单用只是有增强机体通阳化气的功能，如果体表有邪，并无祛邪的作用。就比如边疆有战事，桂枝所起的作用是给边疆守军打气，增强他们的信心，当体表有邪时，桂枝、生姜、大枣等配伍才是给"边疆"增加战斗力量，因为桂枝可将生姜、大枣、甘草化生的津液输送到体表，如果此时体内无水饮等邪，就能起到发汗的作用。如苓桂术甘汤中"发汗则动经"，如果桂枝是发汗的，那就不能用了。如果体内有水饮，桂枝、生姜配伍也是起"攘外必先安内"的作用，而不是起发汗的作用。这也是为什么虽然本方证中体内气血虚弱，但却不能用生姜、大枣、甘草来配伍桂枝，因为桂枝、生姜、大枣配伍是发汗的，但现在体表津液已经极虚了，所以不能再发汗，像桂枝加黄芪汤用法中就是取汗，本方证则不用生姜、大枣、甘草，而是加大了黄芪量，并增加了醋和芍药相配，以增加收敛生津的功效并能微散外邪，不可用（桂枝、生姜、大枣、甘草）汗法。即本方证是桂枝加黄芪汤证的病情加重情况。

甘草麻黄汤

【**方药**】甘草二两　麻黄四两

【**用法**】以水五升，先煮麻黄，去上沫，内甘草，煮取三升，温服一升，覆令汗出，不汗再服，慎风寒。

【**病邪**】实人水湿在表

【**条文**】

《金匮要略·水气病脉证并治》　里水，越婢加术汤主之；甘草麻黄汤亦主之。

桂林古本《伤寒杂病论》中此条为"里水，一身面目黄肿，其脉沉，小便不利，甘草麻黄汤主之，越婢加术汤亦主之"。此处"里水"应该为"皮水、风水"，方药的药势决定了甘草麻黄汤是不适合治疗里水的。只有体表有水湿之邪，或有无汗、喘等症状，而且机体内部没有水湿痰饮，才可用甘草麻黄汤，就像桂枝去桂加茯苓白术汤，体内有水饮的时候不能激荡，否则易生变证。或许有的学者认为本条文只是提了"主之"两个字，方药应该还有加减，而无论是哪种意思，我们只需要知道本方证突出的重点在哪里即可。"风水、皮水"如果有汗出的，由于是内热迫汗外出，故可以用越婢加术汤，但此方不适用于体虚甚者、老人、小儿。本方主要是用四两麻黄来开表，打破体表津液壅滞状态，让表津液重新循环流通，机体自会将体表壅滞的津液以汗的形式排出，如果此时机体正气不足，可加用桂枝以增强通阳化气的功能。所以条文中有"不汗再服，慎风寒"。

第二章　风湿（水）兼里水/湿

防己黄芪汤

【方药】防己一两　黄芪一两一分　甘草半两（炒）　白术七钱半

【用法】锉麻豆大，每抄五钱匕，生姜四片，大枣一枚，水盏半，煎八分，去滓，温服，良久再服。服后当如虫行皮中，以腰下如冰，后坐被上，又以一被绕腰以下，温令微汗，差。

【加减】喘者，加麻黄半两；胃中不和者，加芍药三分；气上冲者，加桂枝三分；下有陈寒者，加细辛三分。

【病邪】（风）水湿在表+里湿

【条文】

《金匮要略·痉湿暍病脉证治》　风湿，脉浮，身重，汗出恶风者，防己黄芪汤主之。

《金匮要略·水气病脉证并治》　风水，脉浮，身重，汗出恶风者，防己黄芪汤主之。

《金匮要略·水气病脉证并治》附方：《外台》防己黄芪汤　治风水，脉浮为在表，其人或头汗出，表无他病，病者但下重，从腰以上和，腰以下当肿及阴，难以屈伸。

本方主治体表津液功能较虚弱，水湿滞留在体表。表虚一般都是里虚造成的，它又可以分为两种情况：一种是体表正气虽然弱，但仍有抗邪能力，就像桂枝汤证，其中补虚的力量有生姜、大枣、炙甘草、热粥等，这些都是从中焦而发；另一种是体表正气虚弱得已经不足以与邪气对抗，一对抗就有崩溃的危险，所以用黄芪，它可使正气健运，阻止邪气的深入，为正气的积累赢得时间。

体表有水湿之邪，故脉浮、身重，表虚比较严重，故恶风特别明显，容易汗出，此时机体整体气血向上向外以排出体表滞留邪气，故脉浮。本方与防己茯苓汤的区别在于，本方有生姜、大枣、甘草，既可补中又可实表，虽两者都是水湿在表，但水湿之邪的力量和病位不同。防己黄芪汤是表特别虚，水湿之邪更靠近体表，所以只用白术即可，再配以少量生姜、大枣，而防己茯苓汤由于有桂枝、茯苓，可以治疗气冲身眲，里饮病情更重一些，所以重用茯苓配桂枝以让水气循环恢复正常秩序。一般来讲，防己黄芪汤证按之不肿，只觉身重，而防己茯苓汤证按之可没指，有抽筋的感觉。另外防己黄芪汤证表现以湿为主，湿性较缓，汗出较少，仅有头部汗出，没有其他表证。如《外台》方所述，因为汗出较少，湿性趋下，故腰上无明显特殊症状，腰下、下肢及会阴部肿胀明显，难以屈伸。防己茯苓汤证以水为主，水饮性较急，故身多动。这里面涉及水饮的运化，一般来讲，生姜、茯苓、桂枝、泽泻、猪苓分别对应健、化、利三种治疗方法。轻证水饮多用生姜半夏健胃以加强消磨水饮，中度水饮则以茯苓、桂枝加强水的表里上下循环让水饮汗化而出，重度水饮只能通过小便以利出。本方主要针对皮肤色白而肥胖的妇人，多主诉身体沉重，方中防己根茎均有细孔能通水气，性味苦凉，故能泻水以消散支饮、喘满、水肿。黄芪主治大风，针对表虚特别明显的患者，其正气未旺于表而水湿泛滥。

防己茯苓汤

【**方药**】防己三两　黄芪三两　桂枝三两　茯苓六两　甘草二两

【**用法**】以水六升，煮取二升，分温三服。

【**病邪**】皮水+内饮

【**条文**】

《金匮要略·水气病脉证并治》　皮水为病，四肢肿，水气在皮肤中，四肢聂聂动者，防己茯苓汤主之。

此条与防己黄芪汤相比，水饮之邪又加重了些，留于皮下及肌筋，阻碍气血津液，肌筋得不到濡养，故"四肢聂聂动"，即微动、小抽搐。其与真武汤的"瞤动"一样都属于水气病。但不等同于阿尔茨海默病的抽动，后者病因比较复杂，不单单是水饮所致。一般水饮之邪较重的大都重用茯苓，本方以六两茯苓，并以黄芪实表，防己祛水、茯苓和桂枝化水。一般来讲，治疗水饮的麻黄剂多用于上半身，且为急性期，而防己、黄芪多用于下半身，但这也不是绝对的，还是需要先辨证。

麻黄加术汤

【方药】麻黄三两　桂枝二两　炙甘草一两　杏仁七十枚 白术四两

【用法】先煮麻黄，减二升，去上沫，内诸药，煮取二升半，去滓，温取八合，覆取微似汗。

【病邪】实人风湿在表+里湿

【条文】

《金匮要略·痉湿暍病脉证治》 湿家，身烦疼，可与麻黄加术汤，发其汗为宜，慎不可以火攻之。

水液主要从小便、大便、汗、呼吸四个途径代谢，湿邪无论是在表还是在里，其治疗方法都是发汗利小便。本方证应该是湿家感受风寒之邪，故应该还有恶寒、无汗等症。湿家是素有内湿之人，风主动，湿主静且缠绵，风湿相搏则烦疼，可发汗祛湿，用麻黄汤发汗，白术健中焦以祛湿。不能用火法，用火法容易使湿邪入里滞留导致皮肤发黄或入血等变证，如《伤寒论·辨太阳病脉证并治中》篇所说："太阳病中风，以火劫发汗，邪风被火热，血气流溢，失其常度，两阳相熏灼，其身发黄，阳盛则欲衄，阴虚则小便难。"本方证也是强调"可与"，并不一定是麻黄加术汤，如果表现出其他证型，用相对应的方药加白术即可。

　　胡希恕教授喜欢用苍术代替白术，因为白术走表之力不如苍术。白术主中，如肾着汤中主上下之中（腰间），本方及白术附子汤中的白术主"里外之中（肌肉层面）"，白术燥湿，湿去而脾健则津液生，白术体阴而用阳，既能健脾，又含有大量津液，所以有的医家讲白术可通大便。白术既能合于脾，又能合于胃，这也说明其力量不专一，不像其他药物，前者如薯蓣、地黄滋脾阴，后者如苍术、厚朴健胃阳。其实白术主要是用来调整中焦气机的，理中丸也用白术，但它不是温中的，否则为什么不叫温中丸？之所以不用药性灵动力强的药物来调气机，是因为脾主信，不宜太跳脱，就像转动一个轮子一样，脾在中间，转动它需要力大而迟缓的药物，因为力臂短，所以选择白术，如果着力点在外周，则需要力小而见效快的药物，如木香、砂仁。另外，如果体内有水饮一般多用生姜，如果有湿邪，多用白术。本方证如果体内有水饮，也不宜用麻黄、桂枝来发汗，以免水饮动荡而生变证，所以本方主要针对内湿。本方主要用于体质较壮患者风湿关节痛的初期，还可用于治疗腱鞘炎。

第三章　风水/湿兼里阳虚

桂枝附子汤

【方药】桂枝四两　生姜三两　大枣十二枚　炙甘草二两

炮附子三枚

【用法】以水六升，煮取二升，去滓。分温三服。

【病邪】风湿在表+里阳虚

【条文】

《伤寒论》第174条/《金匮要略·痉湿暍病脉证治》　伤寒八九日，风湿相搏，身体疼烦，不能自转侧，不呕、不渴、脉浮虚而涩者，桂枝附子汤主之。

第174条和第175条都是针对风（寒）湿相搏的。第174条是体表有风（寒）湿之邪，机体内部有阳虚，故较黄芪芍桂苦酒汤、桂枝加黄芪汤、防己茯苓汤等方证多了寒象，已经转入了阴证，所以要用温阳的附子。伤寒八九日不是指得太阳伤寒八九日了，而是指患有风湿，只不过类似伤寒，病程已达到八九日了。因为湿性重浊，所以未入里，一般来讲，只有体内有内湿的患者才容易感受风湿，即外湿可引动里湿，而里湿可招引外湿，风（寒）湿不像风寒只有痛，因为湿性重浊，又被"善行"的风邪牵引，所以身体疼且烦。"不能自转侧"，少阳证也有，如柴胡加龙牡汤方证，但后面的"不呕、不渴"排除了少阳、阳明证。"不呕、不渴"代表机体无"热"、无"水饮"，病邪仍在体表。"脉浮虚而涩"，虚是指无力，涩是指阳气少，即脉轻取即得但按之无力，代表阳虚。故用桂枝附子汤主之。此方与桂枝去芍药加附子汤、桂枝加附子汤相比，区别体现在增加了炮附子、桂枝的量，去掉了芍药，因为此时体表津液在不足的基础上不能正常代谢，变为湿毒存在于肌肉骨节之中，而成为风（寒）湿之邪，此时的津液已经变成"废水"，所以不能再用芍药敛阴，而需要增加炮附子和桂枝的量以运送有用的津液至体表，并把"废水"气化排出体外。至于为什么去掉芍药，还有种解释是芍药是寒性养阴的，对于此方证的阴证湿性不利，但真武汤及《外台》乌头汤用了芍药，针对的也是阴证水湿。编者认为，芍药的作用方向是向下向内的，临床上多用于敛阴和营通痹，对水气、水饮等有形之邪作用较大，等同于西医中的静脉回流，如小青龙汤、桂枝芍药知母汤、当归芍药散、真武汤都有用芍药，但对于重浊不动的湿邪和痰饮的作用有限，故很少用于此两种情况。本方证是伤寒病程短暂，体表津液虚损，与桂枝芍药知母汤证、《外台》乌头汤证相比不是特别严重，故暂不需要芍药来敛阴和营通痹，如果病久则可加芍药。胡希恕教授临床上很少去掉芍药，多用桂枝汤原方加白术附子来治疗骨刺、骨质增生，如果有一侧疼痛，还加大黄六克。

桂枝附子去桂加白术汤

【方药】炮附子三枚　白术四两　生姜三两　炙甘草二两
大枣十二枚

【用法】以水六升，煮取二升，去滓。分温三服。初一服，其人身如痹，半日许复服之，三服都尽，其人如冒状，勿怪。此以附子、术，并走皮内，逐水气未得除，故使之耳。法当加桂四两，此本一方二法，以大便硬，小便自利，去桂也；以大便不硬，小便不利，当加桂。附子三枚恐多也，虚弱家及产妇，宜减服之。

【病邪】风湿在表+阳虚+内湿

【条文】

《伤寒论》第174条/《金匮要略·痉湿暍病脉证治》　伤寒八九日，风湿相搏，身体疼烦，不能自转侧，不呕、不渴、脉浮虚而涩者，桂枝附子汤主之。若其人大便硬，小便自利者，去桂加白术汤主之。

本条文中的"若其人大便硬，小便自利"，结合后注中的"大便不硬，小便不利，当加桂"，可以推出结论——大便硬，小便自利则去桂，说明桂枝附子汤证有小便不利、大便不硬的症状，之所以小便不利是因为整体气血有向上向外祛风湿之邪的倾向，如果病情进一步发展，正退邪进，机体气血回缩，则会出现小便频利以排水湿，津液通过小便流失，大便有稍干的倾向，故用白术、生姜以健中焦化水湿，而不用桂枝向上向外分散正气力量。因为桂枝、生姜、大枣配伍是发汗的，《金匮要略》中说有小便数、大便泻的症状时都不能发汗，因为发汗最容易丧失机体津液。现在小便数，正是发汗的禁忌。桂枝是将阴（水、津）气化向上向外（肌肉），通过上焦下输膀胱而利小便，现在是大便硬，小便自利，因此去桂枝，加白术，亦可加茯苓。有学者认为用白术是因为大便硬，但大便硬不是便秘的意思，此时的白术也不是用以通大便的，后面的"术附走皮内逐水气"亦支持此诊断。桂枝附子去桂加白术汤证是阳虚湿盛，此时体表可能有或无风湿之邪，如果病情进一步发展，水湿更加入里，聚水湿成水饮，则会演变为真武汤证。

甘草附子汤

【方药】炙甘草二两　炮附子二枚　白术二两　桂枝四两

【用法】以水六升，煮取三升，去滓。温服一升，日三服。初服得微汗则解。能食，汗止复烦者，将服五合。恐一升多者，宜服六七合为始。

【病邪】风湿在表+阳虚+里水/湿

【条文】

《伤寒论》第175条/《金匮要略·痉湿暍病脉证治》　风湿相搏，骨节疼烦，掣痛不得屈伸，近之则痛剧，汗出短气，小便不利，恶风不欲去衣，或身微肿者，甘草附子汤主之。

第174条中的桂枝附子汤证偏重于表（皮毛），去桂加白术是因为有了里湿，偏重于肌肉；而本条中的甘草附子汤证偏重于关节，病情最重，所以用甘草作为主药峻证缓行。"骨节疼烦，掣痛不得屈伸，近之则痛剧"说明比桂枝附子汤证的痛觉更重、更急迫，一靠近就感觉很痛。"恶风不欲去衣"，表示里阳虚不能温煦体表，体表卫气虚，故汗出，此时不能再以生姜、大枣配伍，防止再发汗而伤津液，更不用说此时体内可能有水饮生成。里阳虚，不能蒸化水湿，水饮内停，心下有停饮，剧则心悸、轻则短气，故条文中讲到"短气"且"小便不利"，"身微肿"亦是表示阳虚不能蒸化水湿，故水湿滞留体内形成水肿。此条文虽然是风湿相搏，但如果阳虚更明显的话，有可能湿聚成饮，可以考虑加芍药。本方辨证加减可用于治疗风湿性关节痛，如桂枝加术附汤、葛根加术附汤、越婢加术附汤等。本方对急性期的因寒而导致的关节炎较敏感，如果是长期慢性的关节痛还需要加减治疗，因为慢性风湿性关节炎多涉及五脏六腑的气血。本方与桂枝附子汤相比，减少了炮附子量，将生姜、大枣更换为白术，避免再度发汗而损伤机体正气，而且峻证宜缓行，不宜过度刺激先天肾气。

桂枝芍药知母汤

【方药】桂枝四两　芍药三两　甘草二两　麻黄二两　生姜五两　白术五两　知母四两　防风四两　炮附子二枚

【用法】以水七升，煮取二升，温服七合，日三服。

【病邪】水湿在表+里阳虚+水饮

【条文】

《金匮要略·中风历节病脉证并治》　诸肢节疼痛，身体尪羸，脚肿如脱，头眩短气，温温欲吐，桂枝芍药知母汤主之。

如果风寒表邪侵袭日久，留滞关节，影响局部水液代谢，造成水湿停聚，气血运行不畅，久则郁热，故不通则痛，表现为全身关节疼痛，即历节病。一方面病邪消耗体内津液，日久则全身津血大亏而身体羸弱，另一方面邪气旺盛，流注关节，气血郁滞，所以肢节痛处肿大则为"尪"。水湿趋下，流注下肢，湿盛则肿，故"脚肿如脱"。肾和脾胃为先天和后天之本，供应体表气血津液，久病则两者均发生病变，体内中焦虚则水饮生，故"头眩短气，温温欲吐"。

本方可以看成桂枝汤增桂枝、生姜，去大枣，加白术、知母，并加麻黄、防风、炮附子。增加桂枝、生姜的量，一是与白术配合健运阳明胃以消磨水饮，类似的还有桂枝生姜枳实汤方证，二是加强中焦到体表的阳气输送，以促使体表局部将水饮"气化"。去大枣而加白术说明中焦有水湿痰饮，考虑到大枣有固水（只有枣泥，没有枣汁）的作用，故去而不用。一般来讲，机体有痰湿之邪，病程较短一般不用芍药，只有在慢性病中才用芍药，本方证久病阴伤并有水饮，可用芍药以敛阴和痹（增加静脉回流量）。《神农本草经》中记载知母"主消渴热中，除邪气，肢体浮肿，下水，补不足益气"，可以看出知母是借其凉润之性，通过调节水之上源，一方面益阴，另一方面利水，特别适合治疗水饮日久并阴伤之证。病程日久故用麻黄、防风开表祛风，炮附子温下焦之阳以促进津液蒸腾。本方可以用于风湿痹证未化热之时，如化热，则可考虑用白虎加桂枝汤。本方在临床上可用于治疗慢性关节炎伴有下肢肿痛。

麻黄附子汤

【方药】麻黄三两　甘草二两　炮附子一枚

【用法】以水七升，先煮麻黄，去上沫，内诸药，煮取二升半，温服八分，日三服。

【病邪】（实人）水湿在表+里阳虚

【条文】

《金匮要略·水气病脉证并治》　水之为病，其脉沉小属少阴，浮者为风，无水虚胀者为气。水，发其汗即已，脉沉者，宜麻黄附子汤，浮者，宜杏子汤。

脉沉在大部分情况下代表着体内有水湿痰饮之邪，机体正气收缩于内，而且脉一般都是沉而有力的。少阴病的提纲是"少阴之为病，脉微细"，细就有"小"的意思，故脉沉小多为少阴病，如果脉浮，就说明体表有邪，机体鼓动气血于体表祛邪，水湿在表多为风水。这又有两种情况：一种是表面似胀，但按之却无凹陷，一般为气肿，气肿者是不能发汗的；另一种是水湿在上在表，发汗即可。脉沉者可用麻黄附子汤，临床上多用于先天肾气不足的患者感受风湿（水），如体弱者或老年人，以麻黄携带肾阳至表，用以开表祛水湿。如果脉浮，则用杏子汤，有的医籍认为杏子汤为麻黄杏仁甘草石膏汤或是麻黄甘草汤加杏仁。胡希恕教授则认为如果是有风水的外症——骨节疼痛，则以大青龙汤更合理。因为《伤寒论》第39条认为"伤寒脉浮缓，身不疼，但重，乍有轻时，无少阴证者，大青龙汤发之"。编者认为单凭脉浮有风水不能决定方药，还需要综合判定，如果是因为上焦引起的体表有水湿，用麻黄甘草汤加杏仁或麻黄杏仁甘草石膏汤或许有效；如果是因为下焦病变引起的水湿在表，用大青龙汤较好。

第四章 风水/湿兼里热

《千金》三黄汤

【方药】麻黄五分 独活四分 细辛二分 黄芪三分 黄芩三分

【用法】以水六升，煮取二升，分温三服，一服小汗，二服大汗。

【加减】心热者，加大黄二分；腹满者，加枳实一枚；气逆者，加人参三分；悸者，加牡蛎三分；渴者，加栝楼根三分；先有寒者，加附子一枚。

【病邪】风湿+热偏血分

【条文】

《金匮要略·中风历节病脉证并治》附方（二）：《千金》三黄汤 治中风手足拘急，百节疼痛，烦热，心乱，恶寒，终日不欲饮食。

本方只能治疗中风后的一些变证，并不能治疗基础疾病——中风。根据条文中的症状可以分析出：一方面，体表津液较虚，所以"恶寒"，用黄芪以实表。另一方面，由于原有病邪导致津液虽然虚，但凝滞在关节，不能流通，所以才有"手足拘急，百节疼痛"，用麻黄、细辛、独活走表以通关节，加减方中也说了如有寒可加附子。内有烦热多是由导致中风的原有病邪所致，故用黄芩以清烦热。本方可以治疗关节疼痛、无汗恶寒，恶风特别明显而内有烦热者，后世时方中九味羌活汤基本就是按照此方而组方。

麻黄连翘赤小豆汤

【方药】麻黄二两　连翘（连翘根）二两　杏仁四十枚　生梓白皮一升　赤小豆一升　生姜二两　炙甘草二两　大枣十二枚

【用法】以潦水一斗，先煮麻黄再沸，去上沫，内诸药，煮取三升，去滓。分温三服，半日服尽。

【病邪】风湿在表+里热+里湿

【条文】

《伤寒论》第262条　伤寒，瘀热在里，身必黄，麻黄连翘赤小豆汤主之。

此条文讲的是湿热在上焦兼体表水湿代谢障碍。此条提示伤寒，故开始时应该是无汗的，表邪束缚，耗散机体气血，久则体内郁热生湿而成发黄证。根据方药来分析，此湿热多集中在上焦。与越婢汤相比，麻黄连翘赤小豆汤亦有麻黄、生姜、大枣、甘草，只不过将石膏更换为了杏仁、生梓白皮，说明上焦有因肺气郁滞不能通调水道导致的湿邪，由于肺主皮毛，与茵陈蒿汤证、栀子柏皮汤证相比，此方证更偏于表、上焦（心肺），所以用麻黄开表并配伍杏仁宣肃肺气，恢复肺之通调水道功能。生梓白皮清肺热以使肺能蒸化水气，使湿邪从汗排出，赤小豆色红入心，使心火不至于过旺，避免郁热化湿而生痛脓，两者相合使得上焦心肺阴阳和谐，则气机自能正常循环，湿邪可化。连翘散上焦之热于体表。此方证因为湿邪只是初生，所以可用大枣甘草，如果湿邪较盛，大枣就会增强中焦湿邪力量。

麻黄杏仁薏苡甘草汤

【方药】麻黄半两　炙甘草一两　薏苡仁半两　杏仁十枚

【用法】锉麻豆大，每服十二克，水一盏，煮八分，去滓温服，取微汗避风。

【病邪】风湿+热

【条文】

《金匮要略·痉湿暍病脉证治》　病者一身尽疼，发热，日晡所剧者，名风湿。此病伤于汗出当风，或久伤取冷所致也。可与麻黄杏仁薏苡甘草汤。

本方针对的主要是水湿在表偏热，且主要在于上焦，通过"肺宣发肃降"来"开鬼门"而祛邪。病机是"汗出当风，或久伤取冷"，"汗出当风"，则水液应出而不出，留滞于肌肉关节而成湿痹（关节炎）；"久伤取冷"则为天热汗出取凉之意。两者都是汗孔开而受外邪侵袭，导致汗孔不能正常排泄水液，水液留而为湿，风湿郁闭在表，经络不通故"一身尽疼"。风邪盛于阳，湿邪盛于阴，故风湿多于阴雨天、日晡等阴阳交替的时刻加剧，类似于急性风湿性关节炎。张仲景在治疗急性期关节疼痛时很少用附子，多用汗法。本条文没有用桂枝，代表不是机体正气实力不足的问题，只是上焦肺的宣发肃降功能受到影响，故用麻黄、杏仁来宣降肺气，通调水道，使邪从汗排出。《神农本草经》记载薏苡仁"主筋急拘挛，久风湿痹"，主要通过祛湿热来解痹缓急，正如《黄帝内经·素问·生气通天论》中所讲"湿热不攘，大筋软短，小筋弛长，软短为拘，弛长为痿"，临证筋脉拘急的原因有两个：一是津液缺乏，可用芍药甘草汤；二是湿热所引起的，可用后世时方如四妙散主之。

大青龙汤

【方药】麻黄六两　桂枝二两　炙甘草二两　杏仁四十枚　生姜三两　大枣十枚　石膏如鸡子大（碎）

【用法】以水九升，先煮麻黄，减二升，去上沫，内诸药，煮取三升，去滓。温服一升，取微似汗。汗出多者，温粉扑之。一服汗者，停后服。若复服，汗多亡阳，遂虚，恶风，烦躁，不得眠也。

【病邪】水湿在表＋内热

【条文】

《伤寒论》第39条　伤寒，脉浮缓，身不疼，但重，乍有轻时，无少阴证者，大青龙汤发之。

此条文针对体表有水湿，用大青龙汤以发越水气。"但重"是指体表有水湿，故不疼而重。"乍有轻时"说明水气流行。水气有属于少阴在里的，还有属于风邪在表的。一般水湿病都是脉沉，如《金匮要略》中所讲"水之为病，脉沉小者，属少阴"。而此条中脉浮缓且"无少阴证"，则水湿不在里，而在表，少阴水气在表宜用麻黄附子甘草汤，风邪水气在表则需要大青龙汤发越水气，用麻黄、桂枝气化水气，借用石膏凉而降，此方与木防己汤道理类似。还有种观点认为此条文仍然是外有风寒、内有郁热，只不过随着病情进一步发展，两者进入僵持阶段，所以脉由紧变为缓，身也不疼痛了，而变为重，就像两个摔跤手在僵持中，力量对等而成缓势，身重就像燃烧的蜡烛，"乍有轻时"是借天时之阳，如果阳气旺盛，则邪气稍退，故会轻松一点，"无少阴证"是因为少阴病也会出现阳衰、身重、烦躁的症状，但少阴病的阳虚身重是一直持续的。编者认为此条文的大青龙汤针对的是水湿在表的患者。后面的《金匮要略》也有类似条文。

《金匮要略·痰饮咳嗽病脉证并治》 病溢饮者，当发其汗，大青龙汤主之。小青龙汤亦主之。

《金匮要略》中"溢饮"的概念是："饮水流行，归于四肢，当汗而不汗出、身体肿重谓之溢饮。"就是体表有水湿之邪，而形成身体水肿，大青龙汤和小青龙汤均可用，但两者方向不同，大青龙汤主要针对的是里有热而外有水湿，临证多有口干舌燥症状，而小青龙汤主要针对肺有水饮，临证多有咳嗽、喘息等症状，两者都是因为肺不能宣降，通调水道功能失常而不能正常汗出，故水湿在体表蓄积，但一个偏阳（里热），一个偏阴（里寒饮）。就比如苓桂术甘汤和肾气丸都可治疗"短气有微饮"，一个侧重中焦，另一个侧重下焦。临床上多用大青龙汤方来治疗肾炎水肿，特别是有烦躁症状的患者，如果没有烦躁症状，则多用越婢加术汤。

文蛤汤

【方药】文蛤五两　麻黄、甘草、生姜各三两　大枣十二枚石膏五两　杏仁五十枚

【用法】上七味，以水六升，煮取二升，温服一升，汗出即愈。

【病邪】水湿在表+里热+津液虚

【条文】

《伤寒论》第141条　病在阳，应以汗解之，反以冷水潠之，若灌之，其热被劫不得去，弥更益烦，肉上粟起，意欲饮水，反不渴者，服文蛤散；若不差者，与五苓散。

本条文中文蛤散，按其证应为文蛤汤。体表有邪气（病在阳），应当用发汗的方法来解决，但反而用了"冷水潠（喷面）之，若灌（浇身）之"，可见当时也有物理降温的方法。如果用冷水浇身，那么热不得散发，而"弥更益烦"，这说明原来就已经有烦的症状了，而且起鸡皮疙瘩（肉上粟起），表明汗欲出而不得出，可能留滞体表形成水气。这与大青龙汤证类似，都是体表有邪（水湿在表），内有热，但又有不同。

"意欲饮水，反不渴"包含两种意思：一是想喝水，却不是很渴，说明里热不是很严重；二是渴欲饮水，但喝水不能太多，说明有水饮在里。本方证应该是第一种意思，里热不是

很严重，所以后面讲"若不差者，与五苓散"。本方证不是大青龙汤证的内有弥漫之热，其内热是郁滞造成的，应该比较局限，有结滞的可能，所以本条与结胸相关条文上下衔接。它以内证为主，外证为辅，而大青龙汤证以外证为主，内证为辅，所以既不能用结胸法治疗，也不能用大青龙汤治疗。本条文用的是既能散结又能咸寒润下的文蛤，所以大部分医家认为此条不应该是文蛤散，而应该是文蛤汤，它与大青龙汤的区别在于把桂枝换成了文蛤，因为此条是伤了津液，故"意欲饮水"，由于内热是郁滞的，不像大青龙汤证的弥漫之热那么严重，故"虽欲饮水而不渴"。《金匮要略》中也有一个文蛤散，用文蛤单味药治疗"渴欲得水而贪饮者"，说明文蛤可止渴。

如果患者平时阳气不足，"冷水潠之，若灌之"后，正气无力化热，可能形成寒实结胸。用文蛤汤后如无好转，说明病情已经进一步发展成了水饮内停，需要用五苓散将水饮向上向外化去。

将大青龙汤证、文蛤汤证、麻黄杏仁甘草石膏汤证三者相比较，文蛤汤证和麻黄杏仁甘草石膏汤证应该是大青龙汤证病情进一步发展的结果，但文蛤汤证的正邪力量均有所减弱。因为大青龙汤证外邪束缚较重，而且用麻黄、桂枝，这是发越肾气的，大部分外邪被祛除后，机体面临着津液虚损的困境，由于涉及下焦，才用文蛤来咸寒、润燥、生津，功效与牡蛎类似。大青龙汤证病情进一步发展，外邪入里，故减麻黄量，去桂枝，其未能完全像麻黄杏仁甘草石膏汤证一样有内热，故减石膏量，但同时存在津液不足，故用生姜、大枣、甘草和文蛤化生津液。麻黄杏仁甘草石膏汤证是表邪式微，入里却转为热邪。可以说大青龙汤证和麻黄杏仁甘草石膏汤证的转化方向不同。

越婢汤

【方药】麻黄六两　石膏半斤　生姜三两　大枣十五枚甘草二两

【用法】以水六升，先煮麻黄，去上沫，内诸药，煮取三升，分温三服。

【加减】恶风者，加炮附子一枚；风水者，加白术四两。

【病邪】水湿在表+里热

【条文】

《金匮要略·水气病脉证并治》　风水，恶风，一身悉肿，脉浮不渴，续自汗出，无大热，越婢汤主之。

此方同麻黄杏仁甘草石膏汤有类似之处，均为外邪内热的治剂，无杏仁则治喘的作用较弱，有生姜、大枣则健胃逐水的作用加强。《金匮要略·水气病脉证并治》中讲"风水，其脉自浮，外证骨节疼烦，恶风"，由于感受外邪，并引起体表水液代谢不利，滞留而为水肿，水气在表，应予发汗，但津液虚损者不可发汗，《金匮要略》中就有"渴而下利，小便数者，皆不可发汗"之戒。本条文中除了"一身悉肿"，还有"自汗出，无大热"的症状，说明已经有里热，而且石膏的量是半斤之多，如果没有里热的话，由于表邪束缚，应该会有"骨节疼烦"的症状。

正是由于外邪入里化热，才迫汗外出，邪气有代谢通道，故无大热，与麻黄杏仁甘草石膏汤证的汗出无大热症状机理相同，津液未至虚损故不渴。用石膏并不一定有口渴，可能会有口干舌燥的症状，如果真的是烦渴欲饮，也不用生姜、大枣、甘草，而用人参，如白虎加人参汤。如果无汗而烦，那就是大青龙汤证。

越婢加术汤

【方药】麻黄六两　石膏半斤　生姜三两　甘草二两　白术四两　大枣十五枚

【用法】以水六升，先煮麻黄，去上沫，内诸药，煮取三升，分温三服。

【加减】恶风者，加炮附子一枚。

【病邪】水湿在表＋里热＋里水饮

【条文】

《金匮要略·水气病脉证并治》　里水者，一身面目黄肿，其脉沉，小便不利，故令病水。假令小便自利，此亡津液。故令渴也，越婢加术汤主之。

《金匮要略·水气病脉证并治》篇水气有风水、皮水、正水、石水和黄汗五种，本条文中的"里水"指病因，根据方药来讲，由于中焦津液虚不能健运，故水饮生，肺有热不能通调水道，而使水液蓄积于肌肤，久而郁热产生"面目黄肿"的症状，里有水饮故脉沉，水饮阻碍津液输布，故小便不利，加重水饮的蓄积，并感到口渴。此时可用越婢加术汤，其比越婢汤多了白术，主要用于健中焦而利水，因为此方证中焦功能应该比越婢汤证更弱一些，单纯用生姜、大枣、甘草已力度不足，也突出了这是治疗里水的方药。一般来讲，麻黄拔下焦之气，而本方证所主的肿胀以下焦肾功能障碍居多，所以其对于治疗肾炎患者的水肿和腹水极为有效，麻黄一般可用12克，如再多则有损伤先天之肾的可能。

《金匮要略·水气病脉证并治》 里水，越婢加术汤主之；甘草麻黄汤亦主之。

本条文中越婢加术汤可以治疗里水，这点与上条无明显区别，但后面讲"甘草麻黄汤亦主之"，应该只是针对水饮在表，此时体内无水饮生成，单味麻黄无发汗的作用，只有开表逐水的功效，突出这一点是因为肺不能宣发肃降才导致了里水，有类似提壶揭盖的含义。

《金匮要略·中风历节病脉证并治》附方（五）：《千金方》越婢加术汤 治肉极，热则身体津脱，腠理开，汗大泄，厉风气，下焦脚弱。

越婢汤是治疗内有热而体表津液代谢不及导致水液蓄积在体表的病证。本条文提到"肉极"，脾胃主肌肉，根据后面的"津脱，腠理开，汗大泄"，说明"肉极"是由于肌肉津液代谢出现了问题，肉变色多汗称为肉极，所以方药中以生姜、大枣、甘草运化津液。而之所以汗多，是因为感受了"厉风"而内有热，热性向上向外，故腠理开，津液脱。体表津液代谢失常故"下焦脚弱"，此时的脚弱与"脚肿如脱"类似，都是体表水肿，所以用越婢加术汤来治疗因水肿导致的下肢麻木痹痛，多伴有小便不利、大汗、体表水肿等症状。白术是主中间的，不仅是上中下的"中"，还是表里内外的"中"，前者如肾着汤，后者多主肌肉层面。

越婢加半夏汤

【方药】麻黄六两　石膏半斤　生姜三两　大枣十五枚甘草二两　半夏半升

【用法】以水六升，先煮麻黄，去上沫，内诸药，煮取三升，分温三服。

【病邪】风水+里热+气逆（有或无水饮）

【条文】

《金匮要略·肺痿肺痈咳嗽上气病脉证治》　咳而上气，此为肺胀，其人喘，目如脱状，脉浮大者，越婢加半夏汤主之。

越婢汤可治疗"身无大热，自汗出"，越婢加术汤可治疗体内有水热，如果体内水热不在中焦，而是由于热性炎上而作用于上焦，就会表现出"咳而上气、喘"的症状，甚至"目如脱状"，这种咳喘多为实证，用半夏引阳入阴化水并下气，石膏清热凉降，麻黄开表逐水。此时多有风水束表，会出现面目水肿的症状。

热邪篇

　　本篇主要介绍各种原因引起的热邪病证，包括大部分外感入里化热但仍有表证的方证。由于热邪伤津耗气，故热邪多伴有津液虚，且有气分和血分之别；由于机体大部分是液体，故热邪易与湿相结合而成为湿热证，故热邪篇方证中苦寒药较多，热邪还可与病理产物如瘀血、水饮、食积相结合形成一系列的方证。本篇思维导图如下：

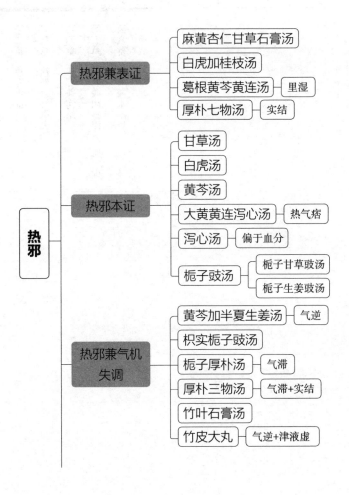

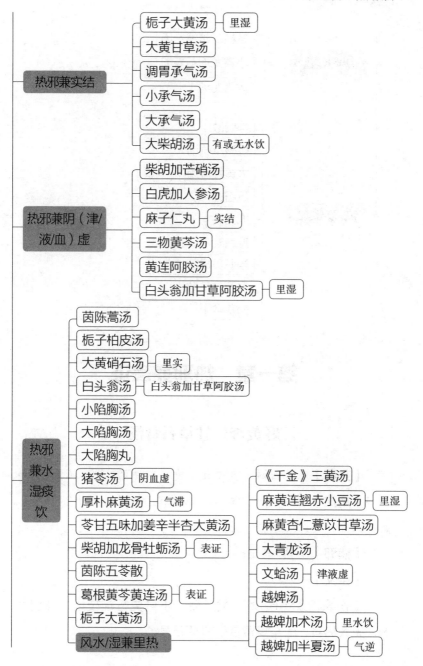

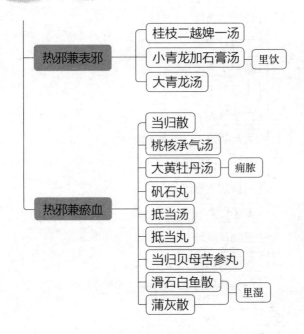

第一章 热邪兼表证

麻黄杏仁甘草石膏汤

【**方药**】麻黄四两 杏仁五十枚 炙甘草二两 石膏半斤

【**用法**】以水七升，煮麻黄，减二升，去上沫，内诸药，煮取二升，去滓。温服一升。

【**病邪**】里热+表证

【**条文**】

《伤寒论》第63条 发汗后，不可更行桂枝汤。汗出而喘，无大热者，可与麻黄杏仁甘草石膏汤。

《伤寒论》第162条　下后，不可更行桂枝汤；若汗出而喘，无大热者，可与麻黄杏仁甘草石膏汤。

机体排邪的四种方式是汗、呼吸、大便、小便，用汗法或下法后，根据患者体质及阴阳损伤程度的不同，病情会有不同的发展，比如第43条，如果正气强，用下法后就"微喘"，但邪气多基本入里。根据第63条、第162条方证来讲，"不可更行桂枝汤"属于前置强调，应该放在"无大热者"之后，用汗法或下法后出现了发热、汗出，有可能是发汗不彻底，可以用桂枝汤，如果还有喘的症状，可以用桂枝加厚朴杏子汤。此条文中除了"汗出而喘"，还特别强调了"无大热"，这个无大热不是桂枝汤的"翕翕发热"，它是强调有"大热"的倾向，之所以没有"大热"，有两个原因：一个原因是有汗、喘来排邪，如果只有"翕翕发热"的话，汗出即可排邪，但还有喘的症状，说明单纯地靠汗出来排邪已经力量不足，需要增加"喘"，但本方证没有说明是"喘家"，也没有用下法，那只能是肺里有热，且里热已经很明显，依靠这两种排邪方式才可以"无大热"，此时的汗应该是热汗且量多、黏稠、有异味，与桂枝汤证的汗量少且质清应该有差别。另一个原因估计是体表还有局部被邪束缚，所以虽然有汗出，但还是不能内外全部通达（肺气不能宣发肃降），如果全部通达的话，就应该像白虎汤证一样表里皆热。此时既不能纯用麻黄汤来开表，也不能纯用白虎汤来清热，而应两者结合使用。此处的麻黄不配生姜桂枝，不取其发汗之效，而取其平喘开破之功，可选用炙麻黄。

白虎加桂枝汤

【方药】知母六两　炙甘草二两　石膏一斤　粳米二合　桂枝三两

【用法】锉为末，每五钱，水一盏半，煎至八分，去滓，温服，汗出愈。

【病邪】里热+表证

【条文】

《金匮要略·疟病脉证并治》　温疟者，其脉如平，身无寒但热，骨节疼烦，时呕，白虎加桂枝汤主之。

温疟但热不寒，类似后世的温病。内热盛，胃气上逆故有呕。"骨节疼烦"，说明不但有热，而且此热是凝滞的，不应该考虑为寒邪，因为如果是寒邪凝滞的话，用麻黄会更好，如乌头汤中，就是因为寒邪凝滞骨节，所以才需要用麻黄的开破之功。此处的疼烦应该是热邪在里较盛，在表（骨节）是凝聚的，是被束缚的，所以脉势如平，不像白虎汤证是脉洪大，热邪凝滞于骨节所以用桂枝辛通。本方是白虎汤配伍桂枝，这也说明了"桂枝阳盛则毙"是个假命题，将桂枝与热相联系的方药还有桃核承气汤。这就说明如果机体是一杯37℃的温水，那么桂枝就是少火，它起到的作用是通行全身37℃的少火，主要是从中焦到肌肉层面。本条文中也有"汗出愈"，结合方证，考虑此时可能无汗，说明有邪气凝滞于表（骨节）而表里不通，桂枝通阳化气后，邪气则以汗液的形式被排出体外。

葛根黄芩黄连汤

【方药】葛根半斤　炙甘草二两　黄芩三两　黄连三两

【用法】以水八升，先煮葛根，减二升，内诸药，煮取二升，去滓。分温再服。

【病邪】里（湿）热+表证

【条文】

《伤寒论》第34条　太阳病，桂枝证，医反下之，利遂不止。脉促者，表未解也，喘而汗出者，葛根黄芩黄连汤主之。

治疗太阳病用了下法，伤了正气，但气血未大损，还没有形成结胸、痞证，所以机体气血仍积极地向上向外，故"脉促"，表明其仍在积极抗表邪。用了下法之后邪气入里，而至上、中二焦，上焦有热，热性上涌故喘，且有汗出，热入里，侵袭胃肠，根据患者体质的不同，呈现白虎汤证或葛根芩连汤证，后者可见下利。此时邪气所处部位较麻黄杏仁甘草石膏汤证偏于上焦，较葛根芩连汤证偏于中焦。此时就有三种方式排除邪气——汗、喘、大便，此时的"利"是"热利"，所以后人叫"协（表热而）热利"，不同于桂枝人参汤的"协表热而寒利"。所以用葛根升提津液并向上向外祛除表邪，用黄芩、黄连以清上、中焦之热，一般来讲弥漫之热多不兼湿邪，湿热多局限于局部。苦寒药并不全治下利，像栀子或大黄，没有收敛作用就不能用来止利。如第81条中就讲到，如果患者有腹泻病史，就不能用栀子豉汤，而黄连、黄芩、黄柏、秦皮、白头翁这类药物都有收敛的作用，所以能够治疗下利。

厚朴七物汤

【方药】厚朴半斤　大黄三两　枳实五枚　桂枝二两　生姜五两　甘草三两　大枣十枚

【用法】以水一斗，煮取四升，温服八合，日三服。

【加减】呕者，加半夏五合；下利者，去大黄；寒多者，加生姜至半斤。

【病邪】里热+里结+表证

【条文】

《金匮要略·腹满寒疝宿食病脉证治》　病腹满，发热十日，脉浮而数，饮食如故，厚朴七物汤主之。

本条主要是外有表证，里有热结，这个里结在《伤寒论》中一般有瘀血、水饮、食积、热结等，本方证主要偏于热结，主要是虚实夹杂，虚在中焦，实在胃，实热初起，尚未明显结滞，故表现为腹满发热。发热十日，病邪多入里，或有燥屎形成，或仅实结初起。根据本条文中的"饮食如故"，可知仍未有燥屎形成，还未形成真正的阳明病，因为《伤寒论》第215条讲"阳明病，谵语，有潮热，反不能食者，胃中必有燥屎五六枚也"，而且此条文中的大黄亦未后下，不取其通便泻下之功。

此条文先有"病腹满"，后有"发热十日"，好像指的是先有腹满里实证，然后出现发热，但根据方药来讲，应该是先有"发热十日"，邪气在表，然后入里，形成"病腹满"。而之所以病邪入里，根据方药来分析，应该是因为患者偏于阳明虚寒证，正气不能抵御邪气，故邪气入阳明化热初结，应该增大生姜量来健胃暖胃。此时表邪已基本入里，遗留表证不是很严重，所以减少桂枝通阳的量，并加枳实厚朴来治疗里证。因为已有大黄，所以减去"小大黄"——芍药，两者均可将气血向内向下引，但由于腹满是里实证，所以不宜用酸性的芍药，与五味子相比，白芍是苦下的，但与大黄相比，白芍是酸敛的，故去芍药而加苦泄的大黄。与本方相比，麻子仁丸亦是小承气汤的方药加减，但存在津液虚损，故用芍药来敛阴和营。

本方证在临床上多表现为吃得多，但排出大便较少，唇舌干燥，腹胀满，且伴有体表怕风、怕冷等症状，本方证也支持了桂枝并不是阳盛则毙的药物的论点，它主要起到通行全身少火的作用。

第二章　热邪本证

甘草汤

【方药】甘草二两

【用法】以水三升，煮取一升半，去滓。温服七合，日二服。

【病邪】热郁结

【条文】

《伤寒论》第311条　少阴病二三日，咽痛者，可与甘草汤，不差，与桔梗汤。

一般咽干多考虑为少阳郁热而伤阴，此条为患少阴病二三日，患者没有下利，却出现了咽痛，根据方药推断，有可能是外邪客于先天肾阴不足患者之咽喉，如果邪气结滞较松，以甘草清邪解毒，甘以止痛即可解决。《神农本草经》认为甘草"甘平"，主"五脏六腑热邪气"，主"金疮肿、解毒"，说明甘草既可以甘以和中，又可以散邪解毒。本条中甘草主要用于宣散上焦之邪，如果邪气结滞得比较严重，可用桔梗以开提散结。

白虎汤

【**方药**】知母六两　石膏一斤（碎）　炙甘草二两　粳米六合

【**用法**】以水一斗，煮米熟汤成，去滓。温服一升，日三服。

【**病邪**】热邪弥漫

【**条文**】

《伤寒论》第176条　伤寒，脉浮滑，此表有热，里有寒，白虎汤主之。

关于本条，大多医家认为此条是表里之误，白虎汤主要是治疗表里俱热或者里热表寒的方药，根据方药来判断也能证明这一点，如果治疗本条所述表热里寒，则方药应该属于四逆辈。重点是脉浮滑，滑脉相比洪大脉可说明热气还没有完全散开，但也没有结实，如果变成沉滑或沉紧脉，则说明里热已结实，可用承气汤，也可用白虎汤。白虎汤的主证是脉洪大，体内热气弥漫，故用石膏来清热，石膏不溶于水，非大量不能取其气味，故《神农本草经》认为其微寒。知母滋养津液，更以粳米益气。

《伤寒论》第219条 三阳合病，腹满，身重，难以转侧，口不仁，面垢，谵语，遗尿。发汗则谵语。下之则额上生汗，手足逆冷。若自汗出者，白虎汤主之。

虽然本条文开头讲的是"三阳合病"，但其实就是里热未结实，亦未透出体表的一种状态，阳明里热，热壅气机影响到全身，故"腹满，身重，难以转侧"。"口不仁"实为口燥，"面垢"是因为里热未能完全透出体表，为痰湿（脂肪）所阻，所以没用白虎汤的汗自出，只会显得油腻。一般肠胃有积热的人，特别是经常喝酒吃肉的患者，面部一般都会显得粗糙，横肉丛生且油腻。"谵语"是因为热盛神昏，"遗尿"为里热迫津外出。此时不能发汗，因为里热已显，发汗则会动用阳气，更易火上浇油，又因为里热未结实，用下法会虚其里，使得脾胃所主四肢阳气虚，故手足逆冷，仅诸阳之会——头部有汗出，此汗出非虚阳上越所致汗出，因为虚阳上越会导致全身汗出。虽然《金匮要略》中关于产后郁冒有"血虚上厥，孤阳上出，故头汗出"的记载，但那是阴虚阳盛，不是虚阳上越。此时需要等里热完全透出体表之后才可用白虎汤，即"自汗出"。

《伤寒论》第350条 伤寒，脉滑而厥者，里有热，白虎汤主之。

脉滑说明气血充盛，此时却出现了厥，说明里有热而闭阻气机，气血不能达四肢才出现手足厥冷，热深厥亦深，可用白虎汤清热。

黄芩汤

【方药】黄芩三两　芍药二两　炙甘草二两　大枣十二枚

【用法】以水一斗，煮取三升，去滓。温服一升，日再夜一服。

【病邪】里热（三焦胃肠）

【条文】

《伤寒论》第172条　太阳与少阳合病，自下利者，与黄芩汤；若呕者，黄芩加半夏生姜汤主之。

此条文是太阳少阳合病，与太阳少阳并病还是有区别的，前者是同时发病，后者有顺序性。外邪同时侵袭体表太阳和人身三焦通道，故可表现出发热恶寒、头项强痛和少火被郁的"口苦、咽干、目眩"症状，如果少火郁久，则会转为"壮火"化热，热不得出故四散作祟，侵犯中焦，根据患者体质表现出或呕或利的症状。黄芩汤证本身的主症是下利，有呕吐的症状才会加半夏生姜。

编者认为此条应该考虑为少阳阳明合病，仅是少阳病影响到了阳明，但病邪未到阳明，就像葛根加半夏汤证。因为本方无解太阳表邪之药，而且少阳病一般用和法，而非清下之法，太阳少阳合病用柴胡桂枝汤加减会更合适。有的学者认为此条是太阳少阳同时发病，既有发热恶寒，又有口苦、咽干、目眩等少火被郁症状，但少阳病邪发展得更快，少火快速化热侵袭脾胃而有呕利症状，然后少阳之邪与太阳表邪汇合，就只有发热，而没有恶寒、头项强痛症状，即此发热不是表证，而是少阳之热透体而出，与太阳少阳并病是有区别的，这种解释有些牵强，把"病邪"智能化了。

由于阳明是津液化生之地，部位较局限，所以此处的热邪极易与湿邪相结合，此方证尚未形成湿邪，条文中的"下利"亦不是湿热导致的下利，而只是阳明不能正常运化津液而导致的水液下行。下利伤津，故本方以具有流动性的黄芩清热，以芍药、甘草、大枣聚津，临床上可应用于发热伴腹泻或痢疾而腹痛者，不仅仅只用于治疗太阳少阳合病，若有里急后重，或便脓血，可稍加大黄、阿胶。

大黄黄连泻心汤

【方药】大黄二两　黄连一两

【用法】以麻沸汤二升渍之，须臾，绞去滓，分温再服。

【病邪】热气痞

【条文】

《伤寒论》第154条　心下痞，按之濡，其脉关上浮者，大黄黄连泻心汤主之。

本条文主要针对的是气痞偏热，临床上某些患者经常觉得腹部有一股气，纠结在那里不动，多数是因为气机升降失常导致的痞证，而本方针对的就是热气痞，位置在心下，按之柔软，不满也不痛，说明此时只可能是气痞，没有水结。机体整体气血还可向上向外，所以"其脉关上浮"，这是因为气血皆聚于此以攻邪。中满者，泻之于内，故需要用大黄、黄连的苦

图解《伤寒杂病论》

味破之，此时机体气血未虚还可攻邪，故无须生姜、大枣、甘草培补中焦，亦无须半夏、干姜的辛散，如果机体气血继续被痞证消耗，那么就有可能发展为半夏泻心汤证。此方的煎煮方法很特别，以麻沸汤渍之，取其气而不取其味，取大黄寒凉之气以清中焦无形之热；减少其苦泄之味，以防直下肠胃引起下利。

《伤寒论》第164条　伤寒大下后复发汗，心下痞，恶寒者，表未解也。不可攻痞，当先解表，表解乃可攻痞。解表宜桂枝汤，攻痞宜大黄黄连泻心汤。

伤寒病先用了大下法，再用发汗法治疗之后，根据患者机体正（阳）气的状态不同而出现不同的综合征。如果机体正气伤得太过就会出现第91条中的"下利清谷不止，身疼痛"，需要用四逆汤；如果伤得不是特别严重，就会成为桂枝人参汤证；如果只是轻微损伤，那机体还有抵抗之力。邪气入里成为"心下痞"，如果此时仍有"恶寒"，说明体表气血津液不足，这有可能是因为里证阻止了气血外达，也有可能是因为体表仍有邪气，此条文讲"先下后汗"，说明原来就有表证并且表现出了不大便的症状，所以先用下法后用汗法，伤了正气，出现心下痞，此时的恶寒就是体表仍有邪气的表现，故需要解表，此时仍属于三阳病。表里皆有邪时，如果里为有形实邪，则先攻里；如果里为无形之邪，则不能先攻里，而需要先解表，以防止引邪入里。由于此"痞"为气痞，属于无形之邪，故先解表。发汗之后再发汗要用桂枝汤，不能再用麻黄汤，攻痞则需要用大黄黄连泻心汤，因为此时机体正气虚损不重。

《金匮要略·妇人杂病脉证并治》　妇人吐涎沫，医反下之，心下即痞，当先治其吐涎沫，小青龙汤主之；涎沫止，乃治痞，泻心汤主之。

"妇人吐涎沫"，这一般是体内有水饮的表现，一般应用温药和之，而医家却用了下法，伤了中焦正气（损伤不严重），所以形成"心下痞"，中焦斡旋功能失常，此时应先治疗体内水饮，本条文中用了小青龙汤，说明"妇人"原来就有外寒内水饮证的症状，才用小青龙汤，如果是其他症状，则要综合考虑别的方药，如理中丸。用小青龙汤治疗后，体内水饮排出，则"涎沫止"，此时再用泻心汤治痞，此"泻心汤"多指大黄黄连泻心汤。

泻心汤

【方药】大黄二两　黄连一两　黄芩一两

【用法】以水三升，煮取一升，顿服之。

【病邪】热在血分

【条文】

《金匮要略·惊悸吐血下血胸满瘀血病脉证治》　心气不足，吐血，衄血，泻心汤主之。

本方中主要是一派苦寒之药，根据方药来分析，本条文中的"心气不足"不能理解为虚证，而应该理解为《千金方》中的"心气不定"。因为心气虚导致的吐血、衄血应该用补益药，上焦热邪偏于营血分时（温病学认为肺主气，心主营），可引起心气不定，如心悸、心烦，热迫血溢故"吐血，衄血"，所以用大黄、黄连、黄芩直泻其热势，大黄配伍除热解烦的黄芩、黄连以清热、泻心、除烦。中医理论认为心主火，所以称之为泻心汤。

临床上大黄根据不同的煎煮方法，具有不同的作用。如大黄黄连泻心汤中的大黄是煎取一两分钟，取其味薄气轻，以清泄上部之邪热。短煎（后下）取其苦味（偏于向下走）。先煎可使泻下之力减弱，不至于攻下太过。但无论哪一种煎煮方法，剂量最好都不要超过10克。

临床上本方多用于治疗头面轰热感，心烦吐衄、便秘等症状，并对内有热邪引起的失眠、惊狂、癫痫以及神经官能症有治疗作用。张仲景治疗热在血分很少用牡丹皮、赤芍、生地黄等后世喜欢用的药物，而是喜欢用一派苦寒质重之药，如栀子、大黄、黄芩、黄连等。实际临证可根据患者体质强弱进行辨证用药，这里不作过多探讨。

栀子豉汤

【方药】栀子十四个（擘）　香豉四合（绵裹）　炙甘草二两　生姜五两

【用法】以水四升，先煮栀子、炙甘草、生姜，得二升半，内豉，煮取一升半，去滓。分为二服，温进一服，得吐者，止后服。

【病邪】热在上焦（偏阴分）

【条文】

《伤寒论》第76条 发汗后，水药不得入口，为逆，若更发汗，必吐下不止。发汗吐下后，虚烦不得眠，若剧者，必反复颠倒，心中懊憹，栀子豉汤主之；若少气者，栀子甘草豉汤主之；若呕者，栀子生姜豉汤主之。

《伤寒论》第77条 发汗，若下之，而烦热，胸中窒者，栀子豉汤主之。

《伤寒论》第78条 伤寒五六日，大下之后，身热不去，心中结痛者，未欲解也，栀子豉汤主之。

汗法，一般是伤中焦脾胃的，因为脾胃为气血生化之源，中焦虚则不能运化水谷，故"水药不得入口"，为逆，如果再发汗，更容易伤中焦之气，就会导致又吐又下，吐下虚其里气，经过汗、吐、下后，津血大损，就会有烦躁症状，这是一种保护性反应，表明机体亢奋以产生更多的津血。之所以称"虚烦"，是因为这里的虚烦不是指阴虚导致的烦热，而是属于无形之热，与承气汤证类的热结不同，治疗真正的阴虚烦热要加生地黄、牡丹皮等。临床上许多女性来月经前烦躁，应该就是这个原因，其本身津血较虚，经期又要动用津血，故烦躁。血虚的患者容易失眠、多梦，白天则疲倦，但又睡不着，这是因为人在熟睡之后，血液循环更慢，脑部很容易缺血损伤，所以机体启动自动保护反应而不易入睡。中医理论认为这就是阴虚不能纳阳。本条文中以热为主，以津液虚为辅，与麻黄杏仁甘草石膏汤证的热邪不同，这个热是局部凝滞的（懊憹/窒/结痛），而且偏于血分，症状根据病情可分为"反复颠倒，心中懊恼"，表现为纠结、碎嘴；还有"胸中窒""心中结痛"等更深层次的症状，"胸中窒"代表此时的热邪已经开始凝聚，"身热不去，心中结痛"比"胸中窒"更进一步，但还未到结胸的程度，因为结胸证是无身热的，而第78条中大下之后仍有"身热不去"，而且新出现了"心中结痛"症状，所以不能再继续用下法治疗，可用栀子豉汤。本方中栀子苦泄，以清在内郁热，解除胸中烦闷；热邪在上焦，"其高者，因而越之"，故佐以香豉，后下祛其气，可以发散开郁，两药合用以清热除烦。少气者以炙甘草补津液，呕者多因胃不健运，故用生姜健胃化饮而止呕。

此处要对比一下白虎汤证、麻黄杏仁甘草石膏汤证、栀子豉汤证、苓桂术甘汤证、泻心汤证、陷胸汤证，前三个是无形之邪聚，后三个为有形之邪结。白虎汤证热气较散，面积广，所以不用下法，只用清下之法，而麻黄杏仁甘草石膏汤证热气稍聚，偏于肺且在体表凝滞，故既破又清，热气面积较白虎汤证稍小。栀子豉汤证热气面积更小，聚集部位偏于血和上焦，热在气则窒，"大下之后"，热在血则结痛，但未完全入里，有结的迹象，如心中结痛，影响到心。所以借用泻心汤"辛开苦降"，但不同于泻心汤中的黄连、干姜，而是选用药气较柔和的栀子、豆豉，作用部位更偏于上焦，更易入血分，因为黄连、干姜药气较硬。苓桂术甘汤证、泻心汤证和陷胸汤证都属于有形之邪，都有水饮，苓桂术甘汤证是水饮初结，未成痞塞，没有形成"独立王国"，就像叛贼没有独立根据地，水饮还可用苓桂剂来治疗，以茯苓分理阴阳，桂枝通阳将水饮化气排出体外。泻心汤证为有形之邪，已然初结，正邪混杂在一起，与外界已断绝交通，形成了"独立王国"，出现了硬满，但还没有达到疼痛的程度，故可用辛开苦降。陷胸汤证之邪结得最厉害，既硬又痛，所以要祛痰（小陷胸）或攻下（大陷胸）。

《伤寒论》第221条 阳明病，脉浮而紧，咽燥，口苦，腹满而喘，发热汗出，不恶寒，反恶热，身重。若发汗则躁，心愦愦，反谵语。若加温针，必怵惕，烦躁不得眠。若下之，则胃中空虚，客气动膈，心中懊侬，舌上苔者，栀子豉汤主之。

此条大多被解释为三阳合病，与第219条类似，其实也是里热未结实，亦未透表而出的一种状态，但比第219条稍微严重一些。发热汗出，不恶寒反恶热，有可能是表热，也有可能是里热，但结合脉浮紧说明是内热外浮，但表邪仍被束缚，未能完全透体而出。"咽燥，口苦""汗出"代表既有里热，也有热郁，因为如果热未被郁，应该表现为口干。"腹满""身重"是因为里热壅滞气机，"喘"是因为热邪迫肺。一般认为身重是在表的症状，所以被认为是太阳病，其实是内热外透引起气血相争导致身重，此时可用白虎汤，不可用汗法，因为汗法易伤津液而导致胃中干、大便硬、心烦而谵语症状的发生。如果再用温针更属于逆治，火助热势，患者必定惊恐、烦躁不得眠。如果用下法，则会虚其中焦，"胃中空虚"的意思是用了下法之后，中焦的热邪有所减轻，但仍遗留少量邪气，因为此条热邪病情比第219条的热势要严重，下法只是将胃中热邪稍微祛除，故不会表现出机体正气损伤后常见的手足逆冷症状。用下法之后遗留的热邪"动膈"，故"心中懊侬"，这也从另一方面支持了

第219条中的额上生汗不是由于阳虚的观点。此时舌上有苔，是因为热聚而有湿，白虎汤证因为邪热散漫，故舌上多无苔。

《伤寒论》第228条　阳明病下之，其外有热，手足温，不结胸，心中懊侬，饥不能食，但头汗出者，栀子豉汤主之。

阳明病用下法后，病情一般会好转，但此条文讲的是阳明病用了下法之后出现了变证，说明虽然已经有了阳明里热，但未结实，不应用下法，如果用下法则会遗留"外有热，手足温"的变证。也就是说，虽然下法泻去了部分热邪，但仍有一部分热邪留在体内，而且这些热邪仍可透于体表，但由于热邪的力量比用下法之前弱了一些，所以只是手足温，而不是阳明病的手足热，即用下法之后由结胸证引起的身热、手足温。热郁于胸则"心中懊侬"，因为用了下法虚其中焦，故胃虚不能消食而出现"饥不能食"。"但头汗出"说明此时的热凝聚于胸中，阻滞了气机，只有头部得诸阳而汗出。"但头汗出"的症状可见于大陷胸汤证、茵陈蒿汤证、栀子豉汤证。但结胸是热结于里，而外无大热。茵陈蒿汤证是内有湿热，栀子豉汤证则是热郁于胸。一般来说，太阳病用下法才会形成结胸，而阳明病由于病邪已经入里，所以即使用了下法也不会形成结胸。

《伤寒论》第375条/《金匮要略·呕吐哕下利病脉证治》　下利后，更烦，按之心下濡者，为虚烦也，宜栀子豉汤。

此条是"下利后，更烦"，说明原来就有"烦"的症状，只不过下利加剧津液损伤后，烦的症状更加明显，烦有实有虚，实者多为实热证，心下按之多硬满，而此条文是心下按之软，表示无有形之邪，只有虚热，并非虚弱之意，而是指未与有形之邪相结。如果从心肾来考虑的话，下利后，肾水不足，不能上制心火，而上焦有热生成，故虚烦，或者原来有阳明胃家实，用了下法之后，有下利的症状，但余热未清，上扰心神。

第三章 热邪兼气机失调

黄芩加半夏生姜汤

【方药】黄芩三两　芍药二两　炙甘草二两　大枣十二枚
半夏半升（洗）　生姜一两半（一方三两）

【用法】以水一斗，煮取三升，去滓。温服一升，日再夜一服。

【病邪】热在胃肠+/-水饮+气逆

【条文】

《伤寒论》第172条　太阳与少阳合病，自下利者，与黄芩汤；若呕者，黄芩加半夏生姜汤主之。

《金匮要略·呕吐哕下利病脉证治》　干呕而下利者，黄芩加半夏生姜汤主之。

热邪入阳明，由于胃肠以降为顺，热邪干扰了阳明的正常功能和秩序，气机上逆则呕，气机下降则利。黄芩汤是解热剂，针对的主症是热迫肠胃引起的下利或呕吐，以黄芩清游热，芍药大枣甘草聚津液，此时可能已经有水饮生成，导致呕利，故用黄芩加半夏生姜汤以止呕化饮。

枳实栀子豉汤

【方药】炙枳实三枚　栀子十四个（擘）　豆豉一升（绵裹）

【用法】以清浆水七升，空煮取四升，内枳实、栀子，煮取二升，下豉，更煮五六沸，去滓。分温再服，覆令微似汗。

【病邪】热邪+气机失调

【条文】

《伤寒论》第393条　大病差后，劳复者，枳实栀子豉汤主之。

重病初愈，由于机体内部气机尚未疏理好，如果此时再出现"劳复"，即因房劳、食劳、体劳而感受外邪，则会导致体表秩序更加混乱。"大病差后"，机体正气多"阳浮阴弱"，如果再给机体增加压力，那么正气就很容易被激惹而发热，由于"阳浮"，故外邪极易入血分并引起气血壅滞。所以用枳实栀子豉汤治疗，增加豆豉的量以宣散外邪，并用枳实以理气血，此时应该有心烦、腹满、发热症状。以清浆水煎，亦是增加了酸敛的效用以收敛浮阳，"覆令微似汗"与桂枝汤方证中的"营卫不调"所致发热是一个道理，可重新恢复体表秩序。如果既往就有大便不畅的情况，如腹满，可以考虑加入少量大黄。

栀子厚朴汤

【方药】栀子十四个（擘）　厚朴四两（炙，去皮）　枳实

四枚（水浸，炙令黄）

【用法】以水三升半，煮取一升半，去滓。分二服，温进一服，得吐者，止后服。

【病邪】热在上、中二焦+气滞

【条文】

《伤寒论》第79条　伤寒下后，心烦腹满，卧起不安者，栀子厚朴汤主之。

本方证用了下法之后，邪气影响到了中焦，病机比栀子豉汤证和枳实栀子豉汤证更进一步。三者按病机递进由弱到强的顺序是栀子豉汤证、枳实栀子豉汤证、栀子厚朴汤证。"心烦"代表上焦有热，"腹满"根据方药来分析，应该是热邪暂时未与实相结，只是热邪初入阳明，热壅气机故腹满，胃不和则卧不安，故"卧起不安"。此时可能会有大便不畅的症状，因为本条文开头即用了下法。此时邪气已经进入中焦，故无须再宣散而去豆豉，应以厚朴枳实调理气机。如果有因宿食引起的积滞，可加大黄以通下。

厚朴三物汤

【方药】厚朴八两　大黄四两　枳实五枚

【用法】以水一斗二升，先煮二味，取五升，内大黄，煮取三升，温服一升，以利为度。

【病邪】热+气滞+实结

【条文】

《金匮要略·腹满寒疝宿食病脉证治》 痛而闭者，厚朴三物汤主之。

本条文虽然是以"痛而闭"来讲，但胀满应该是主要症状，因为用了大量厚朴，至八两，换算成现代剂量，一服药就要用至少125克，所以不说腹满而说"痛而闭"只是突出辨证的重点，因此本方证的症状主要是腹满、腹部疼痛、大便秘结，热结阻滞气机。此处的热结不单单指食物残渣（尚未形成燥屎），还有可能是水饮，像厚朴大黄汤可去水饮，可见厚朴、枳实有祛除食毒和水毒的作用。本方证尚未发展成大承气汤证，而方药与小承气汤组成相同，但侧重点不同。

竹叶石膏汤

【方药】 竹叶两把　石膏一斤　半夏半升（洗）　麦冬一升（去心）　人参二两　炙甘草二两　粳米半升

【用法】 以水一斗，煮取六升，去滓，内粳米，煮米熟汤成，去米。温服一升，日三服。

【病邪】 余热未尽，形气两伤

【条文】

《伤寒论》第397条　伤寒解后，虚羸少气，气逆欲吐，竹叶石膏汤主之。

与白虎加人参汤证相比，此方证是虚热、气阴两虚。此条讲的是大病之后阴虚有热，和第396条的大病后阳虚正好相对应，热邪伤气、伤阴故"虚羸少气"，而机体内部余热未消，滞留在胃，胃气失和上逆故"气逆欲吐"，可用竹叶石膏汤治疗。方药中既有麦门冬汤又有白虎汤加减，增添竹叶以清热降逆。竹叶石膏汤在温病学中是用"益胃养阴法"以清在气之热，所以现代多用竹茹代替竹叶，效果更好，因为竹叶多用于治疗风热。而寒呕一般用半夏、生姜、柿蒂来治疗。方中石膏用量一斤，说明此时的余热热势还较盛，并不是单纯的阴虚有热，而是原有的热邪未能全部祛除，久则伤津耗气。此时中焦胃阴虚，不宜再用生姜、大枣耗散胃气，而直接以粳米配伍人参、甘草等柔和之品来益气养阴。半夏横散以治呕逆，既可用于治疗水饮上逆，又可用于治疗一般的气逆。麦冬甘寒以健胃生津，和生姜算是阴阳药对，麦冬针对胃有虚热，而生姜针对胃虚有寒。

竹皮大丸

【方药】生竹茹二分　石膏二分　桂枝一分　甘草七分白薇一分

【用法】上五味，末之，枣肉和丸弹子大，以饮服一丸，日三夜二服。

【加减】有热者，倍白薇；烦喘者，加柏实一分。

【病邪】虚热上冲（气逆）+阴津虚

【条文】

《金匮要略·妇人产后病脉证治》　妇人乳中虚，烦乱呕逆，安中益气，竹皮大丸主之。

本条主要针对妇人产后气血津液亏虚所导致的虚热呕吐。妇人产后本就有气血损伤，再加上哺乳，如果气血不足，就会有阴亏的证候，因为乳汁亦是由阴血、阴津而化，故会有阴虚内热，中焦是产生津液的主要来源，津液虚则热扰，故多有"呕逆"，阴虚则机体代偿亢奋促进津液化生，故"烦乱"，需要竹皮大丸来安中益气。本方中甘草量最大，配以枣肉和米饮，能够起到安中益气的作用，再配以竹茹，起到降逆的作用。本方中石膏不是为热而设，而是起到凉降的功效，因为有上冲呕逆，所以用桂枝、石膏来调整上下循环，这在大青龙汤、木防己汤中均有体现，针对的是内烦。白薇以养阴退虚热，对产后虚热的治疗效果较好，故发热明显者可倍白薇；柏实即柏子仁，有收敛肺金之效，故烦喘者可加柏子仁。本方主要是为中焦津液虚导致的烦乱和恶心而设，和竹叶石膏汤类似，但竹叶石膏汤证的热邪较重，属于实热证后期，而竹皮大丸证的热邪较轻，属于中焦津液虚热。

第四章　热邪兼实结

栀子大黄汤

【方药】栀子十四枚　豆豉一升　大黄一两　枳实五枚
【用法】以水六升，煮取二升，分温三服。

【病邪】热邪（上、中二焦）+实结+有或无里湿

【条文】

《伤寒论》第393条　大病差后，劳复者，枳实栀子豉汤主之。若有宿食者，内大黄如博棋子五六枚，服之愈。

见枳实栀子豉汤条文。

《金匮要略·黄疸病脉证并治》　酒黄疸，心中懊忱，或热痛，栀子大黄汤主之。

酒黄疸是因饮酒造成的黄疸病，多为湿热所致。饮酒后脾胃湿热，上熏心肺而"心中懊忱"，如果结滞严重则有"热痛"，故本方含有栀子豉汤的方药组成，但由于根本病因在中焦，且胃肠湿热易阻滞气机形成实结，所以加用大黄、枳实以通胃肠。本方中的大黄只有一两，说明实结不严重，大黄主要用来清湿热。

大黄甘草汤

【方药】大黄四两　甘草一两

【用法】以水三升，煮取一升，分温再服。

【病邪】实结胃肠

【条文】

《金匮要略·呕吐哕下利病脉证治》　食已即吐者，大黄甘草汤主之。（《外台》方，又治吐水）

本方证主要针对胃家实结所致的呕吐，"食已即吐"即吃完就呕吐，表明胃肠中有东西阻滞，阻隔胃气通降，所以进

食后，由于新食下咽，压迫结滞，胃气不能下降，故上冲为吐。这种实结可以是食结，可以是热结，也可以是水结（治吐水），总之是实证，故用大黄以推陈出新，清泻胃肠中实结，以清热生津的生甘草辅助，防止大黄作用过于下迫，从而达到止呕的功效。

调胃承气汤

【方药】大黄四两（去皮，清酒洗）　炙甘草二两　芒硝半升

【用法】以水三升，煮取一升，去滓，内芒硝，更上火微煮令沸。少少温服之。

【病邪】热结初起（热结轻剂）

【条文】

《伤寒论》第29条　伤寒，脉浮，自汗出，小便数，心烦，微恶寒，脚挛急。反与桂枝欲攻其表，此误也。得之便厥，咽中干，烦躁吐逆者，作甘草干姜汤与之，以复其阳。若厥愈足温者，更作芍药甘草汤与之，其脚即伸；若胃气不和，谵语者，少与调胃承气汤；若重发汗，复加烧针者，四逆汤主之。

见甘草干姜汤条文。本方证虽然归属于热邪兼实结章节，但实际上热邪并没有与有形之邪相结，重点是强调阳明热邪即将与有形之邪实结。

《伤寒论》第70条　发汗后，恶寒者，虚故也；不恶寒，但热者，实也，当和胃气，与调胃承气汤。

用汗法之后的变证要根据人的体质而来，如有的患者是阳虚体质，则易转为阴证，就如本条前面所讲，"恶寒者"是因为伤了体内阳气，不能供养体表。如果不恶寒反而恶热，那就是转为阳证了。临床上如果一个患者怕热，而又没有一些阴性反应，基本上就属于热证。此条文中的"热"是热在阳明，与白虎汤证无形之热的区别主要在于病位不同，此方证中的热局限于胃中，属于实证，故称之为"实也"，但还没有完全变成大、小承气汤证，热邪尚未与有形之邪结滞，所以可"和胃气"。根据此条文，我们可以在阳虚患者发汗前在方药中加附子，这样患者发汗后就不会"恶寒"，而在阴虚患者发汗前在方药中加一些养阴药，这样其发汗后也就不会转为阳热证。

大黄攻下实结（水瘀食）效果较好，芒硝以泻热软坚为主，《伤寒论》中大黄用量一般偏大，但多数为酒洗过，不但有可能不是生品，而且不是后下。一般来讲，大黄后下是取其泻下的功能，如果用酒洗大黄并增加煎煮时间，就能减轻大黄的泻下作用。另外承气汤类大都是中病即止，并不是全部服用。所以不能看到方中大黄用四两就判定方药不合理。本方较大黄甘草汤增加了泻热软坚的芒硝，较大承气汤减去了消气行胀的枳实、厚朴，说明只是实结初起蕴热，还没有达到硬满胀痛的程度，故无须用枳实厚朴来增加下法的力量，并且加了缓急的甘草，以减小大黄芒硝的力度，故本方只是减小胃家热邪的力量，防止热邪进一步实结，从而调和胃气，而不是不分敌我的大下。

《伤寒论》第94条　太阳病未解，脉阴阳俱停，必先振栗汗出而解。但阳脉微（停）者，先汗出而解；但阴脉微（实）者，下之而解。若欲下之，宜调胃承气汤。

太阳病未解，一般是指经过汗、吐、下等治疗后仍未痊愈。《伤寒论》记载："凡病若发汗、若吐、若下、若亡血、亡津液、阴阳和者必自愈。"此处"阴阳和"与"脉阴阳俱停"是一个道理，"停"不是停止的意思，而是不再像原来的脉那样活跃，如浮紧、浮缓脉。脉是分阴阳的，既可指寸关尺的阴阳，也可指举按寻的阴阳，还可指左右脉的阴阳。此处的阴阳应该是举按寻，体表有邪时，一般都是浮紧或浮数脉，此时"脉阴阳俱停"，表明脉变得和缓，说明机体气血调和，可以"振栗汗出"而解，即自愈前的战汗。此时如果浮取脉比以前微微减弱，表明气血调和，除了战汗而解，也可以用发汗法，继续用桂枝汤；如果沉取脉微微增强，变得实而有力，说明病邪入阳明，可以先治里证，用下法。一般体表有邪气，机体战汗就可以解决，那为什么体内有阳明初结，大便不能自动排出以解里邪呢？这是因为此条文中的"太阳病未解"，即此时体表仍有邪气，所以需要用调胃承气汤助机体解除里热初凝结，以减轻机体正气的负担，解决里证后还需要继续用桂枝汤来解外。该条文比麻黄汤证的"不大便"（第36条）病位更靠里，病情更重一些。

《伤寒论》第105条　伤寒十三日不解，过经谵语者，以有热也，当以汤下之。若小便利者，大便当硬，而反下利，脉调和者，知医以丸药下之，非其治也。若自下利者，脉当微厥，今反和者，此为内实也，调胃承气汤主之。

伤寒久病，已过"十三日"，发生了过经（可能是太阳入阳明，因为后面有"谵语"），如果阳明有热，一般是小便多，大便偏干，因为热蒸肠中津液，现在反而是大便稀溏和谵语并存，如果大便稀溏，脉应该是微弱的，而现在脉比较"调和"，考虑可能是医者没有选择正常的治疗方法"当以汤下之"，而是选择了丸药，丸药力缓持久，所以用泻下法解除实结之后，丸药仍可发挥作用而有便溏的症状，但因为丸药擅长通泄实结，祛热能力不强，所以此时热邪未完全祛除，故大便稀溏和谵语并存，此为"内实"，不是内有实结的大、小承气汤证，而是内有实热，尚未与有形之邪完全结合。

《伤寒论》第123条　太阳病，过经十余日，心下温温欲吐而胸中痛，大便反溏，腹微满，郁郁微烦，先此时自极吐下者，与调胃承气汤；若不尔者，不可与；但欲呕、胸中痛、微溏者，此非柴胡证，以呕故知极吐下也。

太阳病，过经十余日，病邪有可能入里，此时出现了"微烦""欲呕""胸中痛""便溏腹满"的症状，与柴胡汤证的"心烦喜呕、胸胁苦满"有些类似，但柴胡汤证无便溏、胸中痛的症状，所以根据"呕"的症状推测可能是用了极量的"吐下"治疗方法。吐法是逆胃肠气机的，故一般用吐法之后都会遗留上逆之气机而成"温温欲吐"的症状，此时的胸中痛，也是因为胸中气机阻滞所致。下法是要顺着阳明之趋势而推动燥实的，所以命名为"承气"，但大下（极吐下）就是一股脑儿地顺推而下，只能去实，不能祛热，所以遗留胃肠之热，故有"大便反溏，腹微满，郁郁微烦"的症状。用下法后一般有大便硬的症状，但此时大便微溏是怎么回事呢？例如做肠镜前，喝了清肠药，一般会腹泻不止，直至药力发挥完毕，所以此处的大便微溏也是药力继续发挥的结果，和"温温欲吐"是一个道理，此时可用调胃承气汤和其胃中余热。如果是没有经历过"极吐下"而出现这些症状的患者，那么欲吐就是机体排邪所致，大便溏则有可能是虚寒所致，则不能用调胃承气汤。此处的极吐下药，在那个时代有可能是剧烈吐下的巴豆剂。

《伤寒论》第207条　阳明病，不吐，不下，心烦者，可与调胃承气汤。

出现心烦症状，多由于内热，或为实热或为虚热，如栀子豉汤证就是用吐下法后的心烦懊侬。此阳明病未经吐下出现心烦症状，也是由于胃热，胃上通于心，故心烦，可用调胃承气汤以清其热。

《伤寒论》第248条　太阳病三日，发汗不解，蒸蒸发热者，属胃也。调胃承气汤主之。

治疗外邪用汗法之后，仍然有发热症状，而且呈蒸蒸之势，这代表外邪进入了阳明，胃中有热，但应该不是白虎汤证，此条文没有实结的症状，但应该有大便不畅的症状，故用调胃承气汤，以祛热为主，泻下为辅。此条和《伤寒论》第70条有类似之处。

《伤寒论》第249条　伤寒吐后，腹胀满者，与调胃承气汤。

治疗伤寒病用了吐法，伤了津液，胃气功能则受损，如果患者为阳盛体质，伤了胃气，则有化热成结的趋势，热壅气滞，大便不畅，所以出现了腹胀满的症状，这是实证，与第66条的脾阳受损出现的腹胀满（虚实夹杂）不同。

小承气汤

【方药】大黄四两　厚朴二两（炙，去皮）　枳实三枚（大者，炙）

【用法】以水四升，煮取一升二合，去滓。分温二服，初服汤当更衣，不尔者，尽饮之；若更衣者，勿服之。

【病邪】热结轻证（热结平剂）

【条文】

《伤寒论》第208条　阳明病，脉迟，虽汗出而不恶寒者，其身必重，短气，腹满而喘，有潮热者，此外欲解，可攻里也。手足濈然汗出者也，此大便已硬也，大承气汤主之。若汗多，微发热恶寒者，外未解也，其热不潮，未可与承气汤。若腹大满而不通者，可与小承气汤，微和胃气，勿令至大泄下。

见大承气汤条文。小承气汤方中用大黄荡涤热邪，枳实开气结，厚朴降逆气，共佐大黄迅速下行，以扫除胃肠积滞，因为胃家无坚实，故无须软坚，去芒硝，又因邪气未结满，故减枳实厚朴量。大承气汤是先煎枳朴，后加大黄，因大黄微煮，则攻下之力强，而小承气汤是三药同煮，则攻下之力不及大承气汤，而在于轻下实（热与食、燥屎）结。

《伤寒论》第209条　阳明病，潮热，大便微硬者，可与大承气汤，不硬者，不可与之。若不大便六七日，恐有燥屎，

欲知之法，少与小承气汤，汤入腹中，转矢气者，此有燥屎
也，乃可攻之。若不转矢气者，此但初头硬，后必溏，不可攻
之。攻之必胀满不能食也。欲饮水者，与水则哕。其后发热
者，必大便复硬而少也，以小承气汤和之。不转矢气者，慎不
可攻也。

　　阳明病出现了潮热，而且手足濈然汗出，大便微硬，可用
大承气汤以攻下，如果大便不硬则不能用大承气汤。临证如果
遇到大便不通畅的患者，该如何确定是不是"燥屎"（比大便
硬病情更进一步）呢？可先用小承气汤，如果矢气增多，就代
表有燥屎，可用攻下法，因小承气汤力量较小，推不动燥屎故
只能矢气；如果没有矢气，说明大便可能开头硬，但后面必定
稀软，代表阳明燥化能力不足，就不能用大承气汤攻下法，否
则会伤正气，导致腹部胀满、虚实夹杂而"不能食"，如果此
时中焦虚不能化水饮，胃（阳）虚不能受纳则会饮水呃逆。如
果用攻下法之后出现发热，代表热邪进一步加重，大便又开始
硬结，可用小承气汤，因为已经用过攻下法，就像发汗后不能
再用麻黄汤一样，此时只能用小承气汤。

　　《伤寒论》第213条　阳明病，其人多汗，以津液外出，
胃中燥，大便必硬，硬则谵语，小承气汤主之。若一服谵语止
者，更莫复服。

　　阳明胃喜润而恶燥，患者多汗，伤津液，故胃中燥，易形
成燥实，大便必硬，津液正常代谢后是以汗或小便的形式排出
体外，此条是"多汗"，而麻子仁丸方证是"小便数"，都极
易形成热与实结。本条是讲胃中津液干而有燥实，因阴虚不能

养神故烦而谵语，可用小承气汤，主要针对胃中燥、大便硬而有谵语的患者，因为没有潮热，所以无须用大承气汤。若患者服用小承气汤后谵语症状消失，中病即止，不宜再继续服用，防止泻下伤津液。

《伤寒论》第250条　太阳病，若吐，若下，若发汗后，微烦，小便数，大便因硬者，与小承气汤，和之愈。

汗、吐、下可使津液大伤，如果有微烦，说明里热不甚，还没有达到大承气汤证的谵语的程度，但已经可以迫津液外出而有"小便数"的症状。大便干结，此时因为里热不甚，实结初起，可用小承气汤和之。调胃承气汤是和胃之方药，其方证可有发热、腹满、心烦、谵语的症状，但小承气汤证的主要症状是"大便硬"，而且根据前面的条文，调胃承气汤证可以有便溏或者大便不畅的症状，但没有达到"大便硬"的程度。

《伤寒论》第374条　下利，谵语者，有燥屎也，宜小承气汤。

《金匮要略·呕吐哕下利病脉证治》　下利谵语者，有燥屎也，小承气汤主之。

如果是虚证的下利，不应当有谵语的症状，谵语大部分情况下是有里热的表现，热邪上乘于心则谵语，此条有谵语且下利，代表里有热结，迫津液从旁而下行，故有下利。根据条文和方药来推断，此时的下利应该是稀烂便，不同于大承气汤证的下利清水，且燥屎已经开始部分形成，可用小承气汤。

《金匮要略·呕吐哕下利病脉证治》附方（一）：《千金翼》小承气汤　治大便不通，哕数谵语。

本条文的症状是大便不通，胃气不得下行，逆于上故哕，里有热结故谵语。前面也讲了"视其前后，知何部不利，利之即愈"。本条文中讲到大便不通，这就有了用小承气汤的首要条件，但并不是所有的大便不通都可用小承气汤，需要有谵语的症状，且一般不会有潮热的症状。

大承气汤

【**方药**】大黄四两（酒洗）　厚朴半斤（炙，去皮）　枳实五枚（炙）　芒硝三合

【**用法**】以水一斗，先煮二物，取五升，去滓，内大黄，更煮取二升，去滓，内芒硝，更上微火一两沸。分温再服，得下，余勿服。

【**病邪**】热结（热/食/燥屎）重证（热结重剂）

【**条文**】

《伤寒论》第208条　阳明病，脉迟，虽汗出而不恶寒者，其身必重，短气，腹满而喘，有潮热者，此外欲解，可攻里也。手足濈然汗出者也，此大便已硬也，大承气汤主之。若汗多，微发热恶寒者，外未解也，其热不潮，未可与承气汤。若腹大满而不通者，可与小承气汤，微和胃气，勿令至大泄下。

大承气汤之所以被称为"承气"，是因为其可促进机体的气的流动，气机通畅则瘀血、水饮皆去。厚朴下逆气，有疏泄肠胃间宿食之功，枳实疏通决泄而破结实。古代的芒硝可能是硫酸镁，具有利尿和泻下的功效，可降泄宿食、烦热。以上方药

再配合大黄的攻下、芒硝的软坚作用，均可用于实、热、满、闭而痛的证型。

本条文主要是讲大承气汤的适应证：潮热与大便硬。开头点明是阳明病出现脉迟，脉迟或因邪热聚集，或因寒邪凝滞，根据开头及后面语义，此脉迟是因为实热壅滞，实热壅滞则脉必定迟而有力，汗出是因为阳明之热迫津外出，无恶寒说明外邪已全部入里，热壅于肌肉故身重，热壅气机故短气，腹满而喘，潮热代表热已聚于胃肠，可考虑用攻下法。热聚于胃肠可用调胃承气汤、小承气汤，不一定非得用大承气汤。因为周身汗出的时候代表着全身津液充足，不会形成大便硬。热邪逐渐耗伤津液，当脾胃所主的最远端四肢的津液汗出都很明显时，出现"手足濈然汗出"，说明津液不足而大便必定变硬，则可以用大承气汤。如果汗多，但仍有发热恶寒而没有潮热，说明表未解，代表里热不实，不能用承气汤。如果有里实热证，出现腹胀满、大便不畅，但大便不硬，可先用小承气汤调和胃气，不能用大泄法。此条说明身重除了代表有湿，还可代表热壅于肌肉；短气除了代表里有水饮，还可代表实热壅于胃肠，腑气不降。《伤寒论》第219、第221条均有身重症状，也是热邪所致。

各承气汤的适应证：大承气汤的适应证是潮热（手足濈然汗出）、大便硬或微硬或自利清水并谵语，脉沉实或滑疾；小承气汤的适应证是大便（微）硬或下利谵语，但无潮热；调胃承气汤的适应证是胃中有热。

《伤寒论》第212条 伤寒，若吐、若下后，不解，不大便五六日，上至十余日，日晡所发潮热，不恶寒，独语如见鬼状。若剧者，发则不识人，循衣摸床，惕而不安，微喘直视，脉弦者生，涩者死。微者，但发热谵语者，大承气汤主之。若一服利，则止后服。

治疗伤寒用吐下法伤津液，出现"不大便五六日，上至十余日""日晡潮热""谵语"的症状，这时候已经可以用大承气汤了。如果病情进一步发展，出现"不识人，循衣摸床，惕而不安，微喘直视"的症状，说明此时已经热极阴虚阳亢，热盛扰神故"不识人"，阴虚风动则"循衣摸床，惕而不安"，"微喘"并不是喘的症状轻微，而是呼吸气机不能自续，"直视"是肝肾之阴被耗竭，不能上注于目。总体是阴虚阳亢，即将阴阳离决，如果此时脉弦，代表津血尚可，脉涩则代表津血皆微故死。如果病情没有这么严重，只有"发热""谵语"症状，可用大承气汤急下存阴，中病即止，不可再伤津液。

《伤寒论》第214条　阳明病，谵语，发潮热，脉滑而疾者，小承气汤主之。因与承气汤一升，腹中转气者，更服一升。若不转气者，勿更与之。明日又不大便，脉反微涩者，里虚也，为难治，不可更与承气汤也。

本条文结合大承气汤适应证和《金匮要略》中关于大承气汤的条文来讲，是有错简的，其中小承气汤实为大承气汤之误，而且第209条中也讲"阳明病，潮热，大便微硬者，可与大承气汤……"，这已经表明了潮热、大便硬是大承气汤的适应证，《金匮要略》中也表明了"宿食"引起的滑/滑数/迟滑脉象亦是大承气汤的适应证。胡希恕教授亦认为此条文有错误。

用大承气汤后如果矢气，说明用大承气汤的力量都不能泻下，表明实结很严重，第二天又出现了没有大便、脉微涩的症状，说明此时津液已经大虚，代表危候死证，更不可能用承气汤。

《伤寒论》第215条 阳明病，谵语，有潮热，反不能食者，胃中必有燥屎五六枚也。若能食者，但硬耳，宜大承气汤下之。

出现不能食（或厌恶五谷的味道）的症状，或因胃寒，或因胃热，此条根据"谵语""潮热"的症状，应该是因为热而不能食。实热与有形之邪结滞，腑气不通故不能食，那么肠中必定有燥屎，可用大承气汤治疗。如果不是那么厌恶进食，说明只是大便硬，气机还可流转。

《伤寒论》第217条 汗出谵语者，以有燥屎在胃中，此为风也，须下者，过经乃可下之。下之若早，语言必乱，以表虚里实故也。下之愈，宜大承气汤。

燥屎与大便硬不是一个概念，燥屎在变硬的过程中是逐渐消耗津液的，等到最后全身汗出症状消失，仅剩下手足汗出的时候，才代表大便已硬，所以大便硬是不可能与全身汗出同时存在的。此条讲的是"汗出谵语"，说明原来肠道中就有燥屎，燥屎导致腑气不通，上扰心神故有谵语。全身汗出的表症说明外感"风"邪，此时有燥屎，需要用下法，但需要"过了太阳经"之后才能下，即表邪消失后才可下，"汗不厌早，下不厌迟"，如果下得早了，体表虚而邪气入里，与里实汇合（表虚里实），从而使谵语症状加重，此时可继续用下法，急则治其标。治疗阳明病最不怕出现实结，但津液虚是其禁忌证。

《伤寒论》第220条　二阳并病，太阳证罢，但发潮热，手足漐漐汗出，大便难而谵语者，下之则愈，宜大承气汤。

二阳并病，太阳证消失后，出现了潮热，并有"手足漐漐汗出"，代表大便硬，再加上谵语，已经是大承气汤的适应证了。

《伤寒论》第238条　阳明病，下之，心中懊侬而烦，胃中有燥屎者，可攻。腹微满，初头硬，后必溏，不可攻之。若有燥屎者，宜大承气汤。

治疗阳明病用了下法，一般会有所好转，但此时出现了变证，说明药力不够或治疗方法不对，若药力不够则没有足够的力量全部攻下，遗留部分热邪，故心烦，此时如果肠中仍有燥屎，则腹满硬痛，可继续用大承气汤攻下。如果"腹微满"，初硬后溏，这说明用了下法之后，祛除了部分实结，但阳化燥化不实，则不能用攻下法，可用栀子厚朴汤。

《伤寒论》第240条　病人烦热，汗出则解，又如疟状，日晡所发热者，属阳明也。脉实者，宜下之；脉浮虚者，宜发汗。下之与大承气汤，发汗宜桂枝汤。

见桂枝汤条文。

《伤寒论》第241条　大下后，六七日不大便，烦不解，腹满痛者，此有燥屎也。所以然者，本有宿食故也，宜大承气汤。

用了下法之后，仍然有大便不解，"烦不解，腹满痛"都是有燥屎导致的，用了下法之后大便还不解的原因可能是由于原来就是宿食，下法的力度不够，未能将病邪完全攻下，余邪与宿食再结合而成燥屎，可继续用大承气汤。

《伤寒论》第242条　病人小便不利，大便乍难乍易，时有微热，喘冒不能卧者，有燥屎也，宜大承气汤。

二便为排邪途径，阳明病因为大便不畅，所以小便应多，现在"小便不利"，说明热邪影响到膀胱，水液不能正常气化而出，故走肠道。因为原来就有热结，所以边实结边旁流。根据两者力量对比，如果热邪影响膀胱的力量强就会大便容易，而如果实结的力量强就会大便难，所以大便乍难乍易，或为热性便秘，或为热性腹泻。此时里热外透，故身体微热，里热上迫于肺则会有喘冒不能平卧，这代表体内有燥屎，可用大承气汤攻下。

《伤寒论》第251条　得病二三日，脉弱，无太阳柴胡证，烦躁，心下硬，至四五日，虽能食，以小承气汤少少与，微和之，令小安。至六日，与承气汤一升。若不大便六七日，小便少者，虽不受食，但初头硬，后必溏，未定成硬，攻之必溏，须小便利，屎定硬，乃可攻之，宜大承气汤。

此条文可分两段来理解。"至六日"前的条文，要根据方药和症状一起来理解，"得病二三日"，此时"脉弱"，但根据后面的症状，应该是实证，所以此"脉弱"指的是与刚得病时的脉势相比，比如脉由紧变缓。此时"无太阳柴胡证"，说明邪气不在体表和三焦，出现了"烦躁，心下硬"，如果没有其他的症状就很难推测了，但总归是中焦脾胃有问题，或因为热结，或因为水结，使中焦不能枢转，上则有心烦，下则有大便不畅，中则有硬结。结合后面的条文，"至四五日，虽能食，与小承气汤"，考虑此时的"烦躁，心下硬"则属于实热结滞，病了四五日，还可进食，说明结得不是很厉害，可用小承气汤和之。病了五六日，可增加小承气汤的剂量。病了六七日，此时新出现小便少、不能进食的症状，说明虽然病情进一步发展，但小便少，还没有达到大承气汤的"小便数"，虽然已经不想进食，但大便应该开始是硬的，后面是稀软的，这是正在形成大承气汤证，此时不能用大承气汤攻下，只有等到小便多的时候，大便必定硬实，才可用大承气汤攻下。

《伤寒论》第252条　伤寒六七日，目中不了了，睛不和，无表里证，大便难，身微热者，此为实也，急下之，宜大承气汤。

患伤寒病六七日，患者此时出现了目光呆滞、视物模糊的症状，并且伴有大便不畅、低热的症状，说明病邪已入里，伤了肝肾之阴，阴津不能上注于目，热势主要是上攻而外透不明显，才出现此种症状，里热耗津所以"大便难"。"无表里证"是指没有明显的邪气在表和在里的症状，如汗出、恶寒、口渴等。只有双目和大便都出现了问题，才能说明伤了津液，需要用大承气汤急下存阴。

《伤寒论》第253条　阳明病，发热、汗多者，急下之，宜大承气汤。

阳明病，发热汗出，既有可能是白虎汤证，也有可能是承气汤证，前者脉洪大，汗出连绵不绝，但出汗之势较弱，后者大汗淋漓且脉沉实。最主要的区别是后者一定有大便不畅的症状，所以用攻下法，选用大承气汤。此条文省略了很重要的大承气汤适应证，如大便硬、潮热等。

《伤寒论》第254条 发汗不解，腹满痛者，急下之，宜大承气汤。

此条是讲体表有邪，用汗法治疗无效，而且形成了"腹满痛"的症状。一般来讲太阳病转为阳明病，可能要经过白虎汤证、调胃承气汤证、小承气汤证的阶段，此条是发汗后即呈现"腹满痛"的大承气汤证，说明患者本身不但是阳盛体质，而且应该也是阴虚体质。之所以可急转为大承气汤证，是因为患者不但出现了腹满的症状，而且出现了疼痛、大便不通的症状。这里可与太阴病的桂枝加大黄汤证进行对比，第279条也是太阳病，但用了下法，此条是用了汗法。前面讲过，脾升胃降，汗法逆着胃主通降，下法逆着脾主升清，所以损伤也各有侧重点，本条讲阳明腹满实痛，应该是拒按的，脉沉实，大便不畅，疼痛也应该比较局限，因为燥屎在肠中，而桂枝加大黄汤证也有"大实痛"，其大便应该不会难解，疼痛也不是局限的，应该比较弥漫，腹部应该偏于喜温、喜按或拒按。

《伤寒论》第255条 腹满不减，减不足言，当下之，宜大承气汤。

此条应该接上条。腹部胀满用了下法之后症状没有明显减轻，说明剂量不够，可继续用大承气汤。如果是阳虚所致的腹满，就不应该用下法，"腹满时减，复如故，此为寒，当与温药"，这是因为随着天时的变化，虚寒所致的腹胀会因为寒得温则消而有所减轻，但寒得阴会再次胀满。《金匮要略》中亦有此条，腹满不减多为有形之邪阻滞气机，或为宿食或为燥屎，并不会因天时而改变，属于里实证。

《伤寒论》第256条　阳明少阳合病，必下利。其脉不负者，顺也。负者，失也。互相克贼，名为负也。脉滑而数者，有宿食也，当下之，宜大承气汤。

　　此条讲阳明少阳合病，少阳病的本质是三焦郁滞，"口苦、咽干、目眩"就是三焦郁火，不再是少火，而是郁热，易克脾土，热邪影响胃肠可有下利。此时的下利应该有里急后重之感，为热利，所以前面讲过黄芩汤证不是太阳阳明合病，而应该是少阳阳明合病，太阳阳明合病由于邪气在体表，离胃肠较远，其下利应该只是正常腹泻（津液的丢失），无寒热之分。后面的条文"其脉不负……，名为负也"是以脉论证，暗含五行理论，不符合《伤寒论》条例。按理讲，两阳病，脉应该相结强盛，现在"负"，说明"不顺"，那何为"负"？后面解释"失也，互相克贼"，少阳为木，阳明为土，故木为土之克，土为木之贼（也有土贼的说法），如果此时脉为"滑数"，那么应该是沉而滑数，说明津液不虚而有阳热，有可能是宿食积滞，可用大承气汤攻下。太阳阳明合病也有下利症状，是因为中焦脾胃提供太阳之气，太阳承担主要病邪，所以只需要升提胃中津液即可，用葛根汤治疗。

《伤寒论》第320条　少阴病，得之二三日，口燥咽干者，急下之，宜大承气汤。

《伤寒论》第321条　少阴病，自利清水，色纯青。心下必痛，口干燥者，可下之，宜大承气汤。

《伤寒论》第322条　少阴病，六七日，腹胀，不大便者，急下之，宜大承气汤。

此三条虽然都是讲少阴病，但实际上讲的都是阳明病影响到少阴，发展成为少阴病，只不过是用泻阳明的手段来治疗，也说明了《伤寒论》关注的就是机体的气血津液。阳明大承气汤证关注的是得病后的邪热盛，此三条少阴病关注的是得病前的阴津虚。少阴病患者选用大承气汤，说明该患者先天阴精虚，故第320条讲阳明胃家实二三日即可耗损完津液（流动资产），随即损害少阴的固定资产（阴精），所以出现"口燥咽干"的阴燥症状，此时需要用急下法以救津液，故用大承气汤。第321条为少阴病，但可能是阳明病的热实于里，发展为神昏，类似少阴病的"但欲寐""心下必痛"，说明胃家有宿食积滞，机体欲排出却不能推动，只能将一些水液排出体外，此所谓"自利清水，色纯青"，即热结旁流，热邪迫津外出，故"口干燥"，可用大承气汤攻下。第322条则是简文，虽然有腹胀，六七日不大便，但也不能直接用大承气汤，还需要有其他症状辅助参考，此条只是强调大承气汤证的应用指征中必有大便不通（燥屎）。

《金匮要略·痉湿暍病脉证治》　痉为病，胸满口噤，卧不着席，脚挛急，必齘齿，可与大承气汤。

此条开头即讲痉，前面的栝楼桂枝汤、葛根汤也讲过，痉病的基本病机就是津液虚，不能濡养全身故"口噤，卧不着席，脚挛急"，但导致津液虚的原因却各不相同，此条应该是里热炽盛所致，热壅于里则胸满、齘齿，"齘齿"为口噤之重证，所以急需泻热存阴。"可与大承气汤"，是指此条文的适应证并不绝对是大承气汤证，只要是清除里热的方证都有可能。大承气汤证是阳明里热证，如果是少阳病，那就有可能是大柴胡汤证。

《金匮要略·腹满寒疝宿食病脉证治》 问曰：人病有宿食，何以别之？师曰：寸口脉浮而大，按之反涩，尺中亦微而涩，故知有宿食，大承气汤主之。

《金匮要略·腹满寒疝宿食病脉证治》 脉数而滑者，实也，此有宿食，下之愈，宜大承气汤。

这两条主要是讲宿食病程长短不同情况下的不同脉象，如果是新近发生的宿食，则呈现滑数脉，气血尚能流通，故滑，宿食积滞化热，故数。此时可用下法，之所以说"宜大承气汤"，而不是像《金匮要略》第21条所说"大承气汤主之"，说明此时既可用消积法，也可用攻下法。如果宿食停留过久，则会出现《金匮要略》第21条中的脉象，所以《金匮要略》第21条开头就讲"病有宿食"，此时的脉是寸脉浮而大，因为肺与大肠相表里，大肠有热故寸脉浮大，但由于病久，消耗气血，故沉取则血少而涩，病久不单影响中焦，亦暗耗先天之本肾精，故"尺中亦微而涩"，需要急下之，宜用大承气汤。

《金匮要略·腹满寒疝宿食病脉证治》 下利不欲食者，有宿食也，当下之，宜大承气汤。

一般来讲，伤于食者则恶食，因为内有宿食停滞，气机不通，故不欲食。比如小朋友如果不爱吃饭，大便又出现异常，一般都是因为有积食。下利说明机体正处于排邪的阶段，如果邪去则能正常饮食，但现在仍然不欲饮食，说明体内仍留有微邪，即还有宿食没有被排空，可用药物助下，可用大承气汤，也符合"通因通用"之义。

《金匮要略·呕吐哕下利病脉证治》　下利，三部脉皆平，按之心下坚者，急下之，宜大承气汤。

如果是实证的下利，那么脉应该是沉数或者沉迟，前者代表热证的下利，暴注下迫，后者代表寒证的下利，清稀水谷不化。此条讲"三部脉皆平"，说明非寒非热，"按之心下坚"代表有形之邪阻滞，此为实结，需要用下法来治疗，那么下利就是热结旁流，所以"通因通用"，用大承气汤急下之。

《金匮要略·呕吐哕下利病脉证治》　下利，脉迟而滑者，实也，利未欲止，急下之，宜大承气汤。

下利如果见迟脉，一般是寒邪所致，且应当是沉迟或迟涩，但此条是迟滑脉，而滑说明痰食停滞，食滞胃肠久则气机运行缓慢，故脉迟。根据方药来分析，此时应该还有心下坚或腹胀满等症。食滞不去，机体欲通过大便排邪，但只能排出一些水液，故表现为下利不止，宜用大承气汤急下之。

《金匮要略·呕吐哕下利病脉证治》　下利，脉反滑者，当有所去，下乃愈，宜大承气汤。

久病下利则脉微细，此条是见滑脉，当知是实证，代表胃肠有积滞之实，但未见迟脉，表明是宿食初停，还没有影响到脾胃气机，但毕竟是有形之邪，故用大承气汤下之，否则就会形成《金匮要略》第38条的迟滑之脉。《金匮要略》第38条讲"下利，脉迟而滑"，说明里有实结，正气已渐力不从心，开始往虚的方向转变，所以应急下之，而本条只是脉滑，还没有出现脉迟，故无须急下之，也可以说《金匮要略》第39条是《金匮要略》第38条的初候。

《金匮要略·呕吐哕下利病脉证治》 下利已差，至其年月日时复发者，以病不尽故也，当下之，宜大承气汤。

这条讲的是既往有下利的病史，本应该用大承气汤，但却没用药而自愈，或者用了大承气汤而痊愈，但过段时间又再次复发，这是因为当时没有把病邪完全祛除，这种下利类似休息痢，留有伏邪在体内，一旦天时变化，内外合邪，下利可再次复发，可以再用下法，如用大承气汤（必然要具备大承气汤证的症状），也可以用其他方药，如大柴胡汤、调胃承气汤等。

《金匮要略·妇人产后病脉证治》 问曰：新产妇人有三病，一者病痉，二者病郁冒，三者大便难，何谓也？师曰：新产血虚，多汗出，喜中风，故令病痉。亡血复汗，寒多，故令郁冒。亡津液，胃燥，故令大便难。产妇郁冒，其脉微弱，呕不能食，大便反坚，但头汗出。所以然者，血虚而厥，厥而必冒，冒家欲解，必大汗出。以血虚下厥，孤阳上出，故头汗出。所以产妇喜汗出者，亡阴血虚，阳气独盛，故当汗出，阴阳乃复。大便坚，呕不能食，小柴胡汤主之。病解能食，七八日更发热者，此为胃实，大承气汤主之。

见小柴胡汤条文。

《金匮要略·妇人产后病脉证治》 产后七八日，无太阳证，少腹坚痛，此恶露不尽；不大便，烦躁发热，切脉微实，再倍发热，日晡时烦躁者不食，食则谵语，至夜即愈，宜大承气汤主之。热在里，结在膀胱也。

产后多寒多瘀，本条文中妇人产后七八日出现了"少腹坚痛"的症状，但不是外感所引起的症状，那极有可能是"恶露不尽"所致，属于瘀阻胞宫。随着病程进一步发展，出现了"不大便，烦躁发热"的症状，而且脉是"微实"，考虑到患者素体阳盛，产后没有转为虚寒证，却转成了实热证，而且存在着胃肠结实，故不大便，热扰心神故烦躁。病情再进一步发展，热邪会逐渐加重，多于日晡时发作，且出现"不食"的症状，代表胃肠大实大满，进食则会增加胃肠的压力，出现"谵语"的症状，由于是热结阳证，且晚上阳虚阴盛，故晚上谵语的症状可得到缓解。条文中的"热在里，结在膀胱"与桃核承气汤证一样，代表的是热结在下焦，胃肠实结与瘀血内停并存，此时胃肠热结为急，瘀阻胞宫为缓，可用大承气汤泄热通便，大便一通则瘀血也可自下。如患者服用大承气汤后仍有少腹坚痛的症状，可用下瘀血汤、桃核承气汤等方药治疗。

大柴胡汤

【方药】柴胡半斤　黄芩三两　半夏半升（洗）　大黄二两　枳实四枚（炙）　芍药三两　大枣十二枚　生姜五两

【用法】以水一斗二升，煮取六升，去滓，再煎，温服一升，日三服。

【病邪】热邪+实结+有或无水饮

【条文】

《伤寒论》第103条　太阳病，过经十余日，反二三下之，后四五日，柴胡证仍在者，先与小柴胡汤。呕不止，心下急，郁郁微烦者，为未解也，与大柴胡汤，下之则愈。

患太阳病十余日了，可能接近阳明病，出现了大便硬结的症状，"二三下之"仍有柴胡汤证，说明正气比较强大，在"二三下之"后仍不是特别虚损。根据后文，猜测此处的"柴胡证"应该是"心烦喜呕"，因为用了小柴胡汤后，仍然"呕不止，心下急，郁郁微烦"，即症状明显加重，说明邪气未能祛除，反而更入里。小柴胡汤证的"心烦喜呕"有两个原因，一是中焦虚，二是中上焦郁热。大柴胡汤证的"呕不止，心下急，郁郁微烦"，说明邪气初入阳明，已经有热结或者水饮，故"心下急，郁郁微烦"。也就是说小柴胡汤证中的"心烦喜呕"，只是中焦脾胃功能受到影响，而大柴胡汤证中的"呕不止"是由于用了下法之后，正邪已经混在一起，形成了中焦痞塞，中焦枢转功能受到影响。小柴胡汤证的"烦"是无形之热烦，热在中上焦，而大柴胡汤证的"郁郁微烦"是因为有形之邪（实结）阻塞，热在胃肠。由于此时病邪入里，已不能用小柴胡汤疏散解外，只能去人参、甘草，加大黄、枳实、芍药以破结。既然已经有了大黄，为什么还要用有"小大黄"之称的芍药呢？编者认为大黄只能通实，却不能敛阴，本条文中毕竟是有"二三下之"伤到津液，芍药可以缓"心下急"，大黄"推陈"之功强，但"生新"之力弱，故芍药可弥补其不足。大柴胡汤证的热结与大承气汤证还是有所不同的，大柴胡汤证是有一些中焦虚的，仍需要用生姜、大枣来补中焦，因为有呕水饮的症状，故加重生姜用量，如果热盛则可以去掉生姜。枳实性味苦辛，主要用于破气，上破胸满，中可导滞，下可破结，与厚朴类似，只不过没有厚朴温厚。病初到少阳，需用人参、甘草来补中，可以防止邪气继续入里，少阳病入里后，患者如果是阳虚体质就会发展成为柴胡桂枝干姜汤证，如果是阳热体质就会发展成为大柴胡汤证，既有实结，又有水饮，所以去掉甘缓之性的人参、甘草，不能再补，由于此时有实结，故用枳实、大黄。虽有水饮，但水饮不多，可用大枣实脾固水，如苓桂枣甘汤证、十枣汤证。大柴胡汤证在临床上应用比较广，主要是因为虚实夹杂，大部分都有瘀滞，而且病位在水火之通道，易热易寒，临床上见到胃家苔黄即可用大柴胡汤。此条文中有"心下急"，一般都是有水饮的征象，还是桂枝人参汤证、五苓散证、十枣汤证和泻心汤证等的表现。

《伤寒论》第136条 伤寒十余日，热结在里，复往来寒热者，与大柴胡汤；但结胸，无大热者，此为水结在胸胁也，但头微汗出者，大陷胸汤主之。

见大陷胸汤条文。

《伤寒论》第165条 伤寒发热，汗出不解，心中（下）痞硬，呕吐而下利者，大柴胡汤主之。

此条文"心中"应为"心下"之误。前面讲过柴胡汤证的病机是中焦虚而病邪生，正邪界线较清晰，而泻心汤证亦是因中焦虚引起的上下不通，正邪已混作一团成"痞"，而且泻心汤证没有发热症状。而本条文有发热、汗出、呕利症状，说明是柴胡汤证，条文中"发热，汗出不解"，提示用了汗法之后发热仍无明显缓解，说明此时的发热不是单纯的表邪发热，还有可能是其他病因导致的发热，如里热，甚至是血分热邪。根据后面的症状综合判断，此条文的病机是用了汗法之后阳盛患者中焦弱，不能正常完成工作，留有水饮积滞，上下不通。"心中（下）痞硬"是因为用了汗法之后中焦虚，不能运化水液而成"痞硬"，中焦水液积滞，上下不通故呕吐，或便秘或下利，此时的"下利"应该属于热利。前面讲过，三阳病表里同时存在邪气时，如果非里实结证，一般原则是先解表再治里；如果是里实结证，可先攻里。大柴胡汤证既非单纯的表有邪气，也非单纯的里实结证，所以可以同时向外向内疏散邪气，但不能算解表，因为大柴胡汤证的表里是连为一体的。

《金匮要略·腹满寒疝宿食病脉证治》 按之心下满痛者，此为实也，当下之，宜大柴胡汤。

本条文只给出一个"按之心下满痛"的症状，根据方药来分析，应该还有胸胁苦满、口苦咽干等症状，此时病邪处于从三焦转入胃肠的状态，所以用大柴胡汤下之。

第五章　热邪兼阴（津/液/血）虚

柴胡加芒硝汤

【方药】柴胡二两十六铢　黄芩一两　人参一两　炙甘草一两　生姜一两（切）　半夏二十铢（本云：五枚，洗）　大枣四枚（擘）　芒硝二两

【用法】以水四升，煮取二升，去滓，内芒硝，更煮微

沸，分温再服；不解更作。

【病邪】热郁胃肠

【条文】

《伤寒论》第104条　伤寒十三日，不解，胸胁满而呕，日晡所发潮热，已而微利。此本柴胡证，下之以不得利，今反利者，知医以丸药下之，此非其治也。潮热者，实也。先宜服小柴胡汤以解外，后以柴胡加芒硝汤主之。

本条文所讲伤寒十三日仍不解，病邪肯定已入里，出现胸胁满、呕、日晡潮热的症状，这些应该就是少阳阳明合病的表现，此时可用大柴胡汤。胸胁满、呕代表少阳病，日晡潮热说明体内有积滞，日晡的时候阳气开始敛降，阴气开始升，阴气重则气血运行的能力就会下降，积滞就会越来越重，于是发生潮热，即发热像潮水一样定时发作，有瘀血证的人会在睡前烦躁发热或者整夜失眠。除这些症状外，还有“微利”的症状，按照103条所讲，柴胡汤证“二三下之”也不会形成“微利”，只会形成大柴胡汤证，之所以出现了“微利”，考虑与当时比较流行的治疗方法“以丸药下之”有关。丸药只能开大便之硬，不能清热，所以遗留了无形之热，此处并无积滞，无“心下急”，所以只需要去潮热，先用小柴胡汤解外，因为小柴胡汤可补中焦并疏通气机，再以柴胡加芒硝汤治疗，即减小柴胡汤剂量并加芒硝以去潮热。不能用大柴胡汤，因为大柴胡汤是去有形之积滞的方药，也不能用小柴胡加石膏汤，因为石膏作用部位偏于上焦，而芒硝作用部位偏于胃肠。芒硝不用煎，上锅加热让它开即可。芒硝虽然是攻下药，但力量不如大黄，其性味寒咸，偏于去潮热散结，此方比小柴胡汤病位要靠里。

白虎加人参汤

【方药】知母六两　石膏一斤　炙甘草二两　粳米六合
人参三两

【用法】以水一斗，煮米熟汤成，去滓。温服一升，日
三服。此方立夏后、立秋前乃可服，立秋后不可服。正月、二
月、三月尚凛冷，亦不可与服之，与之则呕利而腹痛。诸亡血
虚家亦不可与，得之则腹痛利者，但可温之，当愈。

【病邪】热邪+津液虚

【条文】

《伤寒论》第26条　服桂枝汤，大汗出后，大烦渴不解，
脉洪大者，白虎加人参汤主之。

服桂枝汤发汗后多伤阴，服麻黄汤发汗后多伤阳，这是
因为桂枝汤证本来就是中焦津液虚，所以发汗后阴液更不足，
根据患者体质不同而转为阴证（内寒）或阳证（阴虚热盛），
而麻黄汤针对体实之人，所以发汗后伤的也是气化功能，气化
功能减弱则有阳虚，再加上麻黄拔肾气，所以发汗后多转为阳
虚证。本条文则是原有内热或体质偏热性患者服用桂枝汤发汗
后伤了津液，津亏热盛，而有心烦、口渴症状，此处的"脉洪
大"与第25条的"脉洪大"应该有一点不同：第25条的"脉洪
大"是指气血仍旺于上，但下虚，此条的"脉洪大"代表阳热
亢盛、津液虚。第25条沉取后的力度应该比第26条稍弱。

中焦津液大虚，一般的生姜、大枣、甘草补充的津液已经供不应求，所以用人参、粳米来救津液。石膏色白、质重、性寒、味辛，因为热盛所以要加大石膏剂量，石膏为矿石，不溶于水，所以临床上多取其性，重用才有效。许多研究经方的医师不喜欢用黄芩、黄连清弥漫之热，因为黄芩、黄连性味苦寒，任何中药都是先用其性才用其味，黄芩、黄连寒可清热，但如果用久了，苦则会伤气血，比如我们平时吃感冒药或抗生素后，好多患者都会反映口干，这就是苦味伤了津液，甚至有的患者吃过多苦寒药会有心悸、气上冲的感觉，而石膏只是寒凉而无苦味，所以不容易伤气血。但如果涉及清湿热就要选择黄芩、黄连，毕竟石膏清的是弥漫无形之热，无法清凝结有形之热，比如咽喉痛就不是弥漫之热而是凝结之热。而大青龙汤中的麻黄、桂枝和石膏，用于只有内烦而热气不弥漫的证候，所以石膏量少且需要借助麻黄、桂枝的升性。知母基本上就是一味"降"性的药物，它是从水之上源顺流而下，从肺到肾，一路上可以止渴除烦，通利水道，是一味金水相生的药物，就像人工降雨剂，通过增加云层中的含水量，从而增加降雨。人参是亢奋阴气的药物，功效比生姜、大枣、甘草更直接，阴虚热口渴者也可以用该药物。粳米是不是糯米目前无定论，但糯米偏黏、偏热，现代可以用薯蓣替代，薯蓣多汁液、不黏腻。

《伤寒论》第168条　伤寒，若吐、若下后，七八日不解，热结在里，表里俱热，时时恶风，大渴，舌上干燥而烦，欲饮水数升者，白虎加人参汤主之。

吐下法比汗法更伤津液，再加上伤寒病久"七八日不解"，故体表、体内津液均缺乏，所以"表里俱热"。这里的表热不是表邪引起的发热，而是体内热邪弥漫至体表，热透出体表产生烘热的感觉。表热一方面耗散体表气血津液，不能卫外，与外界有温差就会"时时恶风"，热邪内盛，热气弥漫而有初结之象；另一方面耗气而不化津，所以"大渴，舌上干燥而烦，欲饮水数升"，可用白虎加人参汤清热生津。

《伤寒论》第169条　伤寒，无大热，口燥渴，心烦，背微恶寒者，白虎加人参汤主之。

不同于第168条的热气初结，此条应该是里热已凝结，已经到了阻滞气血充于体表的程度，所以"背微恶寒"，里热不能全部外达，所以体表"无大热"，比第168条的"时时恶风"稍微严重一些。里热凝结导致"口燥渴，心烦"。此时里热凝结只是阻碍了部分气血充于体表，如果凝结再加重，有可能发展到热深厥亦深的程度，不再是体表无大热，而是四肢厥冷。

《伤寒论》第170条　伤寒，脉浮，发热无汗，其表不解，不可与白虎汤，渴欲饮水，无表证者，白虎加人参汤主之。

本条文讲了应用白虎加人参汤的前提是不能有表证，文中"脉浮，发热无汗"表明风寒在表，气血鼓动而脉浮发热，无汗说明表邪较重，此时不能用白虎汤，防止耗伤气血从而引邪入里，只有当没有表邪且内热口渴的时候才可以用白虎加人参汤。这条也支持了第168条、第169条的"时时恶风""微恶寒"不是表证。"渴欲饮水"并不一定代表有内热，也可能为水饮。如第223条猪苓汤证，所以不能"但见一证便是"，还是需要辨证论治。

《伤寒论》第222条/《金匮要略·消渴小便不利淋病脉证并治》若渴欲饮水，口干舌燥者，白虎加人参汤主之。

此条应该是上接第221条，不再是"火/热郁"局部导致的"咽燥口苦"，而是热邪弥漫耗气伤津导致的"口干舌燥、渴欲饮水"。

《金匮要略·痉湿暍病脉证治》　太阳中热者，暍是也，汗出恶寒，身热而渴，白虎加人参汤主之。

本条文讲的是"太阳中热"，等同于现在的中暑，称之为"暍"。单凭"汗出恶寒"，只能得到体表气血津液虚的结论，不能得出太阳中风的诊断，太阳中风症状为发热且不渴，而此条文症状是"身热而渴"，身热就是全身从内到外都热，是蒸热，"口渴"也说明了有内热耗津液，所以"汗出恶寒"就是内热消耗津液，津液不能支援体表，导致体表津液不足，不能卫外故"恶寒"。故用白虎汤以清内热，加人参以亢奋阴气。

麻子仁丸

【方药】麻子仁二升　芍药半斤　炙枳实半斤　大黄一斤　炙厚朴一尺（去皮）　杏仁一升（去皮尖，熬，别作脂）

【用法】蜜和丸如梧子大。饮服十丸，日三服，渐加，以知为度。

【病邪】实结+液亏

【条文】

《伤寒论》第247条/《金匮要略·五脏风寒积聚病脉证并

治》 跌阳脉浮而涩，浮则胃气强，涩则小便数，浮涩相搏，大便则硬，其脾为约，麻子仁丸主之。

本条文是以脉论方。跌阳脉是论胃气的，现在胃家有热则"胃气强"，故"脉浮"，涩说明津液不足，为什么会出现津液不足呢？一方面是因为"小便数"，所以"浮则胃气强，涩则小便数"。另一方面也有可能与胃家有热有关，小便多，大便水液不足则硬。可以用搅面机来比喻脾胃，胃相当于动力源以搅拌面粉，而脾相当于水源，根据面粉凝结程度加水，现脾弱不能加水，则面粉就会变得坚硬难以下行，即脾不能为胃行津液。脾为胃行津液有两层意思：一是把能够化成精微物质的胃中津液输送到肺和其他脏腑，二是把这些津液还于胃中，以调节胃燥。胃家大便硬，故用大黄枳实厚朴来通便，以麻子仁、杏仁、芍药聚津液，更以蜜炼之。本方药多用于治疗习惯性便秘或老人便秘，以及虚人里有积滞者。

三物黄芩汤

【方药】黄芩一两　苦参二两　干地黄四两

【用法】以水八升，煮取二升，温服一升，多吐下虫。

【病邪】热邪+阴血虚

【条文】

《金匮要略·妇人产后病脉证治》附方（一）：《千金》三物黄芩汤　治妇人草褥，自发露得风，四肢苦烦热、头痛者，与小柴胡汤；头不痛，但烦者，与三物黄芩汤。

　　本条文是讲妇人由于产后护理不当，出现如"草褥""得风"导致的一系列变证，属于血虚烦热，这与小柴胡汤证的热入血室类似。产后由于失血，大部分产妇机体免疫力都较低，全身气血津液不足，这时阴虚就偏于血虚，如果被感染或者受风，就会有四肢烦并发热的症状，烦是因为血不足，机体要通过烦来振奋气血，发热是因为机体正气虽衰但仍可与邪气斗争。如果此时有头痛，说明体表的气血津液输布不正常，故用小柴胡汤来养津液、疏通三焦表里；如果头没有疼痛，只有烦躁的症状，就说明没有表邪，邪气直入血。方中以干地黄强阴，黄芩、苦参苦寒以清热除烦，张仲景所述的干地黄就是现在的生地黄，而他所述的生地黄就是现在的鲜地黄。地黄主要用于阴分虚且有虚热的情况，按照胡希恕教授的讲法，地黄属于强壮阴分的药物。

黄连阿胶汤

　　【方药】黄连四两　黄芩二两　芍药二两　鸡子黄二枚阿胶三两（一云三挺）

　　【用法】以水六升，先煮三物，取二升，去滓，内胶烊尽，小冷，内鸡子黄，搅令相得。温服七合，日三服。

　　【病邪】热+阴血亏

　　【条文】

　　《伤寒论》第303条　少阴病，得之二三日以上，心中烦，不得卧，黄连阿胶汤主之。

本条文讲的是少阴热化证。少阴病本身有脉微细，代表津液虚。此条开始应该是少阴本病，但二三日之后，由于患者的体质问题，少阴寒化转为热化，又因为患者体质偏于津液虚，阴液不足而阳火旺盛，所以"心中烦，不得卧"，靠机体兴奋而刺激津液生成，而津液生成需要五脏六腑合作。此条不是通过生姜、大枣、甘草来补津液，而是直接通过阿胶、芍药、鸡子黄来补，因为生姜、大枣、甘草化生津液后还要转为阴血，远水解不了近渴。之所以不用生地黄、麦冬等，是因为此方证为少阴深层次的津液虚，与生地黄、麦冬相比，阿胶、鸡子黄质重且为血肉有情之品，更容易与机体相合。由于阴虚火旺，在补阴液的同时加上黄芩、黄连以清阳火。本方主要用于虚烦心悸不得眠、手足心热、下利便脓血者。

白头翁加甘草阿胶汤

【方药】白头翁、甘草、阿胶各二两　秦皮、黄连、黄柏皮各三两

【用法】以水七升，煮取二升半，内胶令消尽，分温三服。

【病邪】热+阴血虚+湿

【条文】

《金匮要略·妇人产后病脉证治》　产后下利虚极，白头翁加甘草阿胶汤主之。

本条文论述的是产后下利，产后本是气血亏损状态，再加上下利，就会导致机体"虚极"，此时一是要补津血，二是

要消除引起下利的原因。《金匮要略》中的下利包括泄泻与痢疾，根据方药来讲，此条涉及的是湿热利，临床上应该有腹痛、里急后重，便脓血等症状，用白头翁汤清热解毒、凉血止利，加甘草、阿胶养血补阴。

第六章　热邪兼水湿痰饮

张仲景论述机体是以"保胃气，存津液"为主，《伤寒论》体现的就是津液观，所以如果有热邪产生，热邪除了会伤津引起津液损伤外，还会与不能转化为津液的水液结合形成水热、湿热、痰热等病邪。本章主要论述以热邪为主、水湿痰饮为辅或者水热、湿热并重的方证，其他以水湿痰饮为主、热邪为辅的方证在水湿痰饮篇中论述。

茵陈蒿汤

【方药】茵陈蒿六两　栀子十四枚（擘）　大黄二两（去皮）

【用法】以水一斗二升，先煮茵陈，减六升；内二味，煮取三升，去滓。分三服。小便当利，尿如皂荚汁状，色正赤，一宿腹减，黄从小便去也。

【病邪】湿热并重

【条文】

《伤寒论》第236条　阳明病，发热汗出者，此为热越，不能发黄也；但头汗出，身无汗，剂颈而还，小便不利，渴引水浆者，此为瘀热在里，身必发黄，茵陈蒿汤主之。

阳明病，发热汗出，代表里热可透表，将津液蒸腾于外，表里通畅，则热不会被郁于体内，故不会发黄。如果只有头部出汗，而身上无汗，说明有东西阻滞内外。小便不利而渴饮水浆，说明湿热互结，三焦不通，津液不能正常布散。第228条栀子豉汤证也有头汗出，但那是无形之热结于胸中，所以可用淡豆豉宣散，而本证是湿结于三焦，故需要大黄、栀子以推陈出新。热结在气用栀子豉汤，热结偏于血用茵陈蒿汤。

《伤寒论》第260条　伤寒七八日，身黄如橘子色，小便不利，腹微满者，茵陈蒿汤主之。

此条为湿热兼有里结，凡是有实结的，如食、燥屎、血、水等，均可用大黄。本条文是由于阳明燥化能力不足，体内的水饮不能完全代谢，所以热邪就不能通过汗、小便等形式排出体外，如果阳明燥化能力足，则会小便数而形成大便硬。阳明燥化能力来源于先天之肾。水液不能完全代谢，滞留体内故小便不利，与热邪相结，形成湿热之证，蕴蒸而皮肤发黄，湿热导致皮肤发黄的前提条件就是在密闭的环境内。此时的腹微满，可理解为大便不畅所致，也可理解为小便不利所致。茵陈蒿、栀子可通小便，大黄可通大便。本方代表了湿热证的下法。

《金匮要略·黄疸病脉证并治》　谷疸之为病，寒热不食，食即头眩，心胸不安，久久发黄为谷疸，茵陈蒿汤主之。

本条文主要讲的是谷疸，其病因是脾胃有湿热，脾胃是气血生化源泉，里有湿热则壅塞气血，表证不是寒热，而应该是没有明显的喜欢吃寒性食物或热性食物的倾向，勉强进食会加重脾胃负担，助湿动热，就像喝醉酒后，常有恶心感，此时再进食，就会加重胃的负担而产生更加严重的恶心欲吐感，故有"头眩，心胸不安"的症状。中焦湿热，影响三焦气化津液故小便不利，久则发黄，这种黄疸叫谷疸，要清热利湿，以味苦、性寒、气重的茵陈蒿清湿热；栀子引湿热从三焦下行，配以苦寒且有下瘀热作用的大黄，共同使湿热从大、小便排出，使胃肠瘀热从小便排出。本方中的大黄本来是泻下药，但用量偏少，故主要取其推陈出新之效。虽然文中讲"小便当利……"，湿热从小便排出，但本方也可用于治疗烦躁、小便不利而大便难的黄疸证。

栀子柏皮汤

【**方药**】肥栀子十五个（擘）　黄柏皮二两　炙甘草一两

【**用法**】以水四升，煮取一升半，去滓。分温再服。

【**病邪**】热+湿（热重于湿）

【**条文**】

《伤寒论》第261条　伤寒，身黄，发热者，栀子柏皮汤主之。

此方适用于治疗热重湿轻，可在中焦相对比较虚的时候用，因为与茵陈蒿汤证的湿热并重相比，此方证湿热在里的程度相对轻一点，以热为主，所以才有发热的症状，湿邪较轻，所以可以用甘缓之甘草，也就是说，本条文中里结的程度弱一些，所以用栀子清热，黄柏皮祛湿。与茵陈蒿汤相比，本方作用部位更偏于体表和中焦，代表了清法，而麻黄连翘赤小豆汤作用部位更偏于体表与上焦，代表了汗法。

大黄硝石汤

【方药】大黄、黄柏、硝石各四两　栀子十五枚

【用法】以水六升，煮取二升，去滓，内硝，更煮取一升，顿服。

【病邪】热+里湿+里实

【条文】

《金匮要略·黄疸病脉证并治》　黄疸，腹满、小便不利而赤、自汗出，此为表和里实，当下之，宜大黄硝石汤。

此条是黄疸病的热重于湿且里实的证治，小便赤说明有里热，因为《伤寒论》中有"小便清者，知不在里，而在表也"。热壅气机则腹满，水湿可致小便不利，小便不利亦可导致腹满，水液不从小便排出就会从体表排出故自汗出，这也是里热迫津外出的一个反应，与阳明病的汗自出类似，所以方证为表和里实，不是体表有邪气。除此之外还应该有腹满拒按、大便不畅、脉滑数有力等症状，所以才有"当下之"的治疗方法，说明本方证还有里实结的可能。与茵陈蒿汤证、栀子大黄汤证相比，此方证的湿热病情最重，以大黄、硝石通过下法祛

湿热，栀子、黄柏清热利湿，亦有栀子柏皮汤的功效，而且条文中还讲要顿服，以求最快发挥药效。

白头翁汤

【方药】白头翁二两　黄柏、黄连、秦皮各三两

【用法】以水七升，煮取二升，去滓。温服一升，不愈，更服一升。

【病邪】热+湿

【条文】

《伤寒论》第371条/《金匮要略·呕吐哕下利病脉证治》　热利下重者，白头翁汤主之。

《伤寒论》第373条　下利，欲饮水者，以有热故也，白头翁汤主之。

白头翁汤主要针对热利兼后重，热利多有发热、口渴、肛门灼热等热邪内盛及伤津液的症状，这些症状也可以用葛根芩连汤或黄芩汤治疗，但本方证多了下重，肛门自觉重坠不爽，说明气机阻滞不通。《神农本草经》认为白头翁汤苦温，有破积聚的作用，说明它可以温通，像时方香连丸中也有行气药物的存在。秦皮、黄连、黄柏以清降，而且秦皮还有收涩作用，适用于热利不严重或久利患者，如热结较严重或出血，可加大黄、阿胶等药物。

小陷胸汤

【方药】黄连一两　半夏半升（洗）　栝楼实大者一枚

【用法】以水六升，先煮栝楼，取三升，去滓，内诸药，煮取二升，去滓。分温三服。

【病邪】痰热互结

【条文】

《伤寒论》第138条　小结胸病，正在心下，按之则痛，脉浮滑者，小陷胸汤主之。

本条文是小结胸，与大结胸不同，前者在心下，后者在全腹，小结胸按之则痛，大结胸不按即痛。小结胸为脉浮滑，大结胸为脉沉紧，脉浮滑说明正邪结得还不是很靠里，还能趋外，而且滑脉是"往来流利"，正气还可以流通。这些都表明小结胸与大结胸的区别不是痰热与水热的区别，而是实结部位和程度的区别。正邪交争混作一团有两种情况：一种是正邪混合得不完全，可以分开，分开之后再祛邪，如用小陷胸汤、半夏泻心汤，其中的半夏能散结；另一种是正邪已经不分敌我，根本不能分开，只能从大局出发，全部攻下，如用大承气汤、大陷胸汤、抵当汤等，这些方药中都没有散结的药物，因为正邪都已经结得太死、无法散开了。小陷胸汤证就是病邪入里后，局部邪气与水湿痰饮结滞。比方中栝楼甘寒滑利，可润可下，续绝伤，黄连苦破寒清，半夏辛温散结。与半夏泻心汤证相比，小陷胸汤证病情稍重一些，按之则痛，病位偏上，所以要用全栝楼而不用干姜。

大陷胸汤

【方药】大黄六两（去皮）　芒硝一升　甘遂一钱匕

【用法】以水六升，先煮大黄，取二升，去滓，内芒硝，煮一两沸，内甘遂末。温服一升，得快利，止后服。

【病邪】水热互结

【条文】

《伤寒论》第134条　太阳病，脉浮而动数，浮则为风，数则为热，动则为痛，数则为虚。头痛发热，微盗汗出，而反恶寒者，表未解也。医反下之，动数变迟，膈内拒痛，胃中空虚，客气动膈，短气躁烦，心中懊憹，阳气内陷，心下因硬，则为结胸，大陷胸汤主之。若不结胸，但头汗出，余处无汗，剂颈而还，小便不利，身必发黄。

本条是太阳病，脉浮、头痛、发热、恶寒都很好理解，脉为动数，说明体表正邪战斗激烈，交争激烈故动，一般会有体痛的感觉。体内气血都充斥于体表，机体内部气血稍虚，故"数则为虚"。此时出现"微盗汗出"，而不是自汗出，说明邪热将入里，就像如果一个人阳气盛，睡觉的时候阳入于阴，就会有微盗汗出。其他表邪都是自汗，说明邪气由卫表入营阴。此时仍有恶寒，故仍属于表证，医家用了下法，体内正气本来就稍虚弱，代表正邪交争剧烈的动数脉变成迟脉，说明正气损伤，抗邪迟缓。此时邪气入里停于胸膈故痛，因为"胃中空虚，客气动膈"，即机体内部中焦正气虚损，邪气客于胸膈。此时上下不通，水饮形成（中焦不能运化），又有热，故

"短气烦躁"，出现栀子豉汤证的"心中懊侬"症状。最后总结结胸就是"阳气内陷，心下因硬"，此处对应了第131条中的"病发于阳……，病发于阴……"，阳代表正邪交争剧烈，阴代表正邪均弱，战斗不激烈。正是由于体表正邪战斗激烈，阳气才会内陷心下，如果战斗不激烈，就会形成痞证、协热利等变证。

如果没有形成结胸，可能是机体内部正气尚可以抵抗，没有让邪气一直入里，阳气尚能运化水饮，但力度不够，还是形成了湿气，湿聚则为水饮。湿与热结合，就如油入面，难解难分，热性向上向外排出，但为湿所牵制，故只有头汗出而余处无汗，因为头为诸阳之会。湿热瘀于里故皮肤发黄，小便不利。而水热互结皮肤是不发黄的。

《伤寒论》第135条　伤寒六七日，结胸热实，脉沉而紧，心下痛，按之石硬者，大陷胸汤主之。

结胸证除了用下法可导致外，还可以自然形成，如本条文，伤寒六七日，邪气逐渐入于心下，热与水饮相结故成"结胸热实"，既有热证又有里实，此时脉是沉紧的，而且"心下痛"，不按即痛（按之则痛是小陷胸汤证），触之像石头一样硬，这就是大陷胸汤证。其中"热实"症状最重要，如果只凭沉紧脉、心下痛、按之石硬是不能得出结胸证诊断的，因为有可能是阴寒的脏结或寒实结胸，而大陷胸汤证一般有舌红苔燥、小便赤、大便不通等症状。触诊也是比较重要的，如小柴胡汤证的胸胁苦满，有时患者自己感觉不出来，但如果触按患者两胁或肝胆经循行路线就会有痛感，或轻微拍打就会有青紫或灼痛。如果触按局部有抵抗或疼痛，不是有食积就是有瘀血。

《伤寒论》第136条　伤寒十余日，热结在里，复往来寒热者，与大柴胡汤；但结胸，无大热者，此为水结在胸胁也，但头微汗出者，大陷胸汤主之。

伤寒十余日，病邪可能已入里，根据后面的"热结在里"，确定了病邪已经入里而且有热与实结，但此时仍有往来寒热，说明正气仍可祛邪外出，可用大柴胡汤疏通表里兼下法。如果此时没有身（大）热而有心下硬痛（结胸）症状，说明此时水与热结于胸胁，邪盛正退，只有头部微汗出（头为诸阳之会）。此时为什么是水结而不是热结的大承气汤证呢？因为大承气汤证是身大热，蒸蒸自汗出，而大陷胸汤证是无大热，有热也仅是像第137条中的"小有潮热"，而且本条也是唯一一个明确大陷胸汤证为水热互结的条文。但编者认为大陷胸汤证并不全是水热互结，方剂学认为小陷胸汤证是痰热互结，其实大、小陷胸汤证的区别在于痰/水与热互结的紧密程度，结得紧就是大陷胸汤证，结得稍微松散就是小陷胸汤证，而并不是痰与水饮的区别。

《伤寒论》第137条　太阳病，重发汗而复下之，不大便五六日，舌上燥而渴，日晡所小有潮热。从心下至少腹硬满而痛不可近者，大陷胸汤主之。

太阳病，既有"重发汗"又用下法，津液大虚，如果患者是阴虚阳盛体质，就有可能转为阳明病，条文中有"不大便五六日，舌上燥而渴，日晡所小有潮热"，乍一看像阳明病承气汤证，但后面又讲"心下至少腹硬满而痛不可近"，大承气汤证硬满的范围没有这么大，也无"痛不可近"（不能提捏皮肤）的感觉，最多是疼痛拒按。所以此为大陷胸汤证，热结阻碍津液输送体表，才会有"项亦强，如柔痓"和"痛不可近"的症状。大陷胸汤证也存在急下存阴的含义，即有大承气汤证之义，但在正邪对比方面有些不同，大承气汤证是正邪交争，正气占主动，正气包围了邪气，而大陷胸汤证是邪气占主动，邪气包围了正气，所以在症状范围方面大陷胸汤证更广。第136条、第137条说明了结胸与少阳、阳明病的区别，结胸是无大热的，只有潮热，但病变疼痛的范围要比大承气汤证大。

《伤寒论》第149条　伤寒五六日，呕而发热者，柴胡汤证具。而以他药下之，柴胡证仍在者，复与柴胡汤。此虽已下之，不为逆，必蒸蒸而振，却发热汗出而解。若心下满而硬痛者，此为结胸也，大陷胸汤主之；但满而不痛者，此为痞，柴胡不中与之，宜半夏泻心汤。

见半夏泻心汤条文。

大陷胸丸

【方药】大黄半斤　葶苈子半升（熬）　芒硝半升　杏仁半升（去皮尖，熬黑）

【用法】捣筛二味，内杏仁、芒硝，合研如脂，和散。取如弹丸一枚，别捣甘遂末一钱匕，白蜜二合，水二升，煮取一升。温顿服之，一宿乃下，如不下，更服，取下为效。禁如药法。

【病邪】水热互结

【条文】

《伤寒论》第131条　病发于阳而反下之，热入因作结胸；病发于阴而反下之，因作痞也。所以成结胸者，以下之太早故也。结胸者，项亦强，如柔痓（音癍，通痉）状，下之则和，宜大陷胸丸。

此条理解的难点在于"病发于阳""病发于阴"，病发于阳一般都理解为表证，因为《伤寒论》中有"病发于阳，发热恶寒，病发于阴，无热恶寒"。表邪未解，如果过早用了下法，那么表热会乘势入胸，形成水热互结，此时不仅有心下结痛（结胸证是结于心下，而不是胸中）的感觉，而且结胸会阻滞津液上行，不能濡养项部，故项部拘挛，如柔痓。此时应用大陷胸丸缓缓下之，因为正气与邪气已经交争错杂，难以分清敌我，所以全部用下法。因此有表邪时不能过早用下法，防止发生变证。故《伤寒论》中有"汗不厌早，下不厌迟"的说法。

"病发于阴而反下之"，目前大部分解读都将其理解为"病发于三阴"，因为无热恶寒，所以发于阴而下之，就会"因作痞也"，痞证有许多，泻心汤证类就有附子泻心汤证、半夏泻心汤证等。编者认为，将此病发于阴理解为三阴有些牵强，如果理解为三阴，则需要四逆辈来温的，若用下法，会更伤阳气，阳气损伤不能运化阴浊，就会形成"脏结"，这是死证，比如肿瘤，正如第273条中的"太阴之为病，腹满而吐，食不下，自利益甚，时腹自痛。若下之，必胸下结硬"，治疗阴证用下法伤及脏器会形成硬块、痞块，所以本条文未提此治法。而痞证有热痞、气痞、寒热错杂痞，这些都不是用下法治疗阴证所能形成的。所以关于此条文中的"病发于阳""病发于阴",编者认为阳、阴是正邪对比的强、弱,正邪战斗激烈就是阳,正邪力量对比弱就是阴,都是表证,而不是三阴。

下法针对高位的病邪时,一般要加甘缓的药,如大柴胡汤的生姜、肺系的桔梗、本方中的白蜜(甘草反甘遂)。于大陷胸汤中加入葶苈、杏仁,祛除水饮应当更有力,但服量较小,且合蜜煎,较之汤剂则攻下之力缓矣。心下结硬,疼痛较轻而项背强急者,如果水多痛轻,一般选择丸剂,如果热多痛剧,一般选用汤剂,以呈"涤荡"之势祛除病邪。

猪苓汤

【方药】猪苓(去皮)、茯苓、泽泻、阿胶、滑石(碎)各一两

【用法】先煮四味,取二升,去滓,内阿胶烊消。温服七合,日三服。

【病邪】水热互结

【条文】

《伤寒论》第223条/《金匮要略·消渴小便不利淋病脉证并治》 若脉浮,发热,渴欲饮水,小便不利者,猪苓汤主之。

此条也应接第221条,为阳明里热影响到下焦。脉浮、发热均为里热所致,此时的汗应该不多,不像白虎汤证一样大汗,因第224条讲了"汗出多而渴者,不可与猪苓汤",此时用猪苓汤说明汗不多,里热耗津会引起"渴欲饮水",但主要会影响

到下焦的水液代谢。脉浮也不是浮脉，重按应有力，而是里热充盛气血外达。第221条中所讲有热可引起遗尿，那就是热邪太过而使下焦不能控制水液，水液完全不可控。此条属于水热在下焦，耗伤阴津，尿道艰涩，水液不完全可控，故小便不利。对于汗多而渴者就要慎用猪苓汤或加养津药。本条类似阳明病的承气汤证，只不过病位是在水，而不是热与食结。猪苓汤也不单是利水的方药，而且是针对水与热互结的方药。条文中的"渴欲饮水"是热邪耗津，与栝楼瞿麦丸证中热邪导致的水饮不化而口渴不同，根据方药来分析，此条文中的热邪消耗的是真阴，相当于血浆，而不是组织间液，所以用有情之品阿胶来补真阴。

《伤寒论》第224条　阳明病，汗出多而渴者，不可与猪苓汤。以汗多胃中燥，猪苓汤复利其小便故也。

阳明病，汗出多而且口渴，这是伤了津液，此时可用白虎加人参汤，而猪苓汤是针对下焦水热的，可利水泻热，此条如果用猪苓汤则会加重胃中的津液损失，使胃中干燥。

《伤寒论》第319条　少阴病，下利六七日，咳而呕渴，心烦不得眠者，猪苓汤主之。

此条不是纯正的少阴病，只是影响到膀胱，水液不能正常气化则蓄为水，日久郁热而成水热互结之证。此时应该小便不利，水液不通过小便而通过大便排出，故下利，下利六七日亦会伤阴而造成虚热。中上焦之水液不能气化则聚为水，故"咳""呕"，水饮妨碍正常津液输布则"渴"，虚热内扰则"心烦不得眠"。本方用滑石以去下焦之热并滑通，阿胶以润，猪苓、茯苓、泽泻以利水引热下行。

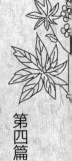

寒邪篇

第四篇

本篇主要介绍各种原因引起的寒邪病证，包括虚寒和实寒，临证虚寒证见得比较多，实寒多是由于患者先天阳虚而感受外邪直入三阴导致的寒证。寒邪多凝滞，故临床以疼痛症状为多，且易夹杂其他病邪，在外可表现为风寒湿，在内表现为寒湿、寒饮，既有气分证亦有寒邪入血证。因感受外寒/外湿而引起内部病变或者因先天阳气不足而感受外寒/外湿的方证在风寒篇和风湿（水）篇中已论述，本篇思维导图如下：

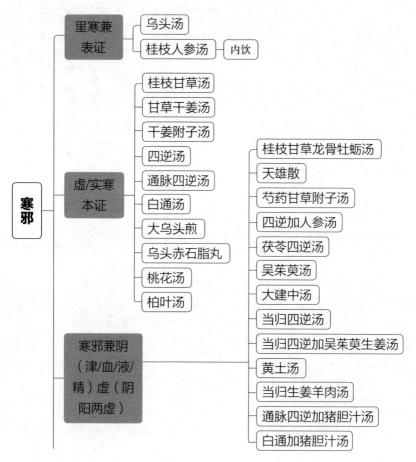

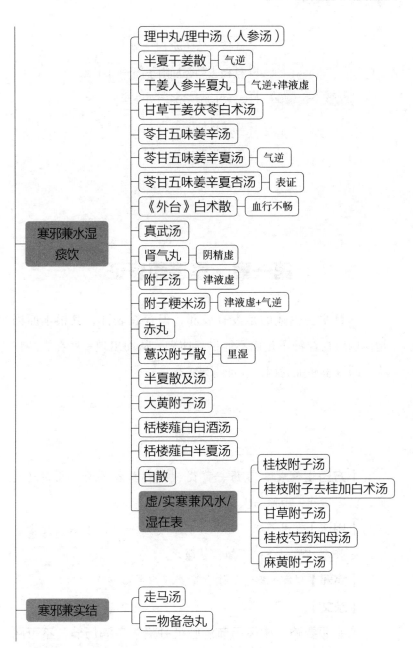

寒邪兼水湿痰饮

- 理中丸/理中汤（人参汤）
- 半夏干姜散 — 气逆
- 干姜人参半夏丸 — 气逆+津液虚
- 甘草干姜茯苓白术汤
- 苓甘五味姜辛汤
- 苓甘五味姜辛夏汤 — 气逆
- 苓甘五味姜辛夏杏汤 — 表证
- 《外台》白术散 — 血行不畅
- 真武汤
- 肾气丸 — 阴精虚
- 附子汤 — 津液虚
- 附子粳米汤 — 津液虚+气逆
- 赤丸
- 薏苡附子散 — 里湿
- 半夏散及汤
- 大黄附子汤
- 栝楼薤白白酒汤
- 栝楼薤白半夏汤
- 白散

虚/实寒兼风水/湿在表
- 桂枝附子汤
- 桂枝附子去桂加白术汤
- 甘草附子汤
- 桂枝芍药知母汤
- 麻黄附子汤

寒邪兼实结
- 走马汤
- 三物备急丸

183

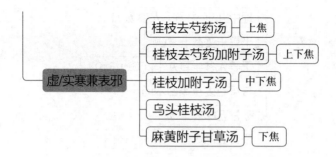

第一章　里寒兼表证

　　本章主要论述的是没有表邪，但存在表证，其根本原因是体内气血津液不足而不能供养体表，从而出现一些在表的症状，即以里寒证为因，表证为果。

乌头汤

　　【方药】麻黄、芍药、黄芪、炙甘草各三两　川乌（咬咀，以蜜二升，即除乌头）五枚

　　【用法】咬咀四味。以水三升，煮取一升，去滓，内蜜煎中，更煎之。服七合；不知，尽服之。

　　【病邪】里寒+表证（体有津液极虚并凝滞）

　　【条文】

　　《金匮要略·中风历节病脉证并治》　病历节，不可屈

伸，疼痛，乌头汤主之。

《金匮要略·中风历节病脉证并治》乌头汤方，治脚气疼痛，不可屈伸。

《金匮要略·腹满寒疝宿食病脉证治》附方（一）：《外台》乌头汤　治寒疝腹中绞痛，贼风入攻五脏，拘急不得转侧，发作有时，使人阴缩，手足厥逆。

本方证主要讲的是里寒重证，津液不能供养体表，所以才有"不可屈伸""拘急不得转侧"的症状，即"历节病"，多类似于现代的风湿性疾病，临床上风湿或类风湿关节炎的患者均要经历很长的病程，久病亏耗了下焦肾气，所以辨证为寒盛的患者多用比附子更猛烈的乌头作为主药来治疗，与蜜同煎而组成大乌头煎，主要针对寒气内盛，多有腹中痛难忍的症状。由于寒主收引，所以"拘急不得转侧"，体内寒邪根据天时而变，故"发作有时"，严重者肝肾寒而成"阴缩，手足厥逆"。本方还可治疗兼有外邪，风寒之邪侵袭体表，久则留滞关节，耗损体表气血津液，久则体表气血大亏，故以黄芪实表；因风寒凝滞骨节，局部津液不得代谢而成风寒湿之证，关节疼痛不可屈伸，所以用麻黄开破，白芍敛阴并制约乌头之燥热。本方与乌头桂枝汤类似，均用乌头煎，说明里寒证的病机相同，区别在于体表气血津液的强弱不同。乌头桂枝汤是乌头配伍桂枝汤，而本方是乌头配伍麻黄、黄芪、芍药、甘草，说明本方适用于体表极虚且久病、气血凝滞不通的患者，故以黄芪实表，白芍敛阴配以麻黄开破凝滞之气血。本方证与桂枝附子汤证也不同，一方面是其机体内部阳气虚损程度较桂枝附子汤方证更重，另一方面是桂枝附子汤方证表现为体表津液不化而成"风湿相搏"，而此方证表现为体表气血津液极虚并凝滞。

桂枝人参汤

【方药】桂枝四两　炙甘草四两　白术三两　人参三两　干姜三两

【用法】以水九升，先煮四味，取五升，内桂，更煮取三升，去滓。温服一升，日再夜一服。

【病邪】里虚寒+表证+内饮

【条文】

《伤寒论》第163条　太阳病，外证未除，而数下之，遂协热而利，利下不止，心下痞硬，表里不解者，桂枝人参汤主之。

本条文是在太阳表邪未解的前提下用了下法，之所以"数下之"，是因为有大便不畅的症状，医家以为是里实，所以才用下法，但下之后症状仍不缓解，所以频繁用下法，通泄过度则会引邪气入里，或为结胸，或为痞证，导致"利下不止，心下痞硬"。结合方药，说明"数下之"导致中焦虚寒并有水饮生成，故下利、心下痞硬，此时不同于半夏泻心汤证的水热痞，本方证是虚寒痞，所以不用黄芩、黄连这些苦寒之药，而用干姜、白术以温太阴。"协热而利"应该是"协表热而成寒利"，与葛根芩连汤的"协表热而成热利"成阴阳之象。桂枝通阳，之所以没有用生姜、大枣，是因为首先要治疗里证，三阴病表里不解者，先治疗里证，再治疗表证。本方即桂枝加理中汤方药，后加桂枝，多取其辛性，此时中焦虚损不再是阳明胃，而是太阴脾不能运化水液，故用白术、干姜来温脾化饮，后辅以人参甘草来补津液，而不再用生姜、大枣、甘草，原因有两个：一是防止激荡水饮，二是避免加重正气消耗负担。

第二章　虚/实寒本证

桂枝甘草汤

【方药】桂枝四两（去皮）　炙甘草二两

【用法】以水三升，煮取一升，去滓。顿服。

【病邪】上焦阳虚

【条文】

《伤寒论》第64条　发汗过多，其人叉手自冒心，心下悸，欲得按者，桂枝甘草汤主之。

中医理论认为"汗为心之液，汗血同源"，汗法使用过度，伤了津血，则心脏会代偿性地增加跳动次数以满足机体需要，所以外感病发汗后可能会出现"心悸"，但此条只是"心下悸"，代表心脏功能轻度受损，没有达到心血虚的程度。"心下悸"是促进中焦脾胃产生津液的一种代偿反应。心阳虚，则气化功能不足，所以心阳虚患者喜按。胸阳不振一般会有胸闷的症状，故用炙甘草补津液，桂枝向上向外通阳化气。

甘草干姜汤

【方药】炙甘草四两　干姜二两

【用法】以水三升，煮取一升五合，去滓。分温再服。

【病邪】中焦阳虚

【条文】

《伤寒论》第29条　伤寒，脉浮，自汗出，小便数，心烦，微恶寒，脚挛急。反与桂枝汤欲攻其表，此误也。得之便厥，咽中干，烦躁吐逆者，作甘草干姜汤与之，以复其阳。若厥愈足温者，更作芍药甘草汤与之，其脚即伸；若胃气不和，谵语者，少与调胃承气汤；若重发汗，复加烧针者，四逆汤主之。

本条文主要讲的是形似桂枝汤类证，但实为津血丧失的情况。"自汗出，小便数"导致机体津液损伤。"伤寒，脉浮，自汗出""微恶寒"，虽然像体表有邪气，但考虑到没有代表三阳证的"发热"症状，说明病情已由阳转阴，是三阴病。桂枝汤证有自汗、发热、脉浮、微恶寒的症状，桂枝加附子汤证有四肢微急、小便难的症状，但两者均无小便数、心烦症状，这是与本条文所指方证相区别的关键点。尤其是"小便数"，代表阳不摄阴，更加重了津液的丢失，津液虚少则有虚热产生，这是因为津液虚少，机体为了改变这种情况，就要通过亢奋以加快津血的生成和运行，所以就会有"虚火"，故心烦，"脚挛急"也是津液少而不足以濡养肌筋的缘故。所以此条指的是少阴病（阴阳虚损），此时若用桂枝汤攻表发汗，则津液更虚，就会发生阴阳衰竭。根据患者的体质情况有两种转归，一种情况是患者体质偏阳虚，津液丢失后转为阴证，表现出寒的征象，呈现阴阳两衰，阳衰则有"厥逆"和"躁"的症状，阴衰则有"咽干"和"烦"的症状。中焦不健则里饮生，津液丢失则胃中干，两者均可导致胃气不和而呕逆。咽喉是全身阴经的交汇点，需要大量的阴液滋养，所以感冒的患者多以咽痒或咽痛起病，这缘于不同的体质。

阴阳俱虚，阳不摄阴时，主要矛盾常在阳虚方面。阳固则阴存，阳生则阴长，更何况有形之阴不能速生，无形之阳即可顷刻而亡。故用甘草干姜汤以复阳固阴并温中去饮，这也体现了张仲景倡导的"保胃气，存津液"理念，中焦健运则津液自生，津液的功能即阳气。如果"厥逆"消失，代表"阳已复"，如果觉得津液自生较慢，可用芍药甘草汤以加快津液运送，表现为"酸甘化阴"，则拘挛可缓，"其脚即伸"。

另一种情况是患者体质偏阴虚，津液丢失后转化为阳证（阳明病），小便数则可导致阳明病，现在津液虚，胃家喜润恶燥，则会表现为里热胃气不和，出现谵语症状，可用调胃承气汤以清其热，谨防再大泻津液。

如果使用比桂枝汤更重的"重发汗，复加烧针"（重发汗一般是指用麻黄汤，烧针更能丢失津液），两者相加则会损伤先天之本，导致阴阳离决，成为虚极重症，此时就要用四逆汤来回阳救逆。

总之发汗后伤津液，根据患者体质的不同可呈现不同的证型，阳虚患者表现为卫气不固而漏汗的桂枝附子汤证，严重点就是甘草干姜汤证，再严重就是四逆汤证；阴虚患者发汗后邪气更容易入里化热转阳明。所以如果感冒的患者小便较多，发汗要慎重，特别是老年患者。有的学者认为根据本条文中的"脉浮，自汗出，小便数，心烦，微恶寒，脚挛急"可用桂枝加附子汤治疗，这有些欠妥，因为小便的情况不同，桂枝加附子汤证的"小便难"是津液不能气化而出，而此条中的"小便数"是阳不摄阴，病情比桂枝附子汤证更严重。"因加附子参其间，增桂令汗出，附子温经，亡阳故也"，所以桂枝加附子汤还是有一些发汗作用的，其整体作用趋势仍然是走表。本方可用来治疗胃虚有饮、呕逆、吐涎沫或小便数，体现的是温摄法，亦可用于治疗虚寒性出血。

《金匮要略·肺痿肺痈咳嗽上气病脉证治》 肺痿吐涎沫而不咳者，其人不渴，必遗尿，小便数，所以然者，以上虚不能制下故也，此为肺中冷。必眩、多涎唾，甘草干姜汤以温之。若服汤已，渴者，属消渴。

肺痿病是指"寸口脉数，其人咳，口中反有浊唾涎沫者"，是肺脏不能通调水道导致水饮停于上焦而有"唾涎沫"的症状。如果在临床上只见患者吐涎沫而没有咳，且没有口渴的症状，说明不是津液虚导致的虚热型肺痿，而是虚寒型肺痿。中焦虚寒而有水饮，上、中焦肺、脾不能化水饮，就会导致下焦遗尿、小便数，因为小便能正常排出，不单是依靠下焦肾气，而是由上、中、下三焦（肺、脾、肾）合力而成，称之为"上虚不能制下"。水饮内停故有头晕、多涎唾等症状，可用甘草干姜汤治疗。患者服药后，如有口渴的症状，则说明已转归于中上焦消渴的范畴，当依法治之。这也体现了中焦为后天之本，是机体津液的"加油站"。

干姜附子汤

【方药】干姜一两　生附子一枚（去皮，切八片）

【用法】以水三升，煮取一升，去滓。顿服。

【病邪】中下焦阳虚

【条文】

《伤寒论》第61条　下之后，复发汗，昼日烦躁不得眠，夜而安静，不呕，不渴，无表证，脉沉微，身无大热者，干姜附子汤主之。

《伤寒论》治法中有先下后汗，有先汗后下，前者对津血的损伤较大，后者对津血的损伤相对较小，因为"汗不厌早，下不厌迟"。本条文中先下后汗，下法虚其里，汗法虚其表，既伤阴又伤阳，但以伤阳为主，所以第60条中先下后汗后，必振寒，脉微细，振寒脉微为阳虚，脉细为阴虚。此条文中脉沉微主要是阳虚。"昼日烦躁不得眠，夜而安静"，是因为白天机体津液要发挥功能，但津液少，强行做功则烦躁，就比如让本来身心疲惫的士兵进攻城池，士兵就会有怨言，而晚上机体发挥功能少，故安静。根据"不呕，不渴，无表证"可排除少阳病（少阳郁热之烦躁）、阳明病（里热内扰之烦躁）和太阳病（不汗出而烦躁），"脉沉微，身无大热"说明是三阴病，因为尚未表现出阴盛格阳的"烦热"，本条与栀子豉汤证的昼夜皆烦和阳明渴烦是不同的。方药中用生附子，是取其通行之力，激发肾阳后，沟通里外，而炮附子偏守。以干姜温补中阳。

四逆汤

【方药】干姜一两半　生附子一枚（去皮，破八片）　炙甘草二两

【用法】以水三升，煮取一升二合，去滓。分温再服。强人可大附子一枚、干姜三两。

【病邪】中下焦阳虚（阴盛阳衰）

【条文】

《伤寒论》第29条　伤寒，脉浮，自汗出，小便数，心烦，微恶寒，脚挛急。反与桂枝汤欲攻其表，此误也。得之便厥，咽中干，烦躁吐逆者，作甘草干姜汤与之，以复其阳。若厥愈足温者，更作芍药甘草汤与之，其脚即伸；若胃气不和，谵语者，少与调胃承气汤；若重发汗，复加烧针者，四逆汤主之。

见甘草干姜汤条文。

《伤寒论》第91条　伤寒，医下之，续得下利清谷不止，身疼痛者，急当救里；后身疼痛，清便自调者，急当救表。救里宜四逆汤，救表宜桂枝汤。

见桂枝汤条文。

《伤寒论》第92条　病发热，头痛，脉反沉，若不差，身体疼痛，当救其里，宜四逆汤。

发热、头痛是表证，既可以由体表之邪引起，也可以由里

证引起，那么此条文中到底是里证还是表证呢？表证的脉应该
为浮，表明机体气血向外解表，但此时脉为沉，所以是里证，
里证引起表证说明机体内部气血津液虚损，不能供养体表，可
以考虑用麻黄附子细辛汤或麻黄附子甘草汤。根据本条文方药
来讲，体内阳虚阴盛，"若不差"，病未痊愈，而仍有身体疼
痛，说明里气不振，气血不能外达，急当救里，宜用四逆汤。

《伤寒论》第225条　脉浮而迟，表热里寒，下利清谷
者，四逆汤主之。

"脉浮而迟"，只根据这个脉象很难推断出是热还是寒，
如果是热，表明里热盛而有实结，脉必定浮大有力；如果是
寒，表明里较虚，机体只有一小部分能趋气血外出，此时的浮
必定无力，很快就会像第92条那样转为沉脉。根据后面的条
文，此脉象就是里寒，出现下利清谷，阳气浮于外而发热。此
时急需温里，以供气血外达。

《伤寒论》第323条　少阴病，脉沉者，急温之，宜四
逆汤。

此条讲了用四逆汤的必备条件是出现了少阴症状，而且脉
沉，需要急用四逆汤以防止病情演变为通脉四逆汤证，出现吐
利、厥逆等症状。

《伤寒论》第324条　少阴病，饮食入口则吐，心中温温
欲吐，复不能吐，始得之，手足寒，脉弦迟者，此胸中实，不
可下也，当吐之。若膈上有寒饮，干呕者，不可吐也，当温
之，宜四逆汤。

"饮食入口则吐，心中温温欲吐"说明病位在上焦，为

有形实邪阻滞，后面的"手足寒，脉弦迟"说明是胸中有阴邪实证，或为寒痰，或为寒饮聚于膈下，此时不宜用下法，病经在上焦宜用吐法，可考虑用瓜蒂散。如果胸中有寒饮，出现干呕，没有"温温欲吐"症状，说明病程较久，病邪影响到中焦，似乎符合小青龙汤证的病机，但此时机体正气弱，脉必沉微，不可能再耗散正气去宣散病邪，也不能再用吐法，小青龙汤本来就有拔肾气的后患，不可多用于老年患者，所以用四逆汤温之。四逆汤是从下焦"点火"以"增加火势"的方药，"点"的是机体的阴津血，以助机体将水饮"阳化气"。

《伤寒论》第353条　大汗出，热不去，内拘急，四肢疼，又下利厥逆而恶寒者，四逆汤主之。

"大汗出"，不论是原有表证过汗导致的大汗出，还是疾病演变到阴盛格阳所致的大汗出，都会存在里阳虚而津液不足，里寒盛则不能温煦，故四肢疼、下利、厥逆，气血不能濡润全身故"内拘急"，不能达表故"恶寒"。"热不去"则是虚阳外浮，但无卫外、温煦的功能，不能发挥正常阳气的作用，故"恶寒"，此时急需先治里，故用四逆汤。第20条中桂枝加附子汤证也是阴阳两虚，但没有此条严重，也没有下利和厥逆症状。

《伤寒论》第354条　大汗，若大下利而厥冷者，四逆汤主之。

此条与第353条一样，都是大汗、大下利导致的机体津液大虚，表现为里阳虚且下利、厥冷，所以急用四逆汤以复其阳，阳可急复，但阴不能速生。

《伤寒论》第372条/《金匮要略·呕吐哕下利病脉证治》　下利腹胀满，身体疼痛者，先温其里，乃攻其表，温里宜四逆汤，攻表宜桂枝汤。

见桂枝汤条文。

《伤寒论》第377条/《金匮要略·呕吐哕下利病脉证治》　呕而脉弱，小便复利，身有微热，见厥者难治。四逆汤主之。

此条文中有呕和发热症状，类似小柴胡汤证，但实际却大相径庭。根据方药来推测，本条文除了这两个症状外，还应该有脉弱、小便清长、厥等症状。呕一般是胃病，因为机体气血是向上的，所以有呕吐症状时小便一般都是不利的，而且脉弱，代表胃气虚损，再结合小便利，说明下焦火衰，不能温煦胃土，而形成肾阳衰微证，从而阴寒内盛而迫阳外出，故"身有微热、四肢厥冷"，这些都表明阴寒内盛而虚阳外越。一般来讲四逆汤针对阴寒下利者较多，现在是小便复利而有呕，有上越下泄的倾向，所以才讲"难治"。此时呕不是主要矛盾，阴盛阳衰才是。

《伤寒论》第388条　吐利汗出，发热恶寒，四肢拘急，手足厥冷者，四逆汤主之。

吐、利、汗出后津液虚损极重，形成阴证，就像37℃的水如果体积仅为2毫升，那么相应的温度也不会太高。阴液不足故脉微欲绝、四肢拘急，阳虚内寒故手足厥冷，这些都是由阳虚、阴寒内盛导致的。此条仍有发热恶寒的症状，发热是机体正邪相争的表现，但结合此时吐、利等症状，说明机体正气已经虚损，体内气血不能充养体表，那此时的发热就是因为阴寒内盛逼迫阳气外出，阳气浮于外，不能发挥卫外、温煦的功能，故恶寒。此时需要急救里，故用四逆汤。

《伤寒论》第389条　既吐且利，小便复利而大汗出，下利清谷，内寒外热，脉微欲绝者，四逆汤主之。

本条也有吐、利、汗出的症状，而且小便一直通利，代表阳虚不能摄阴，里寒盛故下利清谷，迫阳于外故内寒外热，津液虚损极重，故脉微欲绝，急用四逆汤，可加人参。

通脉四逆汤

【方药】炙甘草二两　生附子大者一枚（去皮，破八片）干姜三两（强人可四两）

【用法】以水三升，煮取一升二合，去滓。分温再服。其脉即出者愈。

【加减】面色赤者，加葱九茎；腹中痛者，去葱，加芍药二两；呕者，加生姜二两；咽痛者，去芍药，加桔梗一两；利止脉不出者，去桔梗，加人参二两。病皆与方相应者，乃服之。

【病邪】阴寒迫阳外浮

【条文】

《伤寒论》第317条　少阴病，下利清谷，里寒外热，手足厥逆，脉微欲绝，身反不恶寒，其人面色赤，或腹痛，或干呕，或咽痛，或利止脉不出者，通脉四逆汤主之。

本方名为通脉四逆汤，而且用法中讲"脉即出者愈"，再与四逆汤方药剂量对比，此方证病情比四逆汤方证更严重一些，已经出现脉止的症状。里阴寒强盛，故下利清谷，迫阳外浮，里外格拒，故"身反不恶寒""面色赤"。中焦寒盛，不能正常生津液，再加上下利，所以津液极虚而"脉微欲绝"。方中葱白没有发汗的作用，只是和桂枝一样起到通阳的作用，将体内气血津液输送到体表，但其与机体气机更亲近。"或腹痛"是因为寒邪客于腹部，故去上下直通的葱白，加芍药将药力集中于腹部。寒邪在中焦胃则干呕，故加生姜散寒。寒邪集于咽喉，则咽痛，故去作用方向为向下向内的芍药，加桔梗升提于上而开破。虽然利止，但有可能是已无津液可下，再加上脾胃不能续生津液故"脉不出"，需要加人参以亢奋阴液。

《伤寒论》第370条/《金匮要略·呕吐哕下利病脉证治》 下利清谷，里寒外热，汗出而厥者，通脉四逆汤主之。

本条文中的症状有发热、汗出，代表机体阳气足，如果没有下利清谷和厥症状，说明只是表邪，但有了这两个症状，说明是里寒迫阳外出，形成虚阳外脱的一种状态，故用通脉四逆汤，此时的脉象应该是脉微欲绝。有发热、汗出症状不能直接理解为有表邪的太阳中风，因为太阳中风还有恶风、脉缓症状。

白通汤

【方药】葱白四茎 干姜一两 生附子一枚（去皮，破八片）

【用法】以水三升，煮取一升，去滓。分温再服。

【**病邪**】阴寒内盛格阳于外

【**条文**】

《伤寒论》第314条 少阴病，下利，白通汤主之。

本条文应该是少阴表里证，和麻黄附子细辛汤证、麻黄附子甘草汤证病机类似，原因在于葱白可通阳，再加上生附子通行之力强，可以快速通阳至表，不用炙甘草，弃其甘缓之性。本方适用于阴寒盛者，二便下利，津液虚损极重，故减干姜用量防止燥阴，属于"急则治其标"的急复其阳。通脉四逆汤证是机体内仍有少量津液，但是表里沟通不通畅，所以命名为"通脉"，此条是表里已经完全不能联系，所以急用葱白引阳上达至表。

干姜附子汤、四逆汤、通脉四逆汤、白通汤方证的区别在于这四个方证中均有生附子和干姜，但剂量各不相同且配伍药物亦不同，而乌梅丸中亦是附子与干姜同用，但其用的是炮附子。

干姜附子汤剂量与四逆汤相差无几，但四逆汤多了炙甘草，甘草的作用就是让药效持久缓慢地发挥，就像往一个杯子里倒热水一样，干姜附子汤就是猛地一下把热水都倒进去，势必会对杯子造成一定的破坏，只可用于急救，不能多次应用，而四逆汤就是慢慢地将水倒入杯子，既不会破坏杯子，又能将杯子注满水。

四逆汤、通脉四逆汤和白通汤证均是阳衰阴盛，多见小便清长、下利清谷、脉细欲寐、四肢厥冷等症状，但通脉四逆汤证除"少阴四逆"外，还有"身反不恶寒，其人面色赤……"等症，属于阴寒内盛，真阳欲脱，所以在四逆汤的基础上重用干姜附子以回阳复脉，称之为"通脉"，而且"分温再服""其脉即出者愈"。如果患者服用通脉四逆汤后，吐下的症状都消失，但还是"汗出而厥，四肢拘急不解，脉微欲绝"，代表真阴真阳大虚欲脱，所以加苦寒之胆汁，既能防寒邪拒药，又能引虚阳复归于阴中。

白通汤即四逆汤去甘草，减少干姜用量，再加葱白而成，主治"下利"，下利伤阴所以减干姜用量以防止燥热伤阴。与通脉四逆汤证相比，白通汤证的津液虚损程度更加严重，阴阳已经离心、离德，所以才急用葱白通阳归阴，而通脉四逆汤证中津液尚有少量，阴阳尚可维系。如果出现"利不止，厥逆无脉，干呕烦"症状，代表阳气欲上脱（呕），阴气欲下脱（利不止），可加胆汁、人尿滋阴以和阳。

大乌头煎

【方药】乌头大者五枚（熬去皮，不咬咀）

【用法】以水三升，煮取一升，去滓，内蜜二升，煎令水气尽，取二升，强人服七合，弱人服五合。不差，明日更服，不可一日再服。

【病邪】阴寒痼结

【条文】

《金匮要略·腹满寒疝宿食病脉证治》　腹痛，脉弦而紧，弦则卫气不行，即恶寒，紧则不欲食，邪正相搏，即为寒疝。绕脐痛，若发则白汗出，手足厥冷，其脉沉弦者，大乌头煎主之。

本方是为寒疝而设，缘由腹中阴寒痼结，气机不通而"绕脐痛"，中焦有寒则不能消化水谷故"不欲食"，寒阻气血外出故体表"恶寒""手足厥冷"，体表气血不能摄敛津液则"发则白汗出"，表示出的是冷汗，里寒甚故脉沉，正气尚有抵抗之力故"脉沉弦"。乌头类似附子但药力更猛，且以蜜制其毒性，以急则治其标。

乌头赤石脂丸

【方药】蜀椒一两（一法二分） 乌头一分（炮） 附子半两（炮）（一法一分） 干姜一两（一法一分） 赤石脂一两（一法二分）

【用法】末之，蜜丸如梧子大，先食服一丸，日三服（不知，稍加服）。

【病邪】阴寒内盛

【条文】

《金匮要略·胸痹心痛短气病脉证治》 心痛彻背，背痛彻心，乌头赤石脂丸主之。

栝楼薤白白酒汤证、栝楼薤白半夏汤证和本方证均有胸痛，胸中疼痛的性质由胸背痛、心痛彻背，发展成为"心痛彻背，背痛彻心"，说明阳虚阴寒之势由轻到重。相比栝楼薤白半夏汤证的上、中焦病变，本方证已经涉及下焦先天之阳，所以阴寒之邪更甚，扩散到背部，背部虽然为阳，但也被阴寒之邪贯通。本条文虽然症状简单，但也应该有四肢厥冷、脉沉紧的症状。本方皆用大辛大温之药，附子乌头以温下焦，干姜蜀椒以暖中焦，赤石脂收敛以制约大辛大热药辛散过度，且赤石脂比芍药更入血分。本方多于饭前服，以增强药力吸收。

桃花汤

【方药】赤石脂一斤（一半全用，一半筛末） 干姜一两粳米一升

【用法】以水七升，煮米令熟，去滓。温服七合，内赤石脂末方寸匕，日三服。若一服愈，余勿服。

【病邪】寒伤血络

【条文】

《伤寒论》第306条/《金匮要略·呕吐哕下利病脉证治》 少阴病，下利便脓血者，桃花汤主之。

《伤寒论》第307条 少阴病，二三日至四五日，腹痛，小便不利，下利不止，便脓血者，桃花汤主之。

这两条为虚寒久利，滑脱不禁。少阴肾寒，久则不能温煦中土，故脾胃虚寒，伤及血络，出现肠黏膜溃破而出血，所以用赤石脂来吸附和覆盖黏膜。由于本汤证病位主要在肠道，故选用干姜以温中。之所以用粳米而不用甘草可能是考虑到粳米属肺金，与胃、肠、肺、阳明燥金同属一个系统，而甘草属土，所以用质白且黏的粳米更能修补肠黏膜并益气，这在白虎

汤、麦门冬汤、竹叶石膏汤中都有体现。本条文的下利应该是泄泻无度，下利日久（二三日至四五日），津液损伤化源不足，则有小便不利，阴寒内凝故有腹痛症状。桃花汤证虽为少阴病，但根据方药来讲，应属于少阴病初期，火不能煨土而伤及血络。

柏叶汤

【方药】柏叶、干姜各三两　艾叶三把

【用法】以水五升，取马通汁一升，合煮，取一升，分温再服。

【病邪】血寒

【条文】

《金匮要略·惊悸吐血下血胸满瘀血病脉证治》　吐血不止者，柏叶汤主之。

根据方药来分析，本条文主要针对因寒邪而出血患者。柏叶为止血药，马通汁即马粪取水化开，取过滤液，为强有力的止血药，但性偏温且臭秽，可以黄土汁代替，或加阿胶。干姜、艾叶的主要功效是温暖阳气以祛寒。故本方以祛寒为主，主要用于止血后吐血不止的情况。

第三章　寒邪兼阴
（津/血/液/精）虚（阴阳两虚）

产生里寒的原因有两个：一是津液的温煦功能下降，所以有寒邪；二是津液本身的体积变少或者温度下降，就像一杯热水，它本身的体积变少，或者体积没有少但温度下降，都可以产生寒邪。

桂枝甘草龙骨牡蛎汤

【方药】桂枝一两（去皮）　炙甘草二两　牡蛎二两（熬）　龙骨二两

【用法】以水五升，煮取二升半，去滓。温服八合，日三服。

【病邪】心阳虚+心阴不足+心神浮动

【条文】

《伤寒论》第118条　火逆下之，因烧针烦躁者，桂枝甘草龙骨牡蛎汤主之。

本条文难以理解的是"火逆下之，因烧针"这段文字，根据方药来判断，这条应该是上焦心阴受损后出现的症状。此条应与第112条对比来看，第112条讲的是"伤寒脉浮，医以火迫劫之，亡阳必惊狂，卧起不安者，桂枝去芍药加蜀漆牡蛎龙骨救逆汤主之"。这两条都是因火而起。火邪既可伤阴又可伤阳，如果阴阳皆伤，机体心阴的库存不足以"克火"，那么火邪会继续存在，就不会有痰饮生成，所以"火逆"后"下之"以"急下存阴"，此时心阳也有受损，用了下法之后，就会遗留"火劫烧针"疗法后烦躁的症状。所以用桂枝、甘草强心阳，龙骨、牡蛎敛浮越之心神，此时心阴不足，所以桂枝、甘草不再是2：1的比例，而是加大了甘草的量，有补津液之意。如果火邪之后伤阴不是很严重，主要以伤阳为主，那么心阴充足则火邪剩余不多，就只有伤阳，阳虚则痰饮生，故形成第112条之证。

　　本方证与桂枝甘草汤证的侧重点不同，桂枝甘草汤证以心阳亏虚为主，故桂枝用量倍于炙甘草，重在温心阳；桂枝甘草龙骨牡蛎汤证是以心阴亏虚为主兼心神浮越，其用药宜甘缓而不宜辛散，故甘草用量倍于桂枝，并加牡蛎、龙骨重镇安神，潜敛浮越之心神。

天雄散

【方药】炮天雄三两　　白术八两　　桂枝六两　　龙骨三两

【用法】杵为散，洒服半钱匕，日三服，不知，稍增之。

【病邪】阴寒内盛+阴精不足

　　本方没有条文对应，由于它是散剂，根据方药及上下条文来分析，应该是针对内有阴寒之邪的"失精"证候。《备急千金要方》谓："天雄散，治五劳七伤，阳痿不起衰损方。"天雄即附子类，以桂枝通阳化气，龙骨敛气血于内，白术健运中焦。此方证可能有虚阳上浮的表现，但没有虚热的症状，如果有虚热应该加白薇。

芍药甘草附子汤

【**方药**】芍药、炙甘草各三两　炮附子一枚

【**用法**】以水五升，煮取一升五合，去滓。分温三服。疑非仲景方。

【**病邪**】阳虚寒+阴不足

【**条文**】

《伤寒论》第68条　发汗病不解，反恶寒者，虚故也，芍药甘草附子汤主之。

本条文讲的是用汗法之后，病症没有缓解，反而比开始的"恶风"多了"恶寒"的症状，这表示陷入了阴证，因为汗法伤了下焦之阳。与第20条的桂枝加附子汤中的漏汗症状相比，此时体表津液不是很虚，出汗已不多，基本无汗，体表之邪的势力减弱，而且方中少了桂枝、生姜、大枣，代表动态的体表之邪已式微，整体偏向于里证。故以炮附子温下焦之阳，芍草敛阴和营以补充津液。

四逆加人参汤

【**方药**】炙甘草二两　生附子一枚（去皮，破八片）　干姜一两半　人参一两

【用法】以水三升，煮取一升二合，去滓。分温再服。

【病邪】阴寒内盛+阴液虚

【条文】

《伤寒论》第385条　恶寒脉微而复利，利止，亡血也，四逆加人参汤主之。

恶寒而脉微、下利，这些症状表明是阴寒利，如果利止，有两种情况：第一种是下利对机体造成的损伤不是特别严重，机体仍可以自我恢复，阳气将复；第二种是机体阴液已经大亏，已无津液可下。根据方药来分析，本条文属于第二种情况，即机体津液大虚，所以称之为"亡血也"，亦可称之为"亡阳"也，这也是为什么在阴津大损的情况下用大热药加人参来治疗。前面讲过，机体如同一杯37℃的水，现在津液阴竭，则机体温度亦成寒象，呈现一派沉衰之象，况且"有形之血不能速生，无形之气需当速固"，所以不能一见"阳"字就简单地将其当作"热"来理解，胡希恕教授也认为张仲景的"亡阳"即"亡津液"。所以本方证用四逆加人参汤以回阳并大补津液。古代的人参，既可与四逆汤配伍，又可与白虎汤配伍，所以说古代的人参无寒热之分，它的作用就是亢奋阴气，直补津液。一般补津液用生姜、大枣、甘草，但如果中焦化生津液功能已经不能完全满足机体需要，就需要用直补阴分的药。

茯苓四逆汤

【方药】茯苓四两　炙甘草二两　生附子一枚（去皮，破

八片） 干姜一两半 人参一两

【用法】以水五升，煮取三升，去滓。温服七合，日二服。

【病邪】阴阳两虚

【条文】

《伤寒论》第69条 发汗，若下之，病仍不解，烦躁者，茯苓四逆汤主之。

此条文是汗下之后，既伤了津血，又导致了阳气功能的衰弱，造成阴阳两虚，陷入了阴证。如果是因热邪导致的阴津损伤，并且有烦躁的症状，可用石膏以降热气而除烦。但根据方药来分析，此为汗下之后形成阴阳两伤的状态，此时津液的功能和数量均受到影响，但仍要让机体气血亢奋以满足机体功能需要，因此机体出现烦躁症状。与四逆加人参汤比较，本方多了茯苓，茯苓的主要作用就是双向调节阴阳，如果阴阳合得太过就分阴阳，就像气郁水中，不能将水液气化，阴阳不能分离就会出现小便不利的症状；如果阴阳分得太多就合阴阳，也可能是心气涣散，"分"得太过。茯苓不仅可以治疗"惊邪，恐悸"，还可治疗男子梦遗，女子白带，这是在脾肾合阴阳。茯苓也可以化痰，因为痰的形成是由于阴阳不能相分，用茯苓后清阳上升，浊阴下降，所以二陈汤中用茯苓。本方就是以茯苓为主药，在四逆加人参汤补阳回阴之后，让阴阳更加和谐以除烦躁。

吴茱萸汤

【方药】吴茱萸一升 人参二两 生姜六两（切） 大枣

十二枚（擘）

【用法】 以水七升，煮取二升，去滓。温服七合，日三服。

【病邪】 肝胃虚寒（津液虚）

【条文】

《伤寒论》第243条　食谷欲呕，属阳明也，吴茱萸汤主之。得汤反剧者，属上焦也。

太阳、少阳病都有呕的症状存在，但与进食的关系不大，此条是食谷欲呕，与阳明胃的关系较密切。阳明病多论胃家实，此条"属阳明"，只是代表病位在阳明胃，非胃家实，即使是实，也是寒实。本方证的病机就是阳明胃寒且津液虚，从脏腑学说来讲，阳明火力来源于先天之肾（火生土），即胃的热量来源于先天肾阳。此条由于患者体质或病邪原因，阳明胃动力不足，除了用生姜、大枣、人参暖胃生津液外，还需要得到先天肾阳的支持，但此时还没有达到真正的少阴病的程度，所以可用吴茱萸治疗，吴茱萸辛苦温，一般苦味药具有下降作用，辛苦温则具有向上清解、向下降泄的作用，与桂枝相比，吴茱萸的力量更强一些，而且性更温，可双向调节。厥阴肝木主疏泄，所以无论是少阴虚寒还是阳明虚寒，都需要肝木在胃与肾之间畅达能量。胃中虚寒则食谷欲呕。如果患者服用吴茱萸汤后欲呕症状加剧，说明病邪在上焦，有的学者将此病邪解释为上焦有热，用小柴胡汤，但前面讲了，少阳之呕与进食的关系不大，而且上焦有热，就会频频呕吐。这里的病邪应该属于寒邪，原因是患者服用了吴茱萸汤后，寒邪欲解，但由于寒浊之邪位置偏上，所以机体通过呕吐的方式排邪，吐后疾病就痊愈了。

《伤寒论》第309条 少阴病，吐利，手足逆冷，烦躁欲死者，吴茱萸汤主之。

本条文虽然标示少阴病，但根据方药来分析，应该属于初期，未能形成真正的少阴病，没有达到"四逆"的程度，只是少阴寒影响到了阳明。少阴病由于肾水寒，肝木升发疏泄功能不能正常发挥，故胃中亦寒而不能正常化生津液，水液入胃不能消磨故痰饮生，阻于胃中故食谷欲呕，上为吐、下为利。脾胃主四肢，气血不达故手足逆冷，阳盛则烦、阴盛则躁，本条文中有"烦躁欲死"，说明阳气尚可与邪气相争，而且只是"手足逆冷"，尚未过肘膝，未出现"厥逆"。此条应与第296条"少阴病吐利、烦躁、四逆者，死"相区别，第296条中也有吐利、烦躁症状，但出现了"四逆"，代表冷过肘膝，阴阳之气已然离决，属于少阴寒证引起的中焦脾胃功能崩坏。

《伤寒论》第378条/《金匮要略·呕吐哕下利病脉证治》 干呕，吐涎沫，头痛者，吴茱萸汤主之。

脏寒易生水，脏热易动风，中焦有寒饮故"干呕，吐涎沫"，寒气上逆则"头痛"，一般多为"巅顶痛"。

《金匮要略·呕吐哕下利病脉证治》 呕而胸满者，吴茱萸汤主之。

吴茱萸汤主要针对寒证，本方证以"呕而胸满"为主要症状，胃中有寒则呕，中焦不能上奉于上焦则胸中阳气不足，故气不得运而胸满。本方多用于临床上干呕、吐涎沫并伴有胸满、头痛者。

大建中汤

【**方药**】蜀椒二合　干姜四两　人参二两　胶饴一升

【**用法**】以水四升，煮取二升，去滓，内胶饴一升，微火煎取一升半，分温再服；如一炊顷，可饮粥二升，后更服，当一日食糜，温覆之。

【**病邪**】中焦虚寒重证（津液虚）

【**条文**】

《金匮要略·腹满寒疝宿食病脉证治》　心胸中大寒痛，呕不能饮食，腹中寒，上冲皮起出见有头足，上下痛而不可触近，大建中汤主之。

本条文主要论及中焦阳虚而阴寒内盛所致的上、中二焦，表里内外病证，上焦有寒故心胸中痛，特别提示为"大寒"，说明病情急迫；中焦有寒故呕不能食，腹部表面可见类似头足的凸起，表明肠道有痉挛梗阻；自觉上冲说明下焦阳气不甚虚，机体自动调下焦阳气升发；上下痛而不可近，表明在表之气血亦不足，原因是中焦阳虚不能供养。故本方从中焦出发，用蜀椒、干姜温中阳，且蜀椒可至体表，人参、胶饴补中焦津液，也体现了机体的津液观，即除了用温性药，还要补充机体的津液，因为机体的能量本质就是津液。相比理中丸证、甘草干姜汤证，本方证的津液虚损更加严重，故寒证是大寒，所以在用温性药的基础上用人参、胶饴直补津液。本方亦不同于小建中汤，小建中汤用于治疗虚劳里急，其方证以津液虚为主，阳气不虚，而本方证是中焦津液虚、阴寒盛，如果说小建中汤

210

证是半杯37℃的水，那么大建中汤证就是五分之一杯10℃的水，其上、下二焦，表里内外皆有阴寒，故以补后天之本为主。

当归四逆汤

【方药】当归三两　桂枝三两（去皮）　芍药三两　细辛三两　炙甘草二两　通草二两　大枣二十五枚（擘。一法，十二枚）

【用法】以水八升，煮取三升，去滓。温服一升，日三服。

【病邪】血虚厥寒

【条文】

见当归四逆加吴茱萸生姜汤条文。

当归四逆加吴茱萸生姜汤

【方药】当归三两　桂枝三两（去皮）　芍药三两　细辛三两　炙甘草二两　通草二两　大枣二十五枚（擘。一法，十二枚）　生姜半斤（切）　吴茱萸二升

【用法】以水六升，清酒六升和，煮取五升，去滓。温分五服。一方，水酒各四升。

【病邪】血虚厥寒

【条文】

《伤寒论》第351条　手足厥寒，脉细欲绝者，当归四逆汤主之。

《伤寒论》第352条　若其人内有久寒者，宜当归四逆加吴茱萸生姜汤。

此条讲的是手足"厥寒"而不是"厥冷"，且没有呕吐、下利清谷等不适症状，说明里寒不甚。前面讲过，《伤寒论》讲的是人身气血，血是有温度的，就像一碗热汤，汤代表血，而其散发的热气就是气，现在血不足，那么气的温度也会下降，从而造成手足厥寒、脉沉细（脉细欲绝）。当归四逆汤主要针对血不足引起的表寒。至于有无生姜则有众多说法：一种说法是应去生姜，因为中焦寒邪不甚，而生姜偏于健胃气且针对胃虚寒，更注重气分，所以只需要注重血分的当归、通草（现代多用鸡血藤替代通草）、细辛即可。另一种说法是应当有生姜，因为这是血虚引起的表寒，用桂枝、生姜可以将气血津液送至体表，而且第352条提到，"若其人内有久寒者"，则加吴茱萸、生姜，生姜用量达半斤。考虑原方中可能有生姜，编者比较同意后一种观点，就像小建中汤是桂枝汤倍芍药，第352条亦有久寒者可能就是当归四逆汤倍生姜加吴茱萸。也有学者认为此生姜也可以换成干姜，但本方证是肝经血虚有寒，要防止其燥，所以不用附子、干姜，乌梅丸中有干姜是因为有乌梅保肝体。而且厥阴病是要枢转的，喜通达而恶凝滞，此时更需要用具有流动之性的药物来开凝滞，故内有久寒者用生姜较佳，如果此时有呕逆的症状，更应该加生姜。当归非补血之品，它最主要的功效就是将郁于血中的阳气升提出来，促进血行，防止瘀阻，间接起到"生血"的功效。本方以桂枝、通草、细辛和清酒通阳，以芍药、甘草、大枣补阴血，其中大枣用到25枚之多。

黄土汤

【方药】甘草、干地黄、白术、附子（炮）、阿胶、黄芩各三两　灶中黄土半斤

【用法】以水八升，煮取三升，分温二服。

【病邪】血虚寒

【条文】

《金匮要略·惊悸吐血下血胸满瘀血病脉证治》　下血，先便后血，此远血也，黄土汤主之。

本方证比较简单，不能单凭先便后血、是远血就用黄土汤，先便后血只能说明是内脏出血，而不是现代的近血（痔疮出血），所以说现代某些经方大家倡导的方证对应还是有些漏洞的。此方证根据方药来分析应该是偏寒证，方中灶中黄土是偏于温的药物，现代基本很少用，编者认为可以用赤石脂、干姜来替代，与白术、甘草合用就有理中的含义，再结合炮附子，说明此方针对中下焦（先后天）虚寒导致血寒溢于脉外而出血者，出血必然伴随血虚，血虚则机体会自发代偿性亢奋以促进血液化生，故会有虚烦。若四肢烦热，此时大便应该是溏泄，故用干地黄、阿胶、黄芩补虚除烦。

当归生姜羊肉汤

【方药】当归三两　生姜五两　羊肉一斤

【用法】以水八升，煮取三升，温服七合，日三服。

【加减】寒多者，加生姜成一斤，加生姜者，亦加水五升，煮取三升二合，服之；痛多而呕者，加橘皮二两、白术一两。

【病邪】血不足而寒

【条文】

《金匮要略·妇人产后病脉证治》 产后腹中疞痛，当归生姜羊肉汤主之，并治腹中寒疝虚劳不足。

产后患者多处于血少气弱的状态，气虚血不行故"腹中疞痛"，属于不荣则痛，由于亡血过多，机体能量不足，故寒邪内生而成"腹中寒疝"，故用当归生姜羊肉汤治疗。其中当归的功效主要是活血以定痛，并无养血作用，生姜健胃，促进津液化生以转化为血液，重用血肉有情的羊肉补气血，寒去则气血通。本方有补血活血的作用，故也可以治疗寒性虚劳不足证。

《金匮要略·腹满寒疝宿食病脉证治》 寒疝，腹中痛及胁痛里急者。当归生姜羊肉汤主之。

寒疝是腹中阴寒，本方所针对的寒疝与大乌头煎不同，可以说是一虚一实。此条主要针对血虚所致的寒证，肝为藏血之脏，若将人比作一杯37℃的温水，其中水可以理解为血液，如果血的温度下降就会导致体寒，直接影响到藏血之脏，寒性凝滞，肝主筋，故"胁痛里急"。由于是虚寒，所以这种痛喜温喜按，可用当归生姜羊肉汤来治疗。本方与小建中汤有类似之处，但前者偏于肝血，后者偏于中焦津液。

通脉四逆加猪胆汁汤

【方药】炙甘草二两　干姜三两（强人四两）　生附子大者一枚（去皮，破八片）　猪胆汁半合

【用法】水三升，煮取一升二合，去滓，内猪胆汁。分温再服，其脉即来。无猪胆，以羊胆代之。

【病邪】阴寒迫阳外浮＋阴液虚

【条文】

《伤寒论》第390条　吐已，下断，汗出而厥，四肢拘急不解，脉微欲绝者，通脉四逆加猪胆汤汁主之。

吐利止，表明病情趋于好转，或者转为危候。本条文讲"汗出而厥，四肢拘急不解，脉微欲绝"，说明津液已经大虚，阴阳虚损，已无津液可吐、可利，故称之为"吐已，下断"，需要用通脉四逆加猪胆汁汤来治疗，比第388条、第389条（四逆汤证）的病情更严重（该两条中吐利仍未止），也可以加人参直补津液。但猪胆汁是血肉有情之品，比人参更合适，能避免寒热格拒，且其属于强有力的苦味亢奋药，苦入心，更适用于治疗本条文中的"脉微欲绝"，更有利于心衰的治疗。

白通加猪胆汁汤

【方药】葱白四茎　干姜一两　生附子一枚（去皮，破八片）　人尿五合　猪胆汁一合

【用法】以水三升，煮取一升，去滓，内胆汁、人尿，和令相得。分温再服。若无胆，亦可用。

【病邪】阴寒内盛格阳于外+阴液虚

【条文】

《伤寒论》第315条　少阴病，下利，脉微者，与白通汤。利不止，厥逆无脉，干呕，烦者，白通加猪胆汁汤主之。服汤，脉暴出者死，微续者生。

第314条的白通汤方证仅涉及少阴阳虚，虽然有下利但还没有达到"脉微"的程度，可能只是脉细。而此条脉微，代表下利导致阴液极虚，阳气浮于上，形成阴阳离决，所以患者服用白通汤后仍然"利不止"。此时是阴阳皆虚的状态，而白通汤的通阳补阳之力比较刚猛，药势是向上向外的，最终阴液虚而成"厥逆无脉"的状态，所以会有"干呕"症状，此时需要阴阳并补，人尿和猪胆汁为血肉有情、寒凉之品，更能引阳入阴，编者认为也可用鸡子黄。患者服药后，如果脉能接续并逐渐出现，尽管脉微，但说明正气有恢复的迹象，如果脉变得"暴出"即大而乱，那么就是真正的死证。

第四章　寒邪兼水湿痰饮

理中丸/理中汤（人参汤）

【方药】人参、干姜、甘草（炙）、白术各三两

【用法】捣筛，蜜和为丸，如鸡子黄许大。以沸汤数合，和一丸，研碎，温服之，日三四，夜二服；腹中未热，益至三四丸。然不及汤。汤法：以四物依两数切，用水八升，煮取三升，去滓，温服一升，日三服。服汤后如食顷，饮热粥一升许，微自温，勿发揭衣被。

【加减】脐上筑者，肾气动也，去术，加桂四两；吐多者，去术，加生姜三两；下多者，还用术；悸者，加茯苓二两；渴欲得水者，加术，足前成四两半；腹中痛者，加人参，足前成四两半；寒者，加干姜，足前成四两半；腹满者，去术，加附子一枚。

【病邪】中焦虚寒+有或无水饮

【条文】

《伤寒论》第386条 霍乱，头痛、发热、身疼痛、热多欲饮水者，五苓散主之，寒多不用水者，理中丸主之。

见五苓散条文。

本条文中的加减法较多，"脐上筑"说明机体正气欲从下焦增加供应，故脐下动，增加桂枝以通阳化气，与桂枝加桂汤类似；"吐多"是由于气机上逆，故用生姜横散以降胃气，而白术主要功效是升脾散精，故去白术；"下多"多是由于脾不散水，水湿趋下，故增加白术用量；"悸"是由于水饮影响到心阴心阳，故用茯苓以合阴阳，亦可理解为茯苓利水以宁心；"渴欲得水"是因为水饮内停而正常津液不能输布，故用大量的白术以散水；腹痛多是由于不荣则痛，故用大量的人参来补气生津；"寒"则用干姜以温散里寒；"腹满"不是阳明实证之腹满，而是阳气虚不能运转之腹满，方中虽有干姜，但药力不足，故需要温火补土，用附子温阳散寒。此条文用法中有服药后服热粥，《伤寒论》中服药后服热粥的有四个方证：一是桂枝汤啜热粥助药力以外散，二是本方啜热粥助药力以内温，三是三物白散啜热粥助药物辛热之力，啜冷粥来制约药物的毒性，四是十枣汤啜热粥自养胃气。

《伤寒论》第396条　大病差后，喜唾，久不了了，胸上有寒，当以丸药温之，宜理中丸。

重病初愈，喜欢吐口水，一般口水清稀，多为寒证，此病迁延难愈，多为中焦阳虚，不能温化胸中水饮，故"唾"，可用理中丸治疗。

《金匮要略·胸痹心痛短气病脉证治》　胸痹心中痞，留气结在胸，胸满，胁下逆抢心，枳实薤白桂枝汤主之；人参汤亦主之。

本条文主要论述的胸痹属于气结的虚实证。人参汤即理中汤，中焦为后天之本，若中焦虚寒不运，则致痰饮停滞，上犯上焦故成胸痹，病在上焦治以中焦。以人参大补津液，干姜温脾，白术燥湿，炙甘草补中调和药性，以治本为主，正符合《金匮要略·水气病脉证并治》中所谓"大气一转，其气乃散"之义。

本条文开头即是胸痹，说明胸中阳虚有阴邪，主症是"心中痞"，像栝楼薤白半夏汤证、栝楼薤白白酒汤证都有胸（心）痛彻背的症状，本条只有胸满、心中痞的症状。胸背痛是有形之邪阻滞于内所致，属于实证，而本条是阳虚阴气内结而成痞满，属于无形之邪，阳气不能布散于胸而成胸满，尚未形成有形之邪，这种气结不仅在胸部，还扩展到胁下，胁下为少阳之所，是连接太阳之所（胸）与阳明之所（胃家）的部位，此条出现"胁下逆抢心"，说明病情已经涉及肝胃部，肝主疏泄，脾胃主运化。而桂枝具有补肝、疏肝的功效，机体本身气机是表里、上下通畅，桂枝的作用就是向上向外通阳化气，现在中焦虚弱，不能运化津液，则水饮初生，机体就会发挥代偿作用，将水饮化为水气排出体外，而主管气机运行的脏腑则是肝脏，用桂枝以通阳化气，所以才会自觉"胁下逆抢心"，这是积极的代偿作用，这也是苓桂剂能化水饮的原因。之所以用人参汤（理中汤）治疗胸痹气结虚证，也是因为要从中焦论治。

枳实薤白桂枝汤与人参汤的区别在于针对的病情发展不同，一个是从上焦影响到中焦，另一个是从中焦影响到上焦。前者通阳开破，降气泄满，后者振奋中焦，以通阴结，这也是为什么理中汤叫"理中"而不是"温中"的关键点。枳实薤白桂枝汤是由栝楼薤白白酒汤加枳实、厚朴、桂枝三味中药，不用白酒是因为此病机已经影响到肝脏，而胃尚健，现在枳实厚朴煎法多是后下或同煎，而此方是先煎去渣，意在取其气而不取其味，以气行气，可消除气分病之痞满。前者以攻邪为主，后者以补虚为主，主要区别在于所针对的疾病的病程长短不同。

半夏干姜散

【**方药**】半夏、干姜各等分

【**用法**】杵为散，取方寸匕，浆水一升半，煎取七合，顿服之。

【**病邪**】中焦阳虚+水饮+气逆

【**条文**】

《金匮要略·呕吐哕下利病脉证治》 干呕吐逆，吐涎沫，半夏干姜散主之。

有声无物谓之干呕，有物无声谓之吐，本方证既有干呕，又有吐涎沫，根据方药来分析应该属于中焦有寒饮，机体欲排邪，故呕、吐涎沫。这与吴茱萸汤证、理中丸证有类似之处，但无头痛、心下满等症状。虽然都是由中焦虚寒所致，但理中丸证偏虚（人参），本方证是偏虚寒导致的水饮，且水饮比较顽固，所以才用半夏引阳入阴以开破，半夏辛温而降逆散水，干姜守而温中祛寒，制成散剂服用，是为了让其能停留胃中，更以米浆水不汤煎，酸敛以辅助半夏干姜散寒降逆。

干姜人参半夏丸

【**方药**】干姜、人参各一两　半夏二两　生姜汁糊为丸

【**用法**】末之，以生姜汁糊为丸，如梧子大，饮服十丸，日三服。

【**病邪**】中焦阳虚+水饮+气逆+津液虚

【条文】

《金匮要略·妇人妊娠病脉证并治》 妊娠呕吐不止，干姜人参半夏丸主之。

怀孕初期，一般都有呕吐症状，病情轻者无须治疗，如果长时间呕吐不止说明病情较重，需要药物干预，本方针对的"妊娠呕吐不止"主要是由机体津液虚而寒导致的呕吐。因为要孕育胎儿，机体气血津液集中于胞宫中，故中焦津液缺乏，温度下降而有虚寒之象，不能健运水饮，故吐出清水涎沫，且有喜热饮、头眩、心悸、舌淡苔滑等证候，因此用人参直补津液。张仲景一般用生姜、大枣、甘草来益津液，津液虚损严重时选用人参，如白虎加人参汤。以干姜温中散寒，半夏、生姜辛散水饮而降逆，此条文说明只要方证对应，就可用半夏、干姜等妊娠禁药，但由于现代相关法律，现在临床上孕妇用中药有很多限制。

甘草干姜茯苓白术汤

【方药】甘草二两　白术二两　干姜四两　茯苓四两

【用法】以水五升，煮取三升，分温三服，腰中即温。

【病邪】中焦阳虚+水湿

【条文】

《金匮要略·五脏风寒积聚病脉证并治》 肾着之病，其人身体重，腰中冷，如坐水中，形如水状，反不渴，小便自利，饮食如故，病属下焦，身劳汗出。衣（一作表）里冷湿，久久得之，腰以下冷痛，腹重如带五千钱，甘姜苓术汤主之。

本方证虽名为"肾着"，看似是由于肾脏受邪，但根本原因是中焦不能运化寒湿而影响到腰部，故"身体重，腰中冷，如坐水中"，如果水湿在下焦，应该是"渴而小便不利"，而此条是"反不渴，小便自利"，说明病位在中焦，但影响到下焦，而且只在"太阴之表"（脾主四肢，即肌肉层面），故"身体重""腹重如带五千钱"，这与苓桂枣甘汤证是一个道理。中焦寒湿故以干姜温中焦，白术健运中焦以祛湿，茯苓以渗湿。

苓甘五味姜辛汤

【方药】 茯苓四两　甘草、干姜、细辛各三两　五味子半升

【用法】 以水八升，煮取三升，去滓，温服半升，日三。

【病邪】 寒饮

【条文】

《金匮要略·痰饮咳嗽病脉证并治》　冲气即低，而反更咳胸满者，用桂苓五味甘草汤去桂，加干姜细辛以治其咳满。

服用桂苓五味甘草汤后，肾气上行之力恢复正常，就像摩托车开始很难发动，但在后面给了助推之后，摩托车能正常行驶后就不需要再用"桂枝"助力，即"冲气即低"。不会再感到很明显的气上冲，却出现了"更咳胸满"的症状，说明由于先天肾阳损伤，水液没有代谢完全，上下循环还不通畅，所以增加干姜以温中焦，加细辛开破以加强化饮，符合"病痰饮

者，当以温药和之"的治则。

苓甘五味姜辛夏汤

【方药】茯苓四两　甘草三两　细辛二两　干姜二两　五味子、半夏各半升

【用法】以水八升，煮取三升，去滓，温服半升，日三。

【病邪】寒饮+气逆

【条文】

《金匮要略·痰饮咳嗽病脉证并治》　咳满即止，而更复渴，冲气复发者，以细辛干姜为热药也，服之当遂渴，而渴反止者，为支饮也。支饮者，法当冒，冒者必呕，呕者复内半夏，以去其水。

由于干姜细辛为温药，如果服用苓甘五味姜辛夏汤太过，多会损及津液，虽然"咳满"症状消失，但出现了口渴症状，这是药力发挥的征象。服用苓甘五味姜辛夏汤后如果病邪已经完全祛除，就会一直口渴，称之为"而更复渴"，但现在是"渴反止"，说明还有别的水饮之邪，就像把井水里的水都抽干净，但过一会儿又出现新的水，说明有泉眼。别处的水饮为"支饮"，水饮上逆，故"冲气复发"，这说明机体是一个小天地，地气上为云，即为冲气，支饮水气上逆会导致头晕、呕吐，称之为"冒、呕"，故加半夏以引阳入阴，降逆祛水。

苓甘五味姜辛夏杏汤

【**方药**】茯苓四两　甘草三两　五味子半升　干姜三两　细辛三两　半夏半升　杏仁半升（去皮尖）

【**用法**】以水一斗，煮取三升，去滓，温服半开，日三。

【**病邪**】寒饮+表证

【**条文**】

《金匮要略·痰饮咳嗽病脉证并治》　水去呕止，其人形肿者，加杏仁主之。其证应内麻黄，以其人遂痹，故不内之。若逆而内之者，必厥。所以然者，以其人血虚，麻黄发其阳故也。

本条文说明水饮之邪较重，已经发展到体表，如果服用苓甘五味姜辛夏汤，内水祛除，则呕止，但体表津液代谢失常，肺宣发之功能失常，故"形肿"者可加杏仁。祛除壮实之人体表水气一般用麻黄，如越婢汤、麻黄甘草汤，但由于患者血虚，而麻黄是"发其（肾）阳"的药物，很容易耗散津液，故用麻黄极易导致"厥"，如《金匮要略·痰饮咳嗽病脉证并治》第36条中讲用了小青龙汤后"手足痹"，所以用杏仁替代麻黄以发挥祛水气的作用，而麻黄相当于急先锋、轻骑兵，不得妄用。

《外台》白术散

【**方药**】白术、芎䓖、蜀椒各三分（去汗）　牡蛎二分

【**用法**】杵为散，酒服一钱匕，日三服，夜一服。服之后，更以醋浆水服之。若呕，以醋浆水服之；复不解者，小麦汁服之；已后渴者，大麦粥服之。病虽愈，服之勿置。

【**加减**】苦痛者，加芍药；心下毒痛者，倍加芎劳；心烦吐痛，不能食饮者，加细辛一两、半夏大者二十枚。

【**病邪**】湿+寒+血行不畅

【**条文**】

《金匮要略·妇人妊娠病脉证并治》 妊娠养胎，白术散主之。

本条文论述的是中焦寒湿所致的胎动不安。怀孕期间，中焦脾胃的负担加重且血行不畅，如果顾护不当，则有可能出现中焦虚寒湿生，从而导致胎动不安，血行不畅则"血不利为水"，故临床上多有心下满痛、呕吐清涎、不欲饮食、腰酸、阴道内少量血液流出的症状，即小产的先兆，可以用白术散来养胎。白术健脾祛湿安胎，川芎（芎劳）舒肝行气、气行则湿化，蜀椒温中散寒，牡蛎收敛固涩水湿于下焦。

真武汤

【**方药**】炮附子一枚（去皮，破八片） 白术二两 茯苓三两 芍药三两 生姜三两（切）

【**用法**】以水八升，煮取三升，去滓。温服七合，日三服。

【**加减**】咳者，加五味子半升、细辛一两、干姜一两；小便利者，去茯苓；下利者，去芍药，加干姜二两；呕者，去附子，加生姜，足前为半斤。

【病邪】 阳虚+水饮

【条文】

《伤寒论》第82条　太阳病发汗，汗出不解，其人仍发热，心下悸，头眩，身瞤动，振振欲擗地者，真武汤主之。

《伤寒论》中用汗法，根据患者的体质不同而呈现伤阴转为热证、伤阳转为阴证的不同表现。本条文针对的应该是阳虚患者，用汗法后增加了阳气的虚损。因为如果患者阳不虚的话，一般的汗法不会调动先天之阳，此方中有附子，说明汗法已经伤了先天之阳。下焦阳虚，不能蒸腾水液，留而为水（湿）饮，因为全身都有津液，一旦下焦真阳受损，则全身津液气化功能均不足，故水（湿）饮既可存在于中焦，又可存在于肢体经络。中焦有水饮，故"心下悸"，肢体有水湿，"阳气"为水湿所阻，不能"柔则养筋"，故"身瞤动，振振欲擗地"，清阳不升故"头眩"。此时应该还有发热、汗出的症状，此时的发热应该属于表邪，不是阳浮于外的那种发热，汗出是表邪未解，但由于此时为阴证，应当先解决里证再解决表证。真武汤证与苓桂术甘汤证有些相似，后者只是伤了中焦之阳，所以"身振振"，而前者是伤了先天之肾阳，所以不但"身瞤动"，而且"振振欲擗地"。

本方中既有健中焦的茯苓、白术，用以解除"心下悸"，又有健胃的生姜，还有附子激发肾阳以除肌筋之水湿，并借助生姜之力将真阳送至体表，以助解表证（发热、头晕，颤动）。芍药在此的作用为敛阴泻水，体内水湿过多，按照西医的观点就是血管充血水肿，要用白芍酸以敛阴、苦以泄水，因为此时还有汗出，用芍药也可防止汗出过多。之所以不用猪苓泽泻，是因为本方证属于肾阳虚（阴证），机体本来就阳虚，则不能再用咸寒的猪苓、泽泻、大黄等药物来利水。

《伤寒论》第316条　少阴病，二三日不已，至四五日，腹痛、小便不利、四肢沉重疼痛、自下利者，此为有水气。其人或咳、或小便利、或下利、或呕者，真武汤主之。

此条为患少阴病日久，伤了阳气，不能蒸化水液，而成水饮。水气陷于阴证而成诸症，肾司二便，如其尚有控制之力，水液本应走小便而出，但现在肾司二便功能紊乱，水液从大便而出，不走小便，故小便不利、大便利。如果水气集于腹部、四肢，则出现腹痛、四肢沉重疼痛的症状；水气上逆，则有咳、呕的症状。如果肾完全不能司二便，则会有小便频数、大便泄下不止的症状。其根本病机为肾阳虚衰而水饮生，肾为胃之关，亦涉及中焦脾胃，所以用茯苓白术祛除水饮。本方证与小青龙汤证类似，都是由水气流动不居引起诸多或然症。

肾气丸

【方药】干地黄八两　薯蓣四两　山茱萸四两　泽泻三两茯苓三两　牡丹皮三两　桂枝一两　炮附子一两

【用法】上八味末之，炼蜜和丸，梧子大，酒下十五丸，加至二十五丸，日再服。

【病邪】下焦阳虚+阴虚+水饮

【条文】

《金匮要略·中风历节病脉证并治》附方（四）：崔氏八味丸　治脚气上入，少腹不仁。

本条文主要突出肾气丸主治"少腹不仁"，即小腹部知觉麻痹。"脚气上入"只是"少腹不仁"的其中一个原因。此方证类似于黄芪桂枝五物汤证中的"身体不仁"，尽管一个是中焦津液化生功能不足所引起的，另一个是先天肾精不足所引起的，但都是由局部阴津阴液缺乏导致的不能濡养全身而"不仁或拘急"。肾气丸就是六味地黄丸加桂枝附子，桂枝附子的作用类似点火器，就像发动汽车一样，没有电子打火，只有汽油是发动不起来的。

《金匮要略·血痹虚劳病脉证并治》　虚劳腰痛，少腹拘急，小便不利者，八味肾气丸主之。

本条文针对下焦虚劳引起的小便不利、腰痛、小腹拘急或不仁症状，肾气丸可以治疗腰痛，但并不是像大众认为的那样只要是腰痛就可以用肾气丸治疗。下焦阴精虚，不能濡养全身且温度下降，不能蒸化水液，故"少腹拘急"不舒，"小便不利"，皆是因为肾中阴阳两虚，故用八味肾气丸补阴以生阳，阴阳得补则诸症可消。本方侧重点在于肾气，肾气功能下降是由于肾精不足，所以虽有补肾药物，但还是突出肾气，旨在恢复肾的气机机能。方中用干地黄滋肾阴；用山茱萸益肝阴而涩精；用牡丹皮清心内伏火，以减少水阴的消耗；用茯苓、泽泻渗利水浊，以通畅水道；更用薯蓣补脾益肾，交通心肾，用桂枝通阳，用附子振奋肾气。

《金匮要略·痰饮咳嗽病脉证并治》　夫短气有微饮，当从小便去之，苓桂术甘汤主之。肾气丸亦主之。

"微饮"之所以有"短气"，是因为"水停心下，甚者则悸，微者短气"，水饮停于内，阻滞气机，影响到上焦气血的正常分布，故悸或"短气"。机体排水多通过汗、二便和呼吸，其中最主要、排泄效率最高的一个方式就是小便。现在水饮内停而有"短气"症状，必定有小便不利的症状，这里面就涉及两个方证，一个是苓桂术甘汤证，另一个是肾气丸证，它们有所不同，前者偏于实证和中焦，而后者偏于虚证和下焦。之所以形成水饮是因为"阳化气"的功能减弱，"阴成形"的功能亢奋，苓桂术甘汤证的病情还不是很严重，所以只需要用茯苓以分水饮中的阴阳，然后用桂枝通阳以化水，用白术健中焦以消磨水饮。肾气丸主要针对下焦先天之肾功能和形质的不足，就像一杯温水一样，如果水少，那么这杯水散发的热量就不多，所以加薯蓣、山茱萸、干地黄等强壮滋阴之药，然后加桂枝、附子以增强功能，用牡丹皮、泽泻、茯苓以分消阴阳。

《金匮要略·消渴小便不利淋病脉证并治》　男子消渴，小便反多，以饮一斗，小便一斗，肾气丸主之。

本条文标明为男子有消渴，并不代表女子没有消渴。一般来讲，口渴多伴随小便不利，如五苓散证。此条文中是口渴而小便多，达到"饮一斗，小便一斗"的程度，多是由于伤了下焦肾气，不能蒸化水液故水液直趋而下，水液不能化成有用的津液故口渴。多数医家认为消渴类似糖尿病，但治疗糖尿病用肾气丸的情况比较少，考虑可能与时代、气候有关，现在的糖尿病多为津液虚而有热，方中用石膏的机会反而多。

《金匮要略·妇人杂病脉证并治》 问曰：妇人病饮食如故，烦热不得卧，而反倚息何也？师曰：此名转胞，不得溺也。以胞系了戾，故致此病，但利小便则愈，宜肾气丸主之。

男子多消渴，女子多转胞。此条文中的"胞系"应该是小腹生理部位的总概括，如膀胱、子宫、输尿管等。"胞系了戾"即指小腹部的脏器存在生理功能乖戾，不能输布水液，故小便不得出，其根本原因是肾气虚衰，不能温煦"胞系"，故"不得溺也"，此未涉及胃肠，故饮食如故。"烦热不得卧，而反倚息"则是因为小便不利，影响到上焦，就像前列腺增生的患者一样，想尿却尿不出来，心情就会很烦躁，而且水饮停聚，卧则压迫上焦膈膜，故不得卧而倚息。

附子汤

【**方药**】炮附子二枚（去皮，破八片） 白术四两 茯苓三两 芍药三两 人参二两

【**用法**】以水八升，煮取三升，去滓。温服一升，日三服。

【**病邪**】里阳虚+内饮+阴不足

【**条文**】

《伤寒论》第304条 少阴病，得之一二日，口中和，其背恶寒者，当灸之，附子汤主之。

少阴典型的病症有"五六日自利而渴"，本条文是"口中和"，说明病情初始（得之一二日），寒邪还不是很强大，正

气还能布散津液，但毕竟有寒邪，所以口不能知五味，故"口中和"；"其背恶寒"也有寒饮的可能，阻滞气血不能达表，督阳不充故背恶寒。应当用灸法刺激体表气血，并配合附子汤。本方证与真武汤证相比病情更重一些，本方证可以看成真武汤减生姜，加人参，并增加附子、白术的剂量。真武汤证为里阳虚而水饮生，与本方证病机类似，但本方证是胃功能明显减弱，故不再用生姜差遣饿兵"胃"，而直接用人参补五脏津液。

用炮附子激发阳气，用茯苓、白术化饮，芍药一可敛浮游之阳入阴，二可引附子入阴以逐寒邪，三可保肝阴，以防化燥。本方与四逆汤都针对少阴寒证，一缓一急，就如桂枝汤和麻黄汤，麻附草汤和麻附细汤。

《伤寒论》第305条　少阴病，身体痛，手足寒，骨节痛，脉沉者，附子汤主之。

本条文中的身体、手足、骨节痛与第304条一样是因为里阳虚，不能供养体表气血，气血不足不能温煦骨节，脉应该是沉而无力的，所以用人参。太阳病亦有体痛症状，但太阳病是表虚里不虚，脉一般为浮。

《金匮要略·妇人妊娠病脉证并治》　妇人怀娠六七月，脉弦发热，其胎愈胀，腹痛恶寒者，少腹如扇，所以然者，子脏开故也，当以附子汤温其脏。

本条文论述的是怀孕期间出现阳虚寒盛而腹痛的治疗方法。女子怀孕六七月，出现了脉弦、发热、恶寒症状，并伴有胎胀、小腹冷痛如扇等症状，像脉弦、发热、恶寒好像是有表邪，但表邪一般伴有身体酸痛无力的症状，如《伤寒论》第3

条："太阳病，或已发热，或未发热，必恶寒，体痛……"所以此条文中的发热、恶寒不是外感，而是里有阴寒，阻断津液输布于体表而有恶寒，虚阳浮于外。里阴寒集中于局部小腹，导致小腹冷痛，故用附子汤来温阳散寒、暖宫安胎。本条文没有提供以附子汤来治疗的方药，可以考虑用《伤寒论》中的附子汤。

附子粳米汤

【方药】炮附子一枚　半夏半升　甘草一两　大枣十枚
粳米半升

【用法】以水八升，煮米熟，汤成，去滓，温服一升，日三服。

【病邪】阴寒+水饮+气逆+津液虚

【条文】

《金匮要略·腹满寒疝宿食病脉证治》　腹中寒气，雷鸣切痛，胸胁逆满，呕吐，附子粳米汤主之。

腹中有寒，寒伤则阳气不能化水湿，寒邪凝滞，不通则痛，故腹中肠鸣而剧痛，有寒一般是因为阳气功能不足，或因中焦或因下焦，或二者兼有。根据方药来讲，本方证属于先天下焦阳气不足，肝木升发能力不足，故有"胸胁逆满"的症状，属于三焦气滞，寒邪影响中焦，故"呕吐"，应散寒降逆，温中止痛。本方证的疼痛部位应该主要在下腹部，不像大建中汤证的疼痛部位在上腹且波及心胸。以炮附子振奋下焦阳气而温通三焦，半夏降逆止呕，甘草、大枣、粳米补益后天之本，扶助胃气，不用生姜可能是考虑中焦已虚，不宜再"健胃阳"，而只用甘草、大枣、粳米这种柔和之品。

赤丸

【方药】炮乌头二两　茯苓四两　半夏四两（洗）（一方用桂）　细辛一两（《千金》作人参）

【用法】末之，内真朱为色，炼蜜丸如麻子大，先食酒饮下三丸，日再，夜一服，不知，稍增之，以知为度。

【病邪】阴寒内盛+水饮

【条文】

《金匮要略·腹满寒疝宿食病脉证治》　寒气厥逆，赤丸主之。

本条文主要论述下焦虚寒引起的"厥"和"逆"，"寒气"代表下焦寒，故有腹痛的症状。"厥逆"可由热、寒引起，前者如白虎汤证，热邪内闭阳气，后者如四逆汤证。本方证的寒邪比四逆汤证更进一步，因为用了炮乌头。下焦实寒不能蒸腾水饮，故用半夏、茯苓、细辛来祛除水饮，说明病情比附子粳米汤证要严重一些。本方证除了腹痛外，应该还有呕吐、心下悸、四肢冷、脉沉弦等症状。因乌头反半夏，所以不宜用汤剂，据此可以推断出附子与半夏在丸散剂的状态下可以相用。本方中用朱砂主要取其重镇安神之功（下焦实寒，上下循环阻滞而有烦躁）。

薏苡附子散

【方药】薏苡仁十五两　炮附子十枚

【用法】杵为散，服方寸匕，日三服。

【病邪】阴寒+湿

【条文】

《金匮要略·胸痹心痛短气病脉证治》　胸痹，缓急者，薏苡附子散主之。

本条文是论述胸痹，出现了缓急症状，所谓"缓急"，是指病情发作与休止轮流出现，病情未发作时称为缓，急性发作时称为急，结合方药可知病机是寒湿所致痹阻。当正邪交争激烈时，如果正气不胜寒邪，则病情较急，疼痛剧烈，如果正气能奋起抗争，则病情较缓，疼痛较轻。故可用通阳逐湿的薏苡附子散治疗。本方比薏苡附子败酱散少了败酱草，减小了祛瘀排脓的功效，留下通阳逐痹的功效。薏苡仁和附子一个扶阳，一个祛邪，共奏温阳祛湿之功。薏苡仁与白术附子有类似的功效，但由于薏苡仁有解除凝结的功效，所以它可以治疗用白术附子配伍难以治愈的疾病。

半夏散及汤

【方药】半夏（洗）、桂枝（去皮）、甘草（炙）各等分

【用法】各别捣散已，合治之。白饮和服方寸匕，日三服。若不能散服者，以水一升，煎七沸，内散两方寸匕，更煮

三沸，下火令小冷，少少咽之。半夏有毒，不当散服。

【病邪】寒（痰）气凝滞在咽

【条文】

《伤寒论》第313条　少阴病，咽中痛，半夏散及汤主之。

根据方药来分析，"咽中痛"可能是因为寒邪凝滞，如果单侧咽喉疼痛，一般可用甘草汤或桔梗汤治疗，而本条文应该是全咽痛，由于寒邪凝滞严重，不宜再用偏凉偏敛的鸡蛋清和醋，以免妨碍其发挥辛温散寒之效，所以本方所用基本是辛温之药，以半夏开破、桂枝通阳散结、炙甘草补津液。

大黄附子汤

【方药】大黄三两　炮附子三枚　细辛二两

【用法】以水五升，煮取二升，分温三服。若强人煮取二升半，分温三服，服后如人行四五里，进一服。

【病邪】寒结+有或无水饮

【条文】

《金匮要略·腹满寒疝宿食病脉证治》　胁下偏痛，发热，其脉紧弦，此寒也，以温药下之，宜大黄附子汤。

本方证主要针对内里寒实导致的腹满痛，根据方药来分析，用附子、细辛代表下焦寒而有水饮，用附子而不用乌头说明正气仍有战斗能力，肝木升发阳气乏力，阳气积于胁下（两胁和腹痛），就像高速路上车辆半路坏掉，成郁积之寒证，故脉紧弦而偏痛，偏痛是偏于一侧而固定不移。正邪相争故发热，此时的发热既不是表证（浮数），也不是里热（滑数）。本方证就是里寒结实，故需要用温下法，虽然条文中没有提及大便问题，但是推测应该有大便不畅的症状。用大黄攻实，附子细辛以温阳。本方中大黄为同煎，久煎则药气薄弱、气味薄弱，则扫荡之力弱，所以"强人"需要煎至两升半；如果大黄后下，煎的时间短则气味较浓，主要是取其泻下之功。此时寒结尚不危急，否则就应该用巴豆来急温下。大黄久煎可活血，这也是一些祛瘀方剂中有大黄的原因。本条文中"胁下""紧弦"，多指代中医基础理论中的肝脏系统。

栝楼薤白白酒汤

【方药】栝楼实一枚（捣）　薤白半斤　白酒七升

【用法】三味同煮，取二升，分温再服。

【病邪】寒结（水湿痰饮）

【条文】

《金匮要略·胸痹心痛短气病脉证治》　胸痹之病，喘息咳唾，胸背痛，短气，寸口脉沉而迟，关上小紧数，栝楼薤白白酒汤主之。

本方证多认为是胸阳虚寒与痰相结。所谓阳虚，实质上是因为阳气被阴寒之邪郁闭，不得伸展，不是真正的阳虚，所以不用干姜、附子等药物，与太阴、少阴寒邪有所不同。"寸口脉沉而迟，关上小紧数"，多数医家认为不是"数"而是"弦"。寸口为阳，胸中亦为阳，现胸中阴寒，故寸口脉沉而迟。关上代表心下，现关脉小紧弦，"小"的意思是"微"，现在中焦微寒，所以关脉紧弦，只需用白酒温通即可，尚未达到用半夏的程度。阳虚则阴邪生，水湿痰饮影响肺气宣降，故"喘息咳唾，胸背痛，短气"，多咯出清稀泡沫痰。胸为阴、背为阳，如果出现"背痛"症状，说明寒邪较盛，可用栝楼薤白白酒汤治疗，有的学者认为应将白酒换为米醋，理由是有咳逆症状，再用白酒温散不利于止咳，需用米醋的敛散之效，这就犯了见咳止咳的错误，此处的咳逆是由于寒邪，而不是肺气虚散，小青龙汤中用干姜、细辛也支持这一观点。栝楼开胸、逐痰、止嗽，薤白散结止痛，可用于治胸痹痛而喘息咳唾者，再辅以白酒，使药力畅行无阻。

栝楼薤白半夏汤

【**方药**】栝楼实一枚　薤白三两　半夏半斤　白酒一斗

【**用法**】四味同煮，取四升，温服一升，日三服。

【**病邪**】寒结（水湿痰饮）

【**条文**】

《金匮要略·胸痹心痛短气病脉证治》　胸痹不得卧，心痛彻背者，栝楼薤白半夏汤主之。

本条文论述的是痰浊壅盛导致的胸痹重证，薤白减量，白酒加量，再加半夏，说明病情较栝楼薤白白酒汤方证更重，由"胸背痛"发展为"心痛彻背"，病位影响到心，而且有"不得卧"的症状，说明阴寒实结已经由上焦扩展到上、中二焦，胃不和则卧不安。当然栝楼薤白白酒汤条文也有胸痹的症状，如喘息咳唾、胸背痛、短气等，只不过本条文的病情更加严重，发展为心痛且透到背部，痰浊阻滞气机，故有上逆而咳。不通则痛，故要涤痰饮，降逆气。与水湿痰饮有关的"不得卧"症状也见于其他情况，如"咳而上气，时时唾浊，但坐不得眠"，这是因为痰壅阻肺，导致肺胀，用皂荚丸治疗；"喘不得卧"为风热壅肺导致的肺痈，是葶苈大枣泻肺汤证；"咳逆倚息，气短不得卧"是风寒内饮导致的小青龙汤证。

白散

【方药】桔梗三分　巴豆一分（去皮心，熬黑，研如脂）贝母三分

【用法】上三味为散，内巴豆，更于白中杵之。以白饮和服，强人半钱匕，羸者减之。病在膈上必吐，在膈下必利，不利，进热粥一杯，利过不止，进冷粥一杯。身热，皮粟不解，欲引衣自覆，若以水潠之、洗之，益令热劫不得出，当汗而不汗则烦。假令汗出已，腹中痛，与芍药三两如上法。

【病邪】寒结（痰/脓）在胸

【条文】

《伤寒论》第141条　寒实结胸，无热证者，与三物小陷胸汤，白散亦可服。

寒实结胸与大结胸的水热互结不同，寒热性质也不同。这一点很好理解，寒实就不能用寒下，而要用温下，所以此时

用白散最佳。巴豆是热性泻下药，与大黄不同，遇热腹泻会加重，遇冷可限制其药性。桔梗宣散上行，但不能达表，主要作用于靠里和靠上的部位，如结于上焦的痈脓、瘀血。贝母与桔梗功能类似，也可散结、排脓、祛痰，对治疗上焦的甲状腺、淋巴结、扁桃体部位的炎症结节较有效，如白喉、咽喉肿痛或痈脓之变而无热证者。编者认为寒实结胸与脏结的不同之处在于脏结应该有津液虚（正气虚），所以忌用下法，而寒实结胸可用下法。

《金匮要略·肺痿肺痈咳嗽上气病脉证治》附方（五）：《外台》桔梗白散　治咳而胸满、振寒、脉数、咽干不渴、时出浊唾腥臭、久久吐脓如米粥者，为肺痈。

本条文是用桔梗白散来治疗肺痈，桔梗白散即白散。胸中痈脓，阻滞气机故"咳而胸满"，津液不能输于体表、咽喉，故"振寒、脉数、咽干不渴"，痈脓时出故"浊唾腥臭、久久吐脓如米粥"，故用本方祛其痰与脓。本方证与桔梗汤证类似，但本方证偏实且病情重，桔梗汤证偏虚且病势轻。

第五章　寒邪兼实结

走马汤

【方药】杏仁二枚　巴豆二枚（去皮心，熬）

【用法】以绵缠，捶令碎，热汤二合，捻取白汁，饮之当下，老小量之，通治飞尸鬼击病。

【病邪】寒实结滞

【条文】

《金匮要略·腹满寒疝宿食病脉证治》附方（三）：《外台》走马汤　治中恶，心痛，腹胀，大便不通。

本方证中有"中恶，心痛，腹胀，大便不通"的症状，根据方药来分析，属于寒实在内阻滞的表现，因巴豆是温性峻下药，配合杏仁可开通闭塞而泻下。与用于治疗阳明病的承气汤类不同，本方是针对寒实结于胃肠的急救方，尤能开通闭塞而得快下，故为卒病暴疾、胀满闭塞的急救方。

三物备急丸

【方药】大黄、巴豆、干姜各一两

【用法】先捣大黄、干姜为末，研巴豆内中，合治一千杵，用为散，蜜合丸亦佳，密器中贮之，莫令泄气。

【病邪】寒实结滞

【条文】

《金匮要略·杂疗方》　主心腹诸卒暴百病，若中恶、客忤，心腹胀满，卒痛如锥刺，气急口噤、停尸卒死者，以暖水苦酒服大豆许三四丸，或不下，捧头起，灌令下咽，须臾当差。如未差，更与三丸，当腹中鸣，即吐下便差；若口噤，亦须折齿灌之。

本条文大意是凡突发疾病，出现心腹胀满刺痛、呼吸急促、口噤，甚至晕厥的症状，可以用此方治疗。根据方药来分析，此证属于寒实结滞。大黄、巴豆合用攻下至猛，配伍干姜更利驱寒，故本方用于治疗里实满无热而有寒者，与走马汤类似。

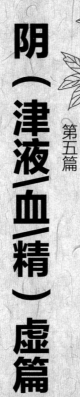

阴（津液/血/精）虚篇

第五篇

　　本篇主要介绍各种原因引起的阴虚证，张仲景所主张的阴虚主要是指津液虚，但细分下来，其中还包含阴津、阴液、阴血、阴精虚，且虚损程度各不相同。张仲景补津液多用生姜、大枣、甘草、人参、粳米等，病情严重一些才选择胶饴、阿胶、地黄这类药物。本篇思维导图如下：

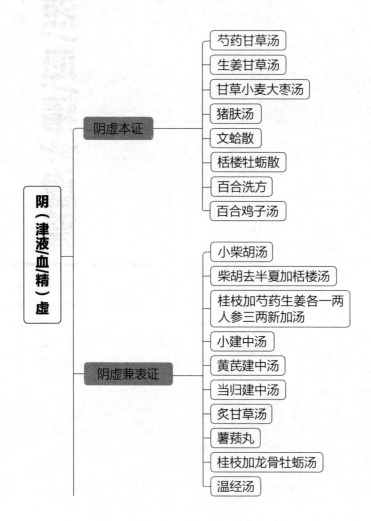

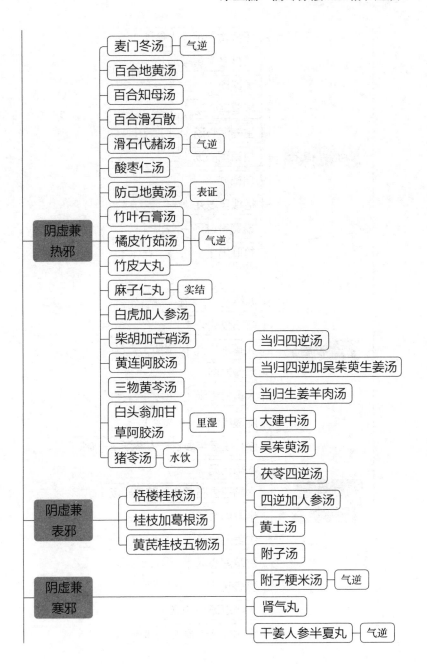

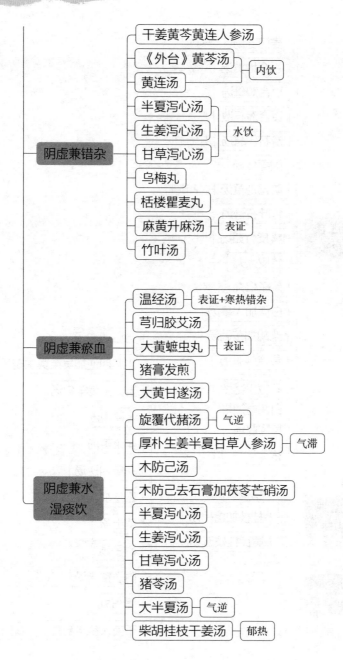

阴虚兼错杂
- 干姜黄芩黄连人参汤
- 《外台》黄芩汤
- 黄连汤 — 内饮
- 半夏泻心汤
- 生姜泻心汤 — 水饮
- 甘草泻心汤
- 乌梅丸
- 栝楼瞿麦丸
- 麻黄升麻汤 — 表证
- 竹叶汤

阴虚兼瘀血
- 温经汤 — 表证+寒热错杂
- 芎归胶艾汤
- 大黄蟅虫丸 — 表证
- 猪膏发煎
- 大黄甘遂汤

阴虚兼水湿痰饮
- 旋覆代赭汤 — 气逆
- 厚朴生姜半夏甘草人参汤 — 气滞
- 木防己汤
- 木防己去石膏加茯苓芒硝汤
- 半夏泻心汤
- 生姜泻心汤
- 甘草泻心汤
- 猪苓汤
- 大半夏汤 — 气逆
- 柴胡桂枝干姜汤 — 郁热

第一章　阴虚本证

芍药甘草汤

【方药】芍药、炙甘草各四两

【用法】以水三升，煮取一升五合，去滓，分温再服。

【病邪】津液不足

【条文】

《伤寒论》第29条　伤寒，脉浮，自汗出，小便数，心烦，微恶寒，脚挛急。反与桂枝汤以攻其表，此误也。得之便厥，咽中干，烦躁吐逆者，作甘草干姜汤与之，以复其阳。若厥愈足温者，更作芍药甘草汤与之，其脚即伸；若胃气不和，谵语者，少与调胃承气汤；若重发汗，复加烧针者，四逆汤主之。

见甘草干姜汤条文。严格来讲，芍药甘草汤没有补津液的功效，芍药的作用方向是向内向下的，所以它有"小大黄"的别称，主要作用是在津液亏损的时候将脉外的津液回收，就相当于"补津液"了。所以芍药甘草汤可以缓急止痛，主要针对不荣则痛者。

生姜甘草汤

【方药】生姜五两　人参三两　甘草四两　大枣十五枚

【**用法**】以水七升，煮取三升，分温三服。

【**病邪**】津液虚损

【**条文**】

《金匮要略·肺痿肺痈咳嗽上气病脉证治》附方（三）：《千金》生姜甘草汤　治肺痿，咳唾涎沫不止，咽燥而渴。

张仲景一般用生姜、大枣、甘草、人参来补津液，肺痿亦是因各种原因导致的津液虚，"脾气散精于肺"的数量减少，肺功能失常，不能宣发肃降，水之上源功能失常，水液不能布散形成有用的津液营养全身，反而成痰聚饮，故咽燥而渴、咳吐涎沫，须养津液。本方中生姜、大枣、甘草的量比桂枝汤的量大且加了人参，如果虚热较严重可用些甘寒之品，如沙参、栝楼根、麦冬等。肺痿的根本原因在于中焦制造的津液不足，不能上输于肺。

甘草小麦大枣汤

【**方药**】甘草三两　小麦一斤　大枣十枚

【**用法**】以水六升，煮取三升，温分三服。亦补脾气。

【**病邪**】阴气不足

【**条文**】

《金匮要略·妇人杂病脉证并治》　妇人脏燥，喜悲伤欲哭，象如神灵所作，数欠伸，甘麦大枣汤主之。

本条文论治的是脏燥，所谓燥，多是津液不足导致阴津或阴血虚，不能正常濡养五脏而发生的情志病，根据五行归属，多论为心气血不足，因为心主神，神气不稳故易悲哭，临证多见无故哭笑，情不自控的精神病。本方主要用于治疗虚证，不宜治疗实证所致的情志异常。甘以缓急，故方中多甘药，小麦养心安神，甘草、大枣甘润补中缓急。

猪肤汤

【方药】猪肤一斤　白蜜一升　白粉五合

【用法】以水一斗，煮取五升，去滓，加白蜜、白粉，熬香；和令相得。温分六服。

【病邪】阴液不足

【条文】

《伤寒论》第310条　少阴病，下利，咽痛，胸满，心烦，猪肤汤主之。

本条文中，因为下利伤了体内阴气，咽部为诸阴之地，故咽干咽痛，且由于阴虚阳盛，所以胸满心烦。猪为水畜，最能滋肾阴，白蜜甘凉滋阴以润燥止痛，白粉熬香以醒脾益土，这三者对于虚火上炎的咽痛疗效较好，分次频服以缓药力且不伤肾阳。

文蛤散

【方药】文蛤五两

【用法】为散，每服一方寸匕，沸汤调下。

【病邪】阴津虚

【条文】

《金匮要略·呕吐哕下利病脉证治》 吐后渴欲得水，而贪饮者，文蛤汤主之。兼主微风、脉紧、头痛。

本条文中"文蛤汤"应该是"文蛤散"，编者估计是传抄错误，包括后面的"兼主微风、脉紧、头痛"亦有误。本方证是用了吐法的变证，之所以用吐法，可能是考虑到邪气在上，其高者，因而越之。患者吐后伤了津液，故"渴欲得水，而贪饮"，此时伤了津液，不能再动用津液达表，所以不可能是文蛤汤，而且《伤寒论》第141条中讲用文蛤汤的适应证是"意欲饮水，反不渴者"。

栝楼牡蛎散

【方药】栝楼根、牡蛎（熬）等分

【用法】上为细末，饮服方寸匕，日三服。

【病邪】阴津亏虚

【条文】

《金匮要略·百合狐惑阴阳毒病证治》 百合病，渴不差者，栝楼牡蛎散主之。

患百合病日久出现口渴症状，经过治疗后（有可能是百合洗方）无明显好转，可用栝楼牡蛎散。栝楼根性寒味苦，作用部位为水之上源，可去热生津以治消渴，牡蛎性寒味咸，作用部位为水之下源，二者合用而主控津液运行。此配伍可见于柴胡桂枝干姜汤中，临床上可辨证用于治疗各种口渴证，如糖尿病。

百合洗方

【方药】百合一升

【用法】以水一斗，渍之一宿，以洗身。洗已，食煮饼，勿以盐豉也。

【病邪】阴津虚

【条文】

《金匮要略·百合狐惑阴阳毒病证治》　百合病一月不解，变成渴者，百合洗方主之。

患百合病开始时是没有口渴症状的，因为其病机是阴虚有热而热不盛，但病程久了之后内热就会耗伤津液故口干燥而渴，开始时可以用百合洗方治疗，通过外治法可以解决里证，使表里循环恢复正常，从而使内热外泄，再加以"煮饼"以益气，达到止渴的目的。因本条文只是虚热不盛，所以口渴还未达到"贪饮、饮水不止"的程度，故不用清热生津，也不用辛凉解表，以免徒耗津液。

百合鸡子汤

【方药】百合七枚（擘）　鸡子黄一枚

【用法】水洗百合，渍一宿，当白沫出，去其水，更以泉水二升，煎取一升，去滓，内鸡子黄，搅匀，煎五分，温服。

【病邪】阴液亏虚

【条文】

《金匮要略·百合狐惑阴阳毒病证治》 百合病，吐之后者，用此方主之。

本条文是针对百合病用吐法后的治疗，如果"意欲食，复不能食"，就是有宿食阻滞的症状，用吐法，而吐法比汗法更伤阴液，故用鸡子黄补阳中之阴，滋阴以止呕，助百合养阴。

第二章　阴虚兼表证

小柴胡汤

【方药】柴胡八两　黄芩三两　人参三两　半夏半升（洗）　炙甘草三两　生姜三两（切）　大枣十二枚（擘）

【用法】以水一斗二升，煮取六升，去滓，再煎取三升。温服一升，日三服。

【加减】胸中烦而不呕者，去半夏、人参，加栝楼实一枚；渴者，去半夏，加人参，合前成四两半、栝楼根四两；腹中痛者，去黄芩，加芍药三两；胁下痞硬者，去大枣，加牡蛎四两；心下悸、小便不利者，去黄芩，加茯苓四两；不渴、外有微热者，去人参，加桂枝三两，温覆微汗愈；咳者，去人参、大枣、生姜，加五味子半升、干姜二两。

【病邪】中焦（津液）虚+三焦郁热+水湿

【应用】少阳经腑受邪，枢机不利的证候；少阳病兼太阳表气不利的证候；少阳病兼有阳明里气不和的证候；三阳同病而少阳邪气偏重的证候；阳微结；热入血室

【条文】

《伤寒论》第37条　太阳病，十日以去，脉浮细而嗜卧者，外已解也。设胸满胁痛者，与小柴胡汤；脉但浮者，与麻黄汤。

见麻黄汤条文。小柴胡汤之所以是千古名方，是因为该汤证的复杂病机和病位，其根本原因是虚，即"血弱气尽"。故将它归属于本篇章，但亦不是十分准确，它的病位在三焦水火之通道，属于虚人感受病邪，病邪入里后气机不畅而郁热，导致三焦受邪，故百症丛生。久则中焦运化水饮能力下降，导致水饮内生。

《伤寒论》第96条　伤寒五六日，中风，往来寒热，胸胁苦满，嘿嘿不欲饮食，心烦喜呕，或胸中烦而不呕，或渴，或腹中痛，或胁下痞硬，或心下悸、小便不利，或不渴、身有微热，或咳者，小柴胡汤主之。

严格来讲，本条文不是原发的少阳病，原发少阳病是因为少阳少火被郁，而表现出"口苦、咽干、目眩"的症状，此条文可以看作病久中焦虚弱，外邪入"水火之通道"而产生的各种变证。邪气之所以入少阳，是因为脾胃虚弱，中焦脾胃为枢转之机，严重虚弱则成痞证，上下不能交通，故呈寒热错杂之象。此时病位在肌表之内、胃肠之外，为少阳之所（胸中为太

阳，胸胁为少阳），所以出现各种或然证，少阳既是太阳、阳明之枢，亦是三阳病与三阴病之枢，病邪可由此直接侵袭中州脾脏。此时既不能用麻黄、桂枝发汗，也不能用承气汤下之，只能用和法，小柴胡汤是和法的代表，主要通过三焦系统的水液上下进行交换以排邪。

　　伤寒或中风五六日，患者有柴胡汤证多是由于里稍虚但尚有抵抗能力，且外邪力量不甚强，病情演变没有直入阳明，而是侵袭到三焦水火之通道，所以才有那么多或然证。正是由于正气稍虚而邪气不强，所以才有柴胡桂枝汤证而没有柴胡麻黄汤证。三焦水火之通道受邪，就会有郁而化热（少火郁）或水液代谢不利（水郁）而水饮生的可能。气机郁滞，故"胸胁苦满"。气机不舒畅，故心情不爽而"嘿嘿"，中焦虚弱则"不欲饮食"。气郁化热轻则"胸中烦而不呕"，重则"心烦喜呕"，此时由于中焦虚弱不能运化水液，可兼或不兼水饮。此时的"呕"不但是因为有水饮，而且因为脾胃被邪气影响，且有热。98条中"本渴与饮水而呕者，柴胡不中与也"，说明"本渴与饮水不呕者，柴胡可与之"。三焦水液代谢不利，故不能化生津液，再加上气郁化热，消耗津液，故口渴，腹部肌筋得不到津液的濡养故痛。如果水热结于胁下则痞硬。三焦水道不畅，水饮积于心下则心下悸或胁下痞硬。上焦水液代谢不利则干咳，下焦水液代谢不利则小便不利。如果仍有少量表邪，邪气入里未化热，则不渴而身有微热。

　　柴胡苦平，《神农本草经》认为柴胡可以治疗心腹肠胃中结气、饮食积聚、寒热邪气，推陈致新，是可以行气解滞的解热药，所以柴胡可治疗胸胁苦满。黄芩具有流动性，可清上焦热，半夏、生姜可除水饮，且半夏具有开破之性，柴胡的疏散行滞也借了半夏的开破之力，生姜、大枣、甘草、人参补中焦虚弱。"胸中烦而不呕"，说明中焦功能尚健，气机主要郁在上焦，所以去半夏、人参，加栝楼实以宽胸散结。如果感到口渴则有两个原因，一个是气郁化热，另一个是三焦水液代谢不畅，所以增加人参的量以亢奋阴气，去半夏也说明了此时的口渴不是因为有水饮，而是因为津液不足，可再加栝楼根以生津止渴。"腹中痛"也是因为中焦水液代谢不利，不能将水液化为津液以濡养腹部筋腱而有挛痛，故去苦寒之黄芩加芍药以敛阴缓急。"胁下痞硬"考虑为水与热结所致，所以去掉甘壅大枣加牡蛎。"心下悸、小便不利"也是由于水饮，所以去掉苦寒伤阳的黄芩，加茯苓，应该像苓桂枣甘汤一样重用茯苓，也可以加白术。"不渴、身有微热"，说明邪气还在表，加桂枝以达表。"咳"说明水饮在肺，加干姜、五味子，此时的生姜、大枣、人参可以不去。和解剂一般都要去渣重煎。

《伤寒论》第97条　血弱气尽，腠理开，邪气因入，与正气相搏，结于胁下，正邪分争，往来寒热，休作有时，嘿嘿不欲饮食，脏腑相连，其痛必下，邪高痛下，故使呕也，小柴胡汤主之。服柴胡汤已，渴者属阳明，以法治之。

体表有邪气，一般是作用于皮肉筋骨，如果正气消耗过多，不足以御邪，形成"血弱气尽"的状态，则邪气过肌表而入内，与正气相搏，结于胃肠之外、肌表之内的胸胁部位，则会表现为"胸胁苦满"。正邪交争往来，则恶寒、恶热休作有时，气郁则"嘿嘿"，邪气过少阳之所影响到阳明，则"不欲饮食"，就像第3条中的太阳伤寒，也会影响到脾胃而出现"呕"，这都是因为患者先天中焦就比正常人稍虚，所以单独的"呕"并不是少阳的主证，不能一见"呕"就认为其属于少阳病。"脏腑相连，其痛必下，邪高痛下，故使呕也"，这句话其实只是表明了五脏六腑相关理论，由于中医是整体辨证，脏腑相互影响，所以体表有邪气的时候，必然会影响体内，"其痛必下"就是邪气必入里使人产生不舒服的症状（痛），虽然邪气还在体表（高），但体内已经有了不舒服的症状，如"呕"。邪气之所以入里，还是因为里虚，储存的战略物资很快就被消耗了，此时可用小柴胡汤治疗。如果服用药物补充中焦津液后，仍然出现了口渴症状，说明邪气化热比较明显，已经影响到阳明，可以考虑用小柴胡加石膏汤治疗。

《伤寒论》第99条　伤寒四五日，身热，恶风，颈项强，胁下满，手足温而渴者，小柴胡汤主之。

本条文是三阳同病，此时大部分体表邪气已经处于三焦，但体表仍有邪气故"恶风，颈项强"，脖子两侧为颈，颈后为项。"头项强痛"属于太阳，而颈强属少阳，邪气在三焦故"胁下满"。身热、手足温、渴，说明气郁化热程度逐渐加强，有初入阳明的表现。太阳病患者是周身发热，一般手足也是热的，但一般不口渴；阳明病患者是周身大热，手足也热；太阴病患者也可以手足温，但不会口渴；厥阴和少阴病患者的手足一般是冷的。所以此条文中的"手足温而渴"就把太阳、阳明、三阴病排除了，手足温说明邪气不在表，已部分入里，所以不再发热，如果完全转归为阳明大热，手足也会重新再热起来。此条文也可用小柴胡加石膏汤。为什么三阳合病，只需要治疗少阳病就可以了呢？一个原因是此时邪气大部分在三焦水火之通道，只有交通要道通畅，恢复正常，里外才可以完成循环，就和"要想富，先修路"一样的道理。另一个原因是小柴胡是以健中焦为基础的，中焦是后天之本、枢转之机，所以脾胃健，机体就会自动修复。

《伤寒论》第100条　伤寒，阳脉涩，阴脉弦，法当腹中急痛，先与小建中汤；不差者，小柴胡汤主之。

此条文是以脉测证的典型代表，因为症状只有一个"腹中急痛"，不论是何种原因引起的腹痛，但总归是由于腹部肌筋得不到津血的濡养。故用小建中汤或小柴胡汤来调理。"阳脉涩"指浮取为涩，代表气血少；"阴脉弦"指沉取为弦，代表的是寒、饮、瘀或肝郁。如何理解弦脉呢？机体调动气血攻邪，久攻不下，一直僵持，脉象亢盛起来，一直绷着。如果血足，则表现为滑脉，就像攻城的士兵一样，源源不断；气血稍不足则表现为弦脉，就像攻城的士兵不是那么多，所以一般只能摸到绷紧的脉管，有时摸到弦滑脉，那就是血少但有热，就像攻城的士兵虽少但兴奋、高亢，弦脉变为正常就是缓脉或弱脉。所以弦脉是血少的脉象，那么这里的血虚少是因为机体本身就虚，还是因为气血不通畅而导致的局部津血少呢？无论是何种原因，本条文给了两个方药以治疗，一个是单纯补虚的小建中汤，另一个是调节气机并补中焦的小柴胡汤。小建中汤是桂枝汤倍芍药加胶饴构成，因为芍药加倍，而且加了黏腻的胶饴，酸甘化阴的力量便得到了增强，故该汤方专注于通阳健胃以生津液。小柴胡汤中的柴胡、黄芩的作用部位比桂枝、白芍更进一步，黄芩具有流通性，清热为主，燥湿为辅，比白芍的作用部位更偏于血分；桂枝通阳（肝）化气，柴胡推陈出新，更偏于阴的一方面（有劫肝阴之说）。

《伤寒论》第101条　伤寒中风，有柴胡证，但见一证便是，不必悉具。凡柴胡汤病证而下之，若柴胡证不罢者，复与柴胡汤，必蒸蒸而振，却复发热汗出而解。

此条即为某些经方医家所秉持的观点"但见一证便是，不必悉具"的依据，前面讲过，只有柴胡汤证是"但见一证便是，不必悉具"，这里的"证"包括四个主证，即"往来寒热、胸胁苦满、嘿嘿不欲饮食、心烦喜呕"，而不是"口苦、咽干、目眩、呕吐"等症状。即使是柴胡汤证，也有"伤寒中风"的前提，即外有表邪之后，如果出现四个柴胡证主证中的一个或多个（实际上临证时不可能全部出现），即可用柴胡汤。现代有学者将"但见一证便是，不必悉具"扩大化到所有的方证，这是不可取的。其他方证中的"证"只是一个症状，需要结合其他特有的症状才能组成相应的方证，而不能像小柴胡汤方证中的四个症状一样，可以单独作为一个证。

柴胡汤证本来就是由于里不足而邪气在三焦水火之道，此时用下法，更容易引邪入里，如果用下法之后仍有柴胡汤证，说明机体正气没有被下法所伤，仍可用柴胡汤，服药后必然战汗而解（蒸蒸而振，复发热汗出）。有学者认为此条所说的发热汗出，代表柴胡汤可能是发汗剂，其实柴胡汤只是补中焦和疏通水火之道的方药，帮助机体恢复正常秩序，原来汗出多者就不会出太多汗，原来不出汗者也可能出汗。但服用汤药后出汗并不是唯一的症状，也有可能是小便增多，比如麻黄汤，可能大部分人服用它后都会出汗，这只能说明这些人体质类似，也有些患者服用后只是感觉身体变轻松了，小便增多了，甚至没有什么感觉身体就好了。还有如桂枝汤可以治疗汗出，桂枝加附子汤就可以治疗漏汗不止，其实都是一个道理，即药物只是帮助机体恢复秩序，机体表里上下循环回归正常后，则诸不适症状自消。

《伤寒论》第266条　本太阳病不解，转入少阳者，胁下硬满，干呕不能食，往来寒热，尚未吐下，脉沉紧者，与小柴胡汤。

由于虚人先天较虚，感受外邪后中焦不能持续化生津液以供养体表气血，所以太阳外邪入里，停于三焦水火之通道，气郁水饮生而"胁下硬满"，气郁化热，正邪交争故"往来寒热"。中焦斡旋气机功能失常故胃气上逆而呕，此为小柴胡汤证。如果此时没有用吐法、下法误治，却出现了沉紧脉（吐下后结胸证，也有脉沉紧症状，代表邪气强盛聚于一处），说明病邪较入里，郁而发紧。应立即用小柴胡汤治疗，防止病情进一步发展。

《伤寒论》第379条/《金匮要略·呕吐哕下利病脉证治》　呕而发热者，小柴胡汤主之。

此条不能单独列为一条，单单"呕而发热"，并不能决定用小柴胡汤，小柴胡汤的方证应该是"心烦喜呕"，虽然第

149条讲"伤寒五六日，呕而发热者，柴胡汤证具"，但这也是有"伤寒五六日"这个前提，还有条377条中有呕和发热的症状，用的却是四逆汤，所以不能将《伤寒论》条文中的某一个或某两个症状当成方证来解读。《伤寒论》条文中的症状是一个点，两个点确定一条线，而方证是一个面，需要三点（症状）或多点（症状）才能确定一个面（方证）。本条在《伤寒论·辨厥阴病脉证并治》中，之所以说呕而发热可用小柴胡汤，是因为"呕而发热"是厥阴病好转的倾向，外邪中于厥阴，肝气不舒故呕，如发热，则代表正气恢复，阳从阴出。这也说明了小柴胡汤既可用于外邪入里的进展期，也可用于阴病转阳的过程期，既是太阳和阳明的中转，亦是三阳病和三阴病的中转。

《伤寒论》第394条　伤寒差以后，更发热，小柴胡汤主之。脉浮者，以汗解之；脉沉实者，以下解之。

此条只是讲了一个大概的原则，伤寒好转以后，如果再出现发热，可能是由于病邪在三焦之间，因为伤寒好转后，机体内部有一战之力，但外防尚未建立，所以病邪一般停留在缓冲地带，即水火之通道，可用少阳小柴胡汤加减。但也要根据实际情况分析，如果是病邪偏于表就用解表发汗法，可用柴胡桂枝汤；如果是里有实结、脉沉实就用下法，可用大柴胡汤或大承气汤解之，如《金匮要略·妇人产后病脉证治》第1条所讲。

《金匮要略·黄疸病脉证并治》　诸黄，腹痛而呕者，宜柴胡汤。

黄疸病的病机多为水湿与热结合，而柴胡汤证的病机包含郁热、水饮和中焦虚，所以黄疸患者出现"腹痛而呕"的症状可考虑用柴胡汤。小柴胡汤证是中焦虚而水饮生，气郁化热，大柴胡汤证是少阳阳明合病，所以如果黄疸病病情较轻患者，出现了腹痛和呕吐症状，可以考虑用柴胡汤合方治疗。"腹痛而呕"，呕的症状不止且有心下急症状的患者可以服用大柴胡汤，如果没有心下急的症状，只有腹痛、呕的症状可以考虑用小柴胡汤。但因为前提是有黄疸病，所以单用柴胡汤可能药效不足，需要与其他方药相结合使用。本条文只是提供了一个参考方向，只有满足小柴胡汤证和大柴胡汤证病机的黄疸病才可应用，所以才笼统地讲"宜柴胡汤"而不是"柴胡汤主之"。

《金匮要略·妇人产后病脉证治》　问曰：新产妇人有三病，一者病痉，二者病郁冒，三者大便难，何谓也？师曰：新产血虚，多汗出，喜中风，故令病痉。亡血复汗，寒多，故令郁冒。亡津液胃燥，故令大便难。产妇郁冒，其脉微弱，呕不能食，大便反坚，但头汗出。所以然者，血虚而厥，厥而必冒，冒家欲解，必大汗出。以血虚下厥，孤阳上出，故头汗出。所以产妇喜汗出者，亡阴血虚，阳气独盛，故当汗出，阴阳乃复。大便坚，呕不能食，小柴胡汤主之。病解能食，七八日更发热者，此为胃实，大承气汤主之。

新产妇人产后由于多汗出，亡血伤津，全身津液不足，就会发生津液虚导致的各种变证，如痉、郁冒、大便难。痉病很好理解，机体产后气血大亏，气血不能供养体表，体表津液不足而不能卫外故有"多汗出"，并且很容易感受外邪，加上原来的气血亏损，全身津液虚而不能濡养经筋，就会产生抽搐的症状，导致"病痉"，属于"不荣"的范畴。津液丢失，阳明肠燥，不能以通为顺，故"大便难"。比较难以理解的是"郁冒"，它代表病机涉及血分，机体就像一杯37℃的水，现在亡血了，"血汗皆失"，故整体的温度下降，称之为"寒多"，整体能量不足，不能维持机体表里上下的循环，就会造成"郁冒"的状态，由于血汗是能量基础，所以产妇"亡血复汗"极易"郁冒"。"其脉微弱"提示为血虚之证，中焦为化生津液的主要来源，现津液大失，津液不得下润肠，故胃中虚"呕不能食，大便反坚"，总体概括为"血虚而厥，厥而必冒"，即昏冒不省，可以认为是新产血晕，脑缺血状态。"冒家欲解，必大汗出"，并不是说要发大汗，而是要让全身汗出，生理恢复正常，而不是"但头汗出"，使机体阴阳恢复平衡，故"冒家自解"。"故当汗出，阴阳乃复"是"冒家欲解，必大汗出"的结果，强调让全身汗出阴阳才能平衡。"以血虚下厥，……阳气独盛"属于插入语，是在解释"但头汗出"的原因，血虚则阴虚，阳气偏盛，阴阳气不相顺接，故为厥，阳气浮于上故"头汗出"。冒家自救的汗出是主动治疗，而用小柴胡汤属于被动治疗，但都致力于恢复表里三焦的津液循环。如果服用小柴胡汤后，病愈能进食者，说明上焦得通，津液得下，脾胃已和。但过了七八日后，又出现了发热的症状，考虑是病后脾胃受损，过度饮食造成"胃家实"，类似于"食复"，如果有发热，且有腹部疼痛拒按、大便秘结、脉沉实等症状，就可以选用大承气汤攻下，这与栀子枳实豉汤是一个道理。

　　《金匮要略·妇人产后病脉证治》附方（一）：《千金》三物黄芩汤　治妇人草褥，自发露得风，四肢苦烦热、头痛者，与小柴胡汤；头不痛，但烦者，与三物黄芩汤。

　　见三物黄芩汤条文。

　　《伤寒论》第144条/《金匮要略·妇人杂病脉证并治》　妇人中风，七八日续得寒热，发作有时，经水适断者，此为热入血室。其血必结，故使如疟状，发作有时，小柴胡汤主之。

　　中风本身就代表机体中焦津液虚，如果妇人外感（中风）七八日，此时原来的发热恶寒就变成"发作有时"的寒热往来，而且月经停止，原因是原来机体气血趋于体表祛邪，但又碰到经期，则气血要分散力量，既要出表，又要向下排经水，故力量不集中，即"血弱气尽"，极易形成半表半里。此为表热入血室，即为血分，经血遇热而中断，可用小柴胡汤，但小柴胡汤并非热入血室的专用方。其实严格来讲，小柴胡汤证是"轻证陷胸汤"，只是水热互结的位置不同，小柴胡汤证为结于"胸胁"，而且水热互结的程度较陷胸汤证轻。这在第143条中也可以看出，第143条讲的是"妇人中风，发热恶寒，经水适来，得之七八日，热除而脉迟，身凉，胸胁下满痛，如结胸状，谵语者，此为热入血室也。当刺期门，随其实而泻之"，"热除而脉迟，身凉"，说明外邪已入里，表热入于三焦血分，故"胸胁下满痛"，如结胸证，称之为"热入血室"。按理来讲，张仲景多关注津液而少关注血分，此条文是热入血分，应该加点清热凉血药，此条文也讲了"小柴胡汤主之"，说明可以用小柴胡汤来恢复机体秩序，也可以加些茜草、牡丹皮、赤芍，而张仲景喜欢用黄芩来清血分，如三物黄芩汤。

《伤寒论》第148条　伤寒五六日，头汗出，微恶寒，手足冷，心下满，口不欲食，大便硬，脉细者，此为阳微结，必有表，复有里也。可与小柴胡汤。脉沉，亦在里也。汗出，为阳微。假令纯阴结，不得复有外证，悉入在里，此为半在里半在外也。脉虽沉紧，不得为少阴病。所以然者，阴不得有汗，今头汗出，故知非少阴也。设不了了者，得屎而解。

此条主要突出"阳微结"，表明小柴胡汤证是中焦虚的"结"证，病情比小陷胸汤证要轻。患者伤寒五六日，仍有"头汗出，微恶寒"的症状，但汗出仅"头汗"，而且"微恶寒"，说明外邪已经入里，体表仍有少量邪气。那么邪气入里去了哪里呢？根据"心下满，口不欲食，大便硬"，说明病位在中焦，中焦枢转不利，故气（郁）结，此时的"大便硬"不是阳明热结的大便硬，而是气郁结，即有便意但排不出，临床上亦可见到一些患者，虽然有便意，但排出大便较费力，用很大力气才能排出少量的正常大便。此时尚未产生大量的水饮，故无痞证、结胸的临床表现，但气机郁结得厉害，不能将气血输送到身体最远部位，故"手足冷"；体表阳气不足，不能加于阴而汗出，只有头为诸阳之会，才有"头汗出"的症状。"手足冷""头汗出"提示阳气郁结于内，不得宣泄，不能输布于手足，如四逆散证。此时的"脉细"，代表中焦虚，气血无力反抗邪气故内伏，与后面的"脉沉"病机相同，都是由于气血被迫收缩于体内。这些症状被称为"阳微结"，即三阳气机轻度郁结兼有中焦虚，故用小柴胡汤治疗。如果脉是沉紧脉，还有"手足冷"的症状，那是不是少阴证呢？答案是否定的，因为三阴证无汗出，有汗出症状的是"阳微结"，而且如果是纯阴结，是没有表证的，但此条文仍有表证症状。服用小柴胡汤后如果病情无明显缓解，可能是由于津液未复，中焦斡旋气机功能仍未恢复，如果患者能大便，说明津液得下，大便通畅，病情得到缓解。

《伤寒论》第229条　阳明病，发潮热，大便溏，小便自可，胸胁满不去者，与小柴胡汤。

阳明病，有潮热症状且大便溏，有可能是由于阳明里热正在逐渐形成，热邪旺盛迫津从大便而出，久则大便硬，但此时的小便是正常的（小便自可），说明不是阳明里热，因为形成阳明里热的过程中，首先出现的症状是小便频数。除了阳明热结，还有湿热的可能性，因为湿热也可导致"潮热，大便溏"，根据"胸胁满不去"和用小柴胡汤，说明有郁热、水饮病邪因素。大便溏或因为（三阴病）阳虚不能化湿，像柴胡桂枝干姜汤证（胸胁满微结），或因为湿，或因为热，如葛根汤证、葛根芩连汤证、黄芩汤证。葛根汤证和葛根芩连汤证是由于太阳之邪影响到胃肠，此条文为少阳之热迫于阳明，与黄芩汤证类似，但病位比黄芩汤证要偏外，而且有胸胁满的症状，所以用小柴胡汤疏散，而黄芩汤证是少阳之热已经接近于胃肠，所以已经无法疏散。条文中有"潮热"的症状，所以编者认为此条所述病证可用小柴胡汤加芒硝治疗。

《伤寒论》第230条　阳明病，胁下硬满，不大便而呕，舌上白胎者，可与小柴胡汤。上焦得通，津液得下，胃气因和，身濈然汗出而解。

此条虽然标以阳明病，但不是阳明热结的胃家实，而是少阳影响到阳明，引发了阳明的一些症状。"胁下硬满"说明气郁结较紧，亦可能有津液停留，但还没有到形成水饮的程度，"不大便"是因为气机郁滞，气机不畅。小柴胡汤证就是中焦虚而枢转功能减弱，气逆则呕。水不通则郁于上焦，故舌上有白苔，非阳明热结故无黄苔，所以用小柴胡汤通三焦，郁于上焦之津液则恢复循环，胃气恢复，上下既通，表里通畅，则邪趋于外而以汗解，但这并不是说小柴胡汤是发汗剂。

《伤寒论》第231条　阳明中风，脉弦浮大而短气，腹都满，胁下及心痛，久按之气不通，鼻干，不得汗，嗜卧，一身及目悉黄，小便难，有潮热，时时哕，耳前后肿，刺之小差。

《伤寒论》第232条　外不解，病过十日，脉续浮者，与小柴胡汤。脉但浮，无余证者，与麻黄汤，若不尿，腹满加哕者，不治。

第231条提到的病证是比较难治的，开头即为阳明中风，此时的中风应该理解为阳性病，并非单纯的阳明病，脉为弦浮大，鼻干及有潮热的症状，说明体内之热（阳明之热）邪已经充斥于体内外，中焦有热故"时时哕"，热阻气机，故"腹都满"而"短气"，此处强调了一个"都"字，说明非阳明胃家实的局部满胀，而有可能是其他病邪，结合后面条文分析可能是湿热。湿性黏滞阻滞气机，故"久按之气不通"，并有"不得汗，嗜卧，一身及目悉黄，小便难"的症状，湿热内蕴故汗难出，出汗大部分也是"但头汗出"。"胁下及心痛""耳前后肿"提示少阳三焦气结滞较紧，此时病情较为严重，有可能是不治之症，所以刺之可能稍微减轻，因为病情复杂，没有合适的药物治疗。

第232条讲病过了十几天后，如果脉仍然比较浮，代表机体抗邪能力仍然比较强，此时机体可能已将病邪祛除一部分，可用小柴胡汤和之。因为此时还没有形成阳明里实证，既有表证，又有里证，可用小柴胡汤和之，但由于有潮热的症状，用小柴胡汤加芒硝治疗更合适。如果除了脉浮没有其他症状，可能正气已恢复，机体已经将大部分病邪祛除，可用麻黄汤，但这并不是说一定用麻黄汤，只是代表有表证，需要解表。如果患者长期无小便，而且有腹部满和呕吐症状，说明病证已经进一步发展成为不治之症。此两条对临证的指导作用不大，只需记住小柴胡汤能够和解三焦水火之郁滞即可。

柴胡去半夏加栝楼汤

【方药】柴胡八两　人参、黄芩、甘草各三两　栝楼根四两
生姜二两　大枣十二枚

【用法】以水一斗二升，煮取六升，去滓，再煎取三升，温服一升，日二服。

【病邪】津液虚+三焦郁热

【条文】

《金匮要略·疟病脉证并治》附方（二）：柴胡去半夏加

栝楼汤　治疟病发渴者，亦治劳疟。

劳疟与虚劳有类似之处，都属于久病体虚，如果有口渴的症状，代表津液不足，故去辛温之半夏，加栝楼根，用于治疗虚热证，该证多有疲劳、倦怠症状。此方不单单可以治疗劳疟，亦可治疗患者小柴胡汤证的不呕而渴、倦怠乏力。

桂枝加芍药生姜各一两人参三两新加汤

【方药】桂枝三两　芍药四两　生姜四两　炙甘草二两
大枣十二枚　人参三两

【用法】上六味，以水一斗二升，煮取三升，去滓，温服一升。

【病邪】津液虚+表证

【条文】

《伤寒论》第62条　发汗后，身疼痛，脉沉迟者，桂枝加芍药生姜各一两人参三两新加汤主之。

汗法伤阳耗津，如果平素津亏，用汗法更容易损伤津液。发汗前和发汗后的身疼痛的病机不同，前者可能是由于体表气血凝滞故不通则痛，后者是由于体内津液大伤，支持体表的津液不足导致的身疼痛。条文中有"脉沉迟"的症状，代表体内津液不足，所以增加芍药的剂量以敛阴和营并增加血容量，增加生姜的剂量以健胃生津液，直接以人参振奋阴气。

此时的津液不足有两种情况：一种是津液大损，但体表仍有少量邪气，正气已无力反抗；另一种是体表已经没有邪气，

"身疼痛"就是单纯的不荣则痛。无论是哪种情况，将体内的津液输送到体表都是机体自我调整的趋势，所以仍需要桂枝、生姜、大枣配伍达表，之所以增加生姜的量而不增加桂枝的量，是因为桂枝与生姜相比，后者之"辛"要柔和得多，而且增加桂枝的量又有发汗伤津液的弊端，所以只增加生姜的量以促进中焦生津液，就和生姜甘草汤是一个道理。

本条只是津液不足，故"脉沉迟"，还没有达到阳虚而寒的程度，如果有四肢厥逆、下利等里阳虚的症状，则不是本方的适应证了，这也是不用生地黄、麦冬补阴的原因，这两味药一般用于治疗没有虚寒象的阴虚证候。与黄芪桂枝五物汤证相比，本方证偏于里且里虚没有彼方证严重（生姜六两）。与小建中汤相比，本方适用于治疗体表体内津液均不足造成的疼痛，而小建中汤更适用于治疗体内营血不足造成的疼痛（虚劳里急，腹中痛），尽管两者都是加芍药，但小建中汤的芍药量多且有胶饴，偏于黏腻补中。

小建中汤

【方药】桂枝三两　　生姜三两　　炙甘草二两　　大枣十二枚
芍药六两　　胶饴一升

【用法】以水七升，煮取三升，去滓，内饴，更上微火消解。温服一升，日三服。呕家不可用建中汤，以甜故也。

【病邪】阴液/血虚+表证

【条文】

《伤寒论》第100条　伤寒，阳脉涩，阴脉弦，法当腹中急痛，先与小建中汤；不差者，小柴胡汤主之。

本方是由桂枝汤加减而来，倍芍药、加胶饴。经方中有桂枝加芍药汤，是治疗腹中虚痛的方药，本方加了大量滋腻的胶饴，故变攻外为内补，所以称为"建中"，而称之为"小"，则是因为本方证病情较轻，非大建中汤证之实寒在中焦。本条文中开头即"伤寒"，然后出现腹中急痛的症状，考虑是平素津（血）液虚的患者感受伤寒之后，病邪大部分入里所表现的证候，此时可能有或无表邪。根据《金匮要略》中条文来讲，此时一定会有表证，如手足烦热、四肢酸痛等，所以仍需要桂枝、生姜、大枣、甘草配伍以供养体表。

《伤寒论》第102条　伤寒二三日，心中悸而烦者，小建中汤主之。

伤寒初起二三日就出现了"心中悸而烦"的症状，说明患者先天不足。前面讲过太阳之气是由五脏六腑之气供养的，其中就包括少阴心，心主血，所以如果患者先天心气血不足，就容易"心中悸而烦"，故用小建中汤补充中焦津血，中焦健则津（血）液自充，津液自和则自汗出而愈。此时伤寒表邪可能仍未祛除，故可用桂枝汤加减。

《金匮要略·血痹虚劳病脉证并治》　虚劳里急，悸衄，腹中痛，梦失精，四肢酸痛，手足烦热，咽干口燥，小建中汤主之。

小建中汤可以治疗虚劳，而虚劳不单单可用小建中汤。

所谓虚劳，是机体虚损不足的统称，包括阴津、阴液、阴血和阴精虚损。津液虚损则"里急"，因为津液不能濡养腹部筋腱，故"腹中痛"，津液虚不能奉养于心则"悸"，"衄"是因为机体亢奋，气血上冲为"热亢"，"梦失精"与桂枝加龙骨牡蛎汤条文中的"男子失精，女子梦交"类似，均为整体津（血）液虚，精不守，"四肢酸痛，手足烦热"也是因为津液不能濡养四肢而有虚热，阴津虚而"咽干口燥"，故用小建中汤补中焦津液，津液是转化为阴血、阴精的基础。桂枝加龙骨牡蛎汤证亦是阴精虚导致的病证，但它是以龙骨、牡蛎收敛气血（镇阳摄阴），不让气血过多耗散来达到"补精"的目的。

《金匮要略·妇人杂病脉证并治》 妇人腹中痛，小建中汤主之。

本条文是简文，不能简单地应用于方证对应，妇人腹中痛用小建中汤的前提条件是腹中痛是因津液虚所致，属于不荣则痛，该证临床上多见腹痛喜按，心悸虚烦，面色无华，神疲纳少，大便溏薄，舌质淡红，脉细涩或沉弦或虚弦等症状，可能还会有一些表证，如手足不温等。

黄芪建中汤

【方药】黄芪一两半　桂枝三两　芍药六两　生姜三两炙甘草三两　大枣十二枚　胶饴一升

【用法】以水七升，煮取三升，去滓，内胶饴，更上微火消解，温服一升，日三服。

【**加减**】气短胸满者，加生姜；腹满者，去枣，加茯苓一两半，及疗肺虚损不足，补气加半夏三两。

【**病邪**】阴液虚+表证

【**条文**】

《金匮要略·血痹虚劳病脉证并治》　虚劳里急，诸不足，黄芪建中汤主之。

本条文是针对"诸不足"的气虚重症。"诸不足"包括体内体外的不足，体内气血津液不足则"里急"，不荣则痛，故出现腹痛的症状，还可能有自汗、气喘、神疲乏力、食欲减退等表现；体表气血津液不足则不能正常卫外，而有明显的恶风表现。所以黄芪建中汤针对的是体内外皆虚的虚劳病，特别是表虚更严重，并可能伴有腹痛的证候。本方即小建中汤加黄芪，针对里虚兼表不实的情况。黄芪针对的是体表极虚的情况，比桂枝汤证的体表虚还要严重，临床上恶风症状特别明显，而黄芪能"固表"，所以针对因肌肤失养、腠理疏松引起的症状如自汗盗汗、痈疽恶疮等，均可用其治疗。如果胃有水饮，则会导致气短胸满，可加生姜，生姜可以健运中焦，有两个功效：一是化水饮，二是促津液化生。甘不利于去满，如果是治疗因水导致的腹满，可用本方去大枣、加茯苓。编者对条文加减中的"补气加半夏"难以理解。

《金匮要略·黄疸病脉证并治》　男子黄，小便自利，当与虚劳小建中汤。

此条文中的"黄"结合条文应该是"萎黄"，而不是有的学者认为的《金匮要略》中的"女劳疸"（《金匮要略·黄疸病脉证并治》第14条曰："黄家，日晡所发热，而反恶寒，此为女劳得之。"），"萎黄"只是面色黄染，目睛和小便均不黄，不像黄疸病的面目和小便皆黄。黄疸因为湿热居多，多伴有小便不利症状，此条"小便自利"，说明非黄疸湿热致病，有可能是中焦虚所致，中焦虚不能制下故小便自利，与甘草干姜汤是一个道理。故综合考虑，此方证应该用黄芪建中汤治疗，因为桂枝加黄芪汤有治疗黄疸、黄汗的作用，说明黄芪可祛黄，所以此处可以用黄芪建中汤。如果临床辨证体表津液不是大虚，没有明显的恶风症状，且萎黄不是很严重，用小建中汤即可。

当归建中汤

【方药】当归四两　桂枝三两　芍药六两　生姜三两　炙甘草二两　大枣十二枚

【用法】以水一斗，煮取三升，分温三服，一日令尽。

【加减】大虚者，加饴糖六两，汤成内之，于火上暖令饴消；去血过多，崩伤内衄不止者，加地黄六两、阿胶二两，合八味，汤成内阿胶。若无当归，以芎劳代之；若无生姜，以干姜代之。

【病邪】阴血虚+表证

【条文】

《金匮要略·妇人产后病脉证治》附方（二）：《千金》内补当归建中汤　治妇人产后虚羸不足，腹中刺痛不止，吸吸少气，或苦少腹中急（摩）痛，引腰背，不能饮食，产后一月，得服四五剂为善。令人强壮宜。

　　本条文针对的是产后妇人津液虚并伴有血行不畅（刺痛不止）的证候，并不是明显的血虚，这也说明当归并不是补血的药物，它的主要作用是使郁于血中的阳气活跃起来，推动血行，从而间接地促进血液化生。血行不畅所以"腹中刺痛不止"，痛到不敢正常呼吸，所以"吸吸少气"，即吸气性困难，也可以表现为小腹疼痛，放射到腰背，食欲降低。妇人产后一个月，无论有无不适，均可服用此方药，因为分娩伤气血，产后多血虚并运行不畅，服之可增强妇人体质。本方证是用桂枝汤倍芍药加当归，病情比桂枝加芍药汤证的"腹满时痛"要稍微严重一些，故用当归活血。如果大实痛，那就是实证，故可加大黄。条文中讲如果没有当归，用川芎替代，也说明当归的主要作用是活血，但是不如川芎温燥。如果大虚，就要用到小建中汤加减，如条文加减中的"若大虚，加饴糖六两"，这时候还是津液不足并血行不畅的证候，如果失血过多，损伤了血分，那就要加地黄、阿胶，因为此时是真正的血虚，要直接以地黄、阿胶补血止血。

炙甘草汤

　　【方药】炙甘草四两　桂枝三两　生姜三两　大枣三十枚人参二两　生地黄一斤　阿胶二两　麦冬半升　火麻仁半升

　　【用法】以清酒七升，水八升，先煮八味，取三升，去滓，内胶烊消尽。温服一升，日三服。一名复脉汤。

【病邪】阴血虚+表证

【条文】

《伤寒论》第177条　伤寒脉结代，心动悸，炙甘草汤主之。

此条是心血不足之人患伤寒之后的反应，伤寒直接影响到心系，像有的患者感冒后出现病毒性心肌炎就是此种情况。小建中汤证是"伤寒二三日，心中悸而烦"，本方证是"伤寒脉结代，心动悸"，说明本方证的患者少阴基础状态要比小建中汤证的患者差得多，心血不足，要以健中焦化生津液为本，即以生姜、大枣、甘草、人参补津液，其中大枣用到三十枚。本方中也有桂枝、生姜、大枣、甘草配伍，同小建中汤一样，但是本方证的阴液比小建中汤证更虚，所以直接用麦冬、生地黄、火麻仁等药物补阴液，此时的桂枝、生姜、大枣只是在补充津液后发挥通阳的作用，将化生的津液向上向外输布全身，此时可能尚有表证，如胸闷。此方证不是陷于阴证的津液虚，此时机体阳气功能应该尚可，所以不用附子，直接用桂枝、生姜、清酒即可。现在许多经方学派强调方证，这是没错的，但不能只看方证，如见到脉结代、心动悸就用炙甘草汤，"但见一证便是，不必悉具"，这只有中风的小柴胡汤证可以这样用，其他病证都还是要辨病机的，某些经方家鄙视医理，这是非常有害的。

《金匮要略·血痹虚劳病脉证并治》附方（一）：《千金翼》炙甘草汤　治虚劳不足，汗出而闷，脉结悸，行动如常，不出百日，危急者，十一日死。

　　本条文主要针对"虚劳不足"的患者。气血俱虚，故"汗出而闷，脉结悸"，虽然行动像正常人，但病势较重，已经属于终末期，属于虚热证候，像临床上的肺结核末期一样，比较难治。根据方药来分析，炙甘草汤针对的是阴液（阴血）大虚、阴不足导致的虚劳证候，是偏于上焦的。

　　《金匮要略·肺痿肺痈咳嗽上气病脉证治》附方（一）：《外台》炙甘草汤　治肺痿涎唾多，心中温温液液者。

　　炙甘草汤可以治疗肺痿，但应该是偏于虚热证的肺痿。肺中津液虚故有虚热，不能正常发挥"水之上源"的功能，故"涎唾多"，肺胃是一体的，津液虚的原因可能就是中焦津液化生不足，故心中"温温液液"，即恶心欲呕。

薯蓣丸

　　【方药】薯蓣三十分　当归、桂枝、干地黄、豆黄卷各十分　甘草二十八分　芎藭、麦冬、芍药、白术、杏仁各六分人参七分　柴胡、桔梗、茯苓各五分　阿胶七分　干姜三分白蔹二分　防风六分　大枣百枚（为膏）

　　【用法】末之，炼蜜和丸，如弹子大，空腹酒服一丸，一百丸为剂。

　　【病邪】阴虚+表证+里证

　　【条文】

　　《金匮要略·血痹虚劳病脉证并治》　虚劳诸不足，风气百疾，薯蓣丸主之。

　　本方证病机复杂，但根据条文所讲"虚劳"，故将此归属于此篇。根据条文含义来分析，薯蓣丸针对的是虚劳及一切不足，并能治疗"风气百疾"，算是一个保健药方。根据方药来分析，"风气百疾"并不是外感表邪，而是由于机体内部气血津液亏虚，血少生风之证，有如头晕目眩、耳鸣耳聋、筋脉拘急等症状，这就需要一方面补益机体本身的阴津、阴血、阴液，另一方面治疗因阴虚产生的"风气百疾"。炙甘草汤与此方作用有相同之处，区别在于此方证病情较重，为"虚劳诸不足"，所以用药更复杂一些。薯蓣即山药，既能补脾，又能益肾固精，既没有人参、白术的呆板补性，又没有阿胶、干地黄的黏腻之性，故为君药。一般张仲景擅用生姜、大枣、甘草、人参来补津液，但此为"虚劳"，病程长，且偏于阴分，不能再增加胃的负担（与当归四逆汤同作用），故不用生姜，而用甘草、大枣、人参、当归、芍药、麦冬、干地黄、豆黄卷、阿胶来补益阴分。孤阴不生，孤阳不长，所以配以桂枝、干姜，以川芎、白术、茯苓防止补而呆腻生湿，柴胡、防风、桔梗、杏仁协调气机，因为"阳气之变动为风"，用白蔹行血散结，诸药共用则气机表里上下升降得平，阴生阳长。

桂枝加龙骨牡蛎汤

　　【方药】桂枝、芍药、生姜各三两　炙甘草二两　大枣十二枚　龙骨、牡蛎各三两

【用法】以水七升，煮取三升，分温三服。

【加减】《小品》云："虚弱浮热汗出者，除桂加白薇附子，名曰二加龙骨汤。"

【病邪】阴精虚+表证

【条文】

《金匮要略·血痹虚劳病脉证并治》 夫失精家，小腹弦急，阴头寒，目眩发落，脉极虚芤迟，为清谷、亡血、失精。脉得诸芤动微紧，男子失精，女子梦交，桂枝加龙骨牡蛎汤主之。

本条文主要针对阴精虚导致的虚劳证。这与桂枝加桂汤相反，一个是加大从下焦通"阳"的力量，另一个是用龙骨、牡蛎来收敛气血于下。条文中讲的"失精家"，指经常梦遗、滑精之人，伤的是先天之本，患者的精血都损伤严重。机体就如一杯有温度的热水，现在水少了，温度自然较之前降低了。阴阳两虚，故"阴头寒"；阳气不能柔筋，故"小腹弦急"；精血不能上承，故"目眩发落"；脉"极虚芤"，是因为失精亡血，"迟"则有寒，可表现为下利清谷。这三种脉象与失精有关，属于虚劳范围，但不是本方证的脉象。本方证的脉象是"芤动微紧"，芤是因为阴精虚，动是因为机体代偿性地亢奋，阴精虚阳亢，微和紧则是阳虚导致的内寒自生。此脉象男子是由失精所致，女子则是由梦交所致，其实这两者只是概括，纯属大同小异，所以一方面用桂枝汤益津液，促进其转化精血，另一方面用龙骨、牡蛎来镇摄阴阳。按照方药来理解，这个方证只是机体丧失一部分精血导致的阴虚阳浮，只是阴精虚损导致的功能不足，并没有达到肾气丸证所代表的阴阳两虚的程度，所以没有用补肾精的药物，而且张仲景也很少用补肾精的药，最常用的就是附子，以刺激先天之气。

第三章　阴虚兼热邪

阴虚与热邪的关系可以分为虚证和实证，由实热伤津导致的阴虚证，在热邪篇中已经论述过。本章主要介绍由阴虚导致虚热内生的证候。

麦门冬汤

【方药】麦冬七升　半夏一升　人参三两　甘草二两　粳米三合　大枣十二枚

【用法】以水一斗二升，煮取六升，温服一升，日三夜一服。

【病邪】津亏+虚热+气逆

【条文】

《金匮要略·肺痿肺痈咳嗽上气病脉证治》　火逆上气，咽喉不利，止逆下气者，麦门冬汤主之。

有的医家认为本条文中的"火逆"应该是"大逆"，根据方药来分析，此处应该为"火逆"，但不是实火，而是由阴津虚导致的虚热。由于体内阴津虚，导致内热生，消耗肺阴而有肺痿，故常有咳嗽症状，多为干咳，痰黏难出，咽喉亦经常干燥，自觉有东西黏附（痰），可以用麦门冬汤治疗。麦门冬汤是个标本兼治的方药，以麦冬来滋阴润燥止咳，以大枣、甘草、粳米、人参来健脾胃，促进津液化生，因为体内已有虚热，故不用生姜而直接用麦冬来健胃，与益胃汤类似，半夏起到横散降气的作用。与麦冬滋阴止咳的功效相比，栝楼根主要针对口渴，而生地黄主要针对血分有虚热。竹叶石膏汤与本方相比，前者主要针对实热过后的余热，后者主要针对没有实热，只是单纯的阴津耗损后产生的虚热，即前者以热为主，后者以津亏为主，两者均用半夏，都是取其辛（横散）之力以降逆气。

百合地黄汤

【方药】百合七枚（擘）　生地黄汁一升

【用法】水洗百合，渍一宿，当白沫出，去其水，更以泉水二升，煎取一升，去滓，内地黄汁，煎取一升五合，分温再服。中病，勿更服，大便当如漆。

【病邪】阴（血）虚有热

【条文】

《金匮要略·百合狐惑阴阳毒病证治》　百合病，不经吐下发汗，病形如初者，百合地黄汤主之。

本条是百合病的正治法，没有经过汗、吐、下等治疗，仍有最初的症状，如"常默然"（情绪低落）、"如有神灵者"（等同于精神分裂的亢奋状态）、"如寒无寒，如热无热"（寒热感觉异常）、"欲卧不能卧，欲行不能行"（阴虚则燥，阳虚则烦）、"口苦，小便赤"。因为百合病是阴虚有热，虚多邪少，热邪不盛，故要滋养心肺，清热凉血。《伤寒论》中精神方面疾病多与瘀血有关，如桃核承气汤证、抵当汤证表现出的"其人如狂"。此条是阴虚有热，不能用攻法，而要用补虚清热法。本条文中的"大便当如漆"，也表明了有瘀血的可能。生地黄色黑，其汁凉血益阴，百合色白而润燥安神，再配以甘寒泉水，先后分煎而合，共奏养阴清热之效。

百合知母汤

【方药】百合七枚（劈） 知母三两（切）

【用法】水洗百合，渍一宿，当白沫出，去其水，更以泉水二升，煎取一升，去滓；别以泉水二升，煎知母，取一升，去滓；后会和，煎取一升五合，分温再服。

【病邪】阴虚有热

【条文】

《金匮要略·百合狐惑阴阳毒病证治》 百合病，发汗后者，百合知母汤主之。

百合病实质上是一种虚热证型的精神方面的疾病，等同于现代的神经官能症之类，它以"口苦、小便赤"为临床症状，应清热养阴，而不是发汗，《黄帝内经》说："汗为心之液，汗血同源。"故阴虚血少的体质或失血患者，使用汗法时都要慎重，本条文就是误以为病后余邪未清（如寒无寒，如热无热）而用了汗法，更加伤津液，而且增加烦热症状。百合甘寒，用以清热养阴，知母增液清烦热，泉水养阴清热，又用分煎后合的煎服方法，从而恢复阴平阳秘。

百合滑石散

【方药】百合一两（炙）　滑石三两

【用法】上二味为散，饮服方寸匕，日三服。当微利者，止服，热则除。

【病邪】阴虚有热

【条文】

《金匮要略·百合狐惑阴阳毒病证治》　百合病，变发热者（一作发寒热），百合滑石散主之。

百合病，原来是似寒非寒、似热非热，现在却是发热状态，说明阴虚火盛。因为是虚证，所以不能苦寒清热，但也不能单纯养阴，只能养阴清热，让热从小便排出。根据方药分析，本方证应该还有小便不利的症状，与猪苓汤证有类似之处。本方可以通利，但由于是虚热，所以不能大下利，当微利时即可停止用药。

滑石代赭汤

【方药】百合七枚（劈）　滑石三两（碎，绵裹）　代赭石弹丸大一枚（碎，绵裹）

【用法】水洗百合，渍一宿，当白沫出，去其水，更以泉水二升，煎取一升，去滓；别以泉水二升煎滑石、代赭，取一升，去滓；后合和重煎，取一升五合，分温服。

【病邪】阴虚有热+气逆

【条文】

《金匮要略·百合狐惑阴阳毒病证治》　百合病，下之后者，滑石代赭汤主之。

本条文针对百合病服药后的变证——"诸药不能治，得药则剧吐利"而设，一般只有里实证才用下法，百合病属于阴虚有热，不可用汗、吐、下等方法治疗，如果因为症状里的"口苦、小便赤、脉微数"而用下法，可能引邪入里虚其中焦，则胃气上逆或下利，热邪入里影响下焦气机，可导致小便不利，此非实热，故不用苦寒之品，以防久用化燥伤阴。以百合养阴清热，滑石通利小便而泄热，代赭石主要降逆和胃。

酸枣仁汤

【方药】酸枣仁二升　甘草一两　知母二两　茯苓二两芎藭二两（深师有生姜二两）

【用法】以水八升，煮酸枣仁，得六升，内诸药，煮取三升，分温三服。

【病邪】（肝）阴血虚+热

【条文】

《金匮要略·血痹虚劳病脉证并治》　虚劳虚烦不得眠，

酸枣仁汤主之。

本条文论述的是虚劳虚烦、阴虚失眠。本条文中的"虚烦"和栀子豉汤条文中的"虚烦"略有不同，栀子豉汤中的"虚烦"是纯热且没有实结，而本条文中的"虚烦"则是因为机体津液不足而有所烦，阳虚则燥、阴虚则烦，故不能入睡。一般来讲，睡眠和肝脏魂有很大关系，因为睡眠是阳入于阴，如果阴血充足的话则睡眠较多，如少年人和肥人多嗜睡，而老年人和瘦人睡眠多浅。故阴血盛则魂易安，阴血虚则魂易游荡，可用酸枣仁汤养阴除烦。本方用酸枣仁作为主药，其性酸甘，具有补虚敛神以安眠的功效，知母以滋阴液并除热，茯苓以分理阴阳，川芎、甘草以和血缓急，川芎亦防止酸枣仁过于酸敛和行血以促津血化生。诸药共用以恢复正常睡眠。

防己地黄汤

【方药】防己一钱　桂枝三钱　防风三钱　甘草二钱

【用法】以酒一杯，浸之一宿，绞取汁，生地黄二斤，咬咀，蒸之如斗米饭久，以铜器盛其汁，更绞地黄汁，和分再服。

【病邪】血虚有热+表证

【条文】

《金匮要略·中风历节病脉证并治》　治病如狂状，妄行，独语不休，无寒热，其脉浮。

前面讲过，与精神障碍有关的病邪多在阴分，如桃核承气汤证、百合病等，本方亦可治疗精神障碍"如狂状，妄行，独语不休"，"如狂"似实证，"独语不休"似虚证，"无寒热"则无表证，反见浮脉，说明此脉不是因为外有邪，而是因为机体内部阴血虚弱，不能供养体表，而摸到的阴不敛阳之浮脉，必定沉取无力。该证病机属血虚风动。心不藏神、肝不藏魂，故见精神错乱，妄行、独语不休。阴不敛阳、阳气外泄，故见发狂、脉浮。本方重用生地黄滋补真阴，凉血养血；防己善搜经络风湿，兼可清热；防风、桂枝达表以祛在表之风邪；甘草调和诸药，以奏养血凉血、清热通络之功效。

水湿痰饮篇

第六篇

图解《伤寒杂病论》

张仲景是以津液观贯穿《伤寒杂病论》全书的，在寒温方面也是"详于寒而略于温"，而寒伤阳，阳不化气则津液不能输布，故聚而成水湿痰饮。所以本篇在《伤寒杂病论》中占有很大篇幅。本篇思维导图如下：

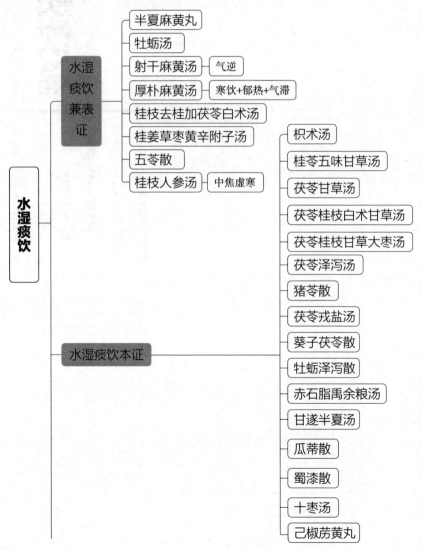

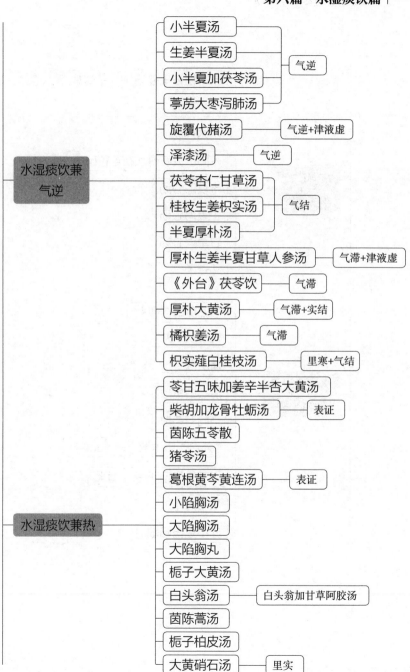

小半夏汤

生姜半夏汤

小半夏加茯苓汤 ── 气逆

葶苈大枣泻肺汤

旋覆代赭汤 ── 气逆+津液虚

泽漆汤 ── 气逆

茯苓杏仁甘草汤

桂枝生姜枳实汤 ── 气结

半夏厚朴汤

厚朴生姜半夏甘草人参汤 ── 气滞+津液虚

《外台》茯苓饮 ── 气滞

厚朴大黄汤 ── 气滞+实结

橘枳姜汤 ── 气滞

枳实薤白桂枝汤 ── 里寒+气结

水湿痰饮兼气逆

苓甘五味加姜辛半杏大黄汤

柴胡加龙骨牡蛎汤 ── 表证

茵陈五苓散

猪苓汤

葛根黄芩黄连汤 ── 表证

小陷胸汤

大陷胸汤

大陷胸丸

栀子大黄汤

白头翁汤 ── 白头翁加甘草阿胶汤

茵陈蒿汤

栀子柏皮汤

大黄硝石汤 ── 里实

水湿痰饮兼热

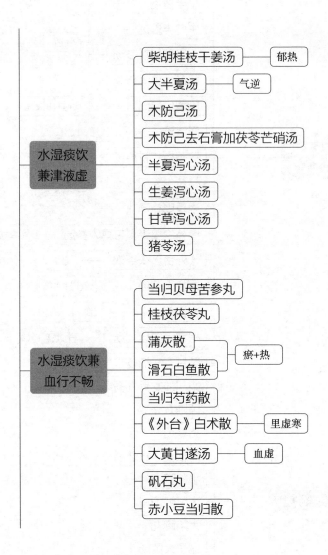

水湿痰饮兼津液虚
- 柴胡桂枝干姜汤 — 郁热
- 大半夏汤 — 气逆
- 木防己汤
- 木防己去石膏加茯苓芒硝汤
- 半夏泻心汤
- 生姜泻心汤
- 甘草泻心汤
- 猪苓汤

水湿痰饮兼血行不畅
- 当归贝母苦参丸
- 桂枝茯苓丸
- 蒲灰散
- 滑石白鱼散 — 瘀+热
- 当归芍药散
- 《外台》白术散 — 里虚寒
- 大黄甘遂汤 — 血虚
- 矾石丸
- 赤小豆当归散

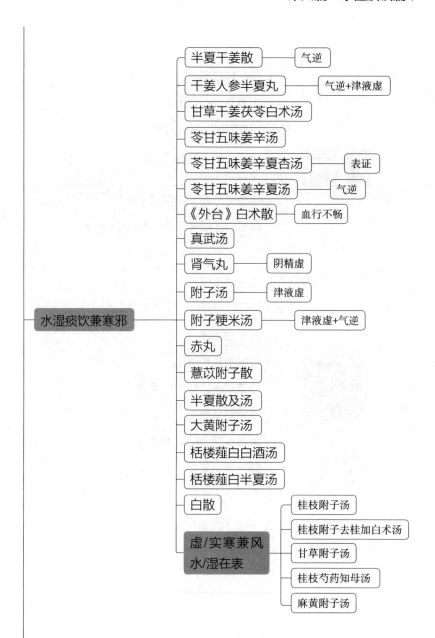

半夏干姜散 —— 气逆

干姜人参半夏丸 —— 气逆+津液虚

甘草干姜茯苓白术汤

苓甘五味姜辛汤

苓甘五味姜辛夏杏汤 —— 表证

苓甘五味姜辛夏汤 —— 气逆

《外台》白术散 —— 血行不畅

真武汤

肾气丸 —— 阴精虚

附子汤 —— 津液虚

水湿痰饮兼寒邪 —— 附子粳米汤 —— 津液虚+气逆

赤丸

薏苡附子散

半夏散及汤

大黄附子汤

栝楼薤白白酒汤

栝楼薤白半夏汤

白散

虚/实寒兼风水/湿在表 —— 桂枝附子汤

桂枝附子去桂加白术汤

甘草附子汤

桂枝芍药知母汤

麻黄附子汤

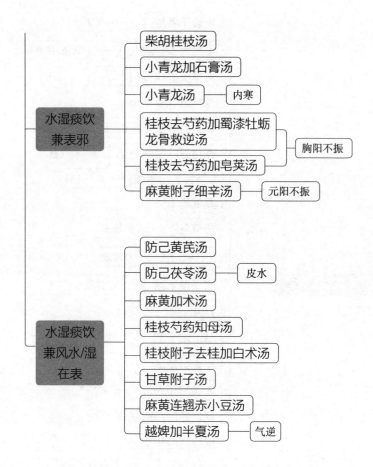

水湿痰饮兼表邪
- 柴胡桂枝汤
- 小青龙加石膏汤
- 小青龙汤 — 内寒
- 桂枝去芍药加蜀漆牡蛎龙骨救逆汤
- 桂枝去芍药加皂荚汤 — 胸阳不振
- 麻黄附子细辛汤 — 元阳不振

水湿痰饮兼风水/湿在表
- 防己黄芪汤
- 防己茯苓汤 — 皮水
- 麻黄加术汤
- 桂枝芍药知母汤
- 桂枝附子去桂加白术汤
- 甘草附子汤
- 麻黄连翘赤小豆汤
- 越婢加半夏汤 — 气逆

第一章　水湿痰饮兼表证

本章节的内容与风水/风湿类似，但又有所不同，不同之处在于水湿痰饮兼表证的体表有或无水湿之邪，或外邪入里，使三焦不能保持正常水液循环而导致水饮内生。

半夏麻黄丸

【方药】半夏、麻黄各等分

【用法】末之，炼蜜和丸小豆大，饮服三丸，日三服。

【病邪】停饮

【条文】

《金匮要略·惊悸吐血下血胸满瘀血病脉证治》　心下悸者，半夏麻黄丸主之。

虽然《伤寒论》中心悸多由心下停饮、水气等导致，轻则短气，重则心悸，但也不绝对，比如心血虚也可导致心悸。此条文的"心下悸"，结合方药分析，代表中焦有水饮，可以用半夏麻黄丸，半夏破结祛饮以通三焦通道，麻黄发表以开表里之通道，这也说明机体保证各部功能正常发挥其实就是要保持三焦表里上下通畅。本方用麻黄，推测患者应该是平素无汗、壮实之人，虚人一般用苓桂术甘汤加减，两方应用于不同的人群。

牡蛎汤

【方药】牡蛎四两（熬）　麻黄（去节）四两　甘草二两
蜀漆三两

【用法】以水八升，先煮蜀漆、麻黄，去上沫，得六升内
诸药，煮取三升，温眼一升，若吐，则勿更服。

【病邪】痰饮+表证

【条文】

《金匮要略·疟病脉证并治》附方（一）：牡蛎汤　治牝
疟（《外台秘要》方）。

《金匮要略》认为"牝疟"以寒多为主，而古人认为心脏
为"牝脏"，如果心阳不振，导致寒痰饮内生的证候就被称为
"牝疟"。本方可与桂枝去芍加蜀漆汤对比，蜀漆可逐胸中之
痰，为治疗牝疟的要药，麻黄甘草以开鬼门，使得表里循环通
畅，牡蛎以敛水气从下而走。

射干麻黄汤

【方药】射干十三枚　麻黄四两　生姜四两　细辛、紫
菀、款冬花各三两　五味子半斤　大枣七枚　半夏大者八枚
（洗）

【用法】以水一斗二升，先煮麻黄两沸，去上沫，内诸
药，煮取三升，分温三服。

【病邪】痰饮+表证+气逆

【条文】

《金匮要略·肺痿肺痈咳嗽上气病脉证治》　咳而上气，喉中水鸡声，射干麻黄汤主之。

本方主要针对痰饮郁肺所致的咳嗽上气、咽中不利。痰饮内停或由于表邪，引起肺气不宣，故有"咳而上气"之症。咽喉是呼吸出入门户，肺有痰邪则咽喉不利，可听到喉中有漉漉痰鸣。此方证的痰饮病位在肺，但主要缘于胃不健则虚寒，故用生姜。本方主要针对外邪内饮，与小青龙汤类似，但偏于治疗上气痰鸣，以射干、紫菀、款冬花降泄逆气，射干尤利咽喉，五味子敛肺止咳，半夏生姜以散水饮，麻黄以开表宣肺。此方证病位偏于里，属于表邪轻、里证重，而小青龙汤证表里均重。

厚朴麻黄汤

【方药】厚朴五两　麻黄四两　石膏如鸡子大　杏仁半升　半夏半升　干姜二两　细辛二两　五味子半升　小麦一升

【用法】以水一斗二升，先煮小麦熟，去滓，内诸药，煮取三升，温服一升，日三服。

【病邪】里寒痰饮+表证+郁热+气滞

【条文】

《金匮要略·肺痿肺痈咳嗽上气病脉证治》　咳而脉浮者，厚朴麻黄汤主之。

此处的脉浮并不代表有表邪，应该是机体欲排水饮于外，与麻黄杏仁甘草石膏汤证相类似，可能会有表证。根据方药来分析，此条文的病机应该是体内有水饮产生，病位主要偏于上、中二焦且偏于表，在上（心肺）在外的水饮一般都要用石膏以凉降，比如大青龙汤证、木防己汤证，然后用麻黄配伍不同药物来通调水道，共奏"地气上为云，天气下为雨"的功效。石膏的主要作用是凉降，因为剂量和大青龙汤一样"如鸡子大"，可以防止内烦。本方以厚朴、麻黄为主药，有两个功效：一是降肺胃之气，二是开表。石膏以凉降之性清热降水，杏仁降肺气，半夏、干姜、细辛祛内饮，小麦益气，编者认为此处也可以用生姜、大枣、甘草，但有增湿之误，临床上多见咳嗽、喘满的症状，《千金要方》中讲"咳而大逆上气，胸满，咽中不利，如水鸡声，其脉浮者，厚朴麻黄汤主之"。与射干麻黄汤相比，厚朴麻黄汤因为有石膏，多用于治疗有郁热且欲烦躁的胸闷证候，主要作用在于宽胸，而射干麻黄汤的主要作用在于化饮利咽，无清郁热之功效。

桂枝去桂加茯苓白术汤

【方药】芍药三两　炙甘草二两　生姜、白术、茯苓各三两大枣十二枚

【用法】以水八升，煮取三升，去滓。温服一升，小便利则愈。

【病邪】里饮+表证

【条文】

《伤寒论》第28条　服桂枝汤，或下之，仍头项强痛，翕

翕发热，无汗，心下满微痛，小便不利者，桂枝去桂加茯苓白术汤主之。

对于本条文，"去桂"或"去芍"的观点都有支持者，但不论哪一方，都认为心下有水饮，这一点是达成共识的。头项痛、发热、无汗是表证，体表气血凝滞不通，需要解表，而"心下满微痛"，当时医家以为是里实，所以才有"服桂枝汤，或下之"，但下法只针对胃肠里实有用，用下法无法祛除水饮。用下法治疗后，仍然有表证，"心下满微痛"说明体内其实是有水饮，而且必定已结滞，如果没有结滞，就不会有"微痛"症状，而且水饮阻碍了表里循环，所以"无汗"。此时的"小便不利"，可能与下之津液减少有关，也可能与水饮内停有关。所以此条文的证候是体表仍有邪而心下有水饮，并且津液虚。体表有邪则需要桂枝汤发表，但桂枝汤是通中焦之阳达体表的方药，此时中焦有水饮并且津液虚，再用桂枝、生姜、大枣发表就不太合适，若强发其汗，激动里饮，变证百出，就会出现苓桂术甘汤的"发汗则动经"，所以要去桂枝，保留生姜、大枣以健中焦并加茯苓、白术以生津液去水饮。此条文的水饮不像小青龙汤证的水气一样流动不居，所以不像小青龙汤证一样有许多或然证，本条文的水饮是不动的，而且有结滞的倾向，故"满微痛"，所以要用茯苓、白术淡渗而不用辛散。表有邪且内有水饮的时候，多数先祛里水，祛除水饮后再解决表证或表证不治而愈，里通则外达，比如银翘散中的竹叶，也是类似道理。桂枝的作用方向是向上向外，而芍药是向下向内，可利小便。本方为桂枝汤去桂枝加茯苓白术，可减小发汗、向上向外的力量。对于里有湿瘀食水之类的瘀阻，表气不能开的患者，在解决表证的同时，要解决里瘀阻之邪。白术可将气化的水湿化为津液，而茯苓可将不能气化的水饮淡渗而利小便。对于中药来讲，我们要掌握其对机体整体上的运用，就是要掌握药势，而不是只知道其用，比如茯苓，有安神、利水、治疗心悸的作用，这是其药用，但只有知道了其药势，才能将其灵活地运用到各种病证的治疗中。

桂姜草枣黄辛附子汤

【**方药**】桂枝三两　生姜三两　炙甘草二两　大枣十二枚
麻黄二两　细辛二两　炮附子一枚

【**用法**】以水七升，煮麻黄，去上沫，内诸药，煮取二升，分温三服，当汗出，如虫行皮中，即愈。

【**病邪**】水饮+表证

【**条文**】

《金匮要略·水气病脉证并治》　气分，心下坚大如盘，边如旋杯，水饮所作，桂枝去芍药加麻辛附子汤主之。

本条文的切入点在于"气分"和"水饮所作"，本条文中的病机是表里不通，水气不能正常循环，中、下焦不能将水饮气化循环表里上下，从而表现为"心下坚大如盘，边如旋杯"，与枳术汤证中的症状相同，方治却完全不同。机体是需要表里上下循环的，本方证就是由于表里循环不通畅，机体引导水液从汗出的功能失常，导致水液在体内蓄积成水饮。就像古时候皇帝死后，太监秘不发丧，以免扰乱国家正常运转而造成混乱，这些太监就是水饮，他们将政务给搁置下来，就类似于此时身体出现"心下坚大如盘，边如旋杯"的症状。由于内外不沟通，所以就会有一些表证，即"气分"，如手足逆冷、恶寒、骨疼、麻痹不仁等症状。此时气与水饮已然结滞，需要开通表里，故用桂枝去芍药加麻辛附子汤，与"提壶揭盖"法道理类似，桂枝汤调和营卫，使阴阳相得，表气便可通。由于水寒内聚，所以去酸敛的芍药，以防助阴邪，桂枝汤去芍药主要是借助后天之本，再配以麻黄、附子、细辛，从先天之本借力以沟通表里，振奋阳气，使阳和四布。汗出如虫行皮中代表表里循环通畅。现代可用本方来治疗气结成水的腹水证。本方证与桂枝去桂加茯苓白术汤方证不同，本方证是内外已被分割，而后者是表里仍然有联系，没有达到手足厥逆的程度。

五苓散

【方药】猪苓、白术、茯苓各十八铢　泽泻一两六铢　桂枝半两

【用法】上五味，捣为散，以白饮和服方寸匕，日三服，多饮暖水，汗出愈，如法将息。水逆证仍以散服佳。

【病邪】里饮＋表证

【条文】

《伤寒论》第71条　太阳病，发汗后，大汗出，胃中干，烦躁不得眠，欲得饮水者，少少与饮之，令胃气和则愈。若脉

浮，小便不利，微热消渴者，五苓散主之。

《伤寒论》第72条 发汗已，脉浮数，烦渴者，五苓散主之。

汗法伤阳损耗津液，大汗后，如果患者平素偏阴虚（津亏之人），发汗后严重的就容易转为阳证，如第70条的调胃承气汤证，不严重的就如第71条所述的"胃中干"。因为中焦为气血生化之源，汗法调动的是中焦产生的津液，所以过汗则"胃中干"，"胃不和则卧不安"，故"烦躁不得眠"而欲饮水自救，饮水后胃得润则愈，即"胃气和则愈"。

如果患者平素为阳虚体质，发汗后多伤阳气而有水饮生成，根据"小便不利""消渴"的症状，说明是伤了阳气，阳伤则水饮生，而且是伤了下焦之阳才"消渴"。根据"脉浮""微热"的症状，说明体表仍可能有表证，但由于此时的水饮集中于三焦，不能再用"汗法"将水饮祛除，只能用"利小便和气化"的方法消除水饮，所以才用茯苓桂枝和泽泻猪苓。

第72条中发汗后出现烦渴的症状，首先要考虑温病或者邪入里的阳明病，现在"脉浮数"，要考虑温病或表证，所以本条文还需要进一步鉴别。但根据方药来分析，此条文应该还有小便不利的症状，因为小便利者，说明机体还能气化水液，一般多不渴，而现在"烦渴"说明正常水液已不能代谢成津液输布，已形成水饮，也说明水饮不寒且有点热，如果胃中有寒饮的话是"渴而不欲饮"的。因此不用生姜而用中性之品白术，生姜多是通过温胃健胃来祛除水饮。故本条文中的"脉浮数，烦渴"代表的不是热证或温病，临证时应该详参，此处只代表内有水饮。五苓散证与桂枝去桂加茯苓白术汤证的区别就在于后者表证更明显，中焦津液虚；前者表证轻微，且中焦功能尚健，病位偏重于三焦水道不利。

《伤寒论》第73条　伤寒，汗出而渴者，五苓散主之；不渴者，茯苓甘草汤主之。

伤寒应该是无汗的，现在有汗出且口渴，说明病邪力量虽减弱但已入里化热或者入里产生了水饮病邪。根据五苓散的方药来分析，此条为体内有水饮，体表仍有表证。如果不渴，说明体内水饮较五苓散证少，但较桂枝汤证多，或者水饮偏寒，故用茯苓甘草汤。五苓散证和茯苓甘草汤证的区别在于五苓散证涉及中下焦，下焦阳气损伤，不能气化津液，新水不生，而且偏热，故烦渴；茯苓甘草汤证是中焦之气损伤，水停中焦。类似少阴与太阴的区别，少阴如果是喷泉的底部，那么太阴就是喷泉的上部，底部损失一点则会导致出流不畅，口渴明显，上部损伤一点，还有其他方向的水，所以"不渴"。茯苓甘草汤作用偏于升散，五苓散作用偏于下渗。

茯苓甘草汤中桂枝茯苓等量，为二两，生姜仍为三两。严格来讲，桂枝、生姜、大枣才属于"辛甘化阳"，如果体内津液充足的话，那么桂枝、生姜、大枣配伍就会把中焦化生的津液输送到全身；如果体表有表邪，那么桂枝、生姜、大枣就起到发汗的作用；如果体内津液不充足，那么桂枝、生姜、大枣化生的中焦津液首先要充养体内，这也是为什么建中汤类和炙甘草汤中包含桂枝汤方药。一般来讲，桂枝、生姜配伍大多发挥将水饮"阳化气"的作用，主要通过健胃化饮，如桂枝生姜枳实汤，所以此时茯苓甘草汤中的桂枝、生姜无发汗作用，生姜主要用于健胃祛水，白术行散之力不如生姜故不用。体内有水饮生成，芍药功效较弱，故换成茯苓以合阴阳而利水。不用大枣是因为大枣偏腻，而十枣汤中用大枣是因为水饮太多，祛除水饮后需要大枣促进中焦化生津液。苓桂枣甘汤证只是下焦水气"欲作奔豚"，故只需要加强中焦即可。与五苓散、茯苓甘草汤相比，苓桂术甘汤条文中未提及是渴还是不渴，应该偏于中性，主要作用在于化气利水。

《伤寒论》第74条　中风发热，六七日不解而烦，有表里证，渴欲饮水，水入则吐者，名曰水逆，五苓散主之。

本条不同于第73条的伤寒，伤寒汗法导致的五苓散证是没有"水逆"的，而中风导致的五苓散证是有"水逆"的，原因就是伤寒汗法导致的水饮，发汗后药性一过，整体气血向上向外的趋势就停止，形成因气化不足不能化水饮的局面，而中风自汗则是有一个源源不断的气机向上向外的趋势。本条文的特点就是"水逆"，本条文前面的几条都是"烦渴"，而此时突出"中风"，仍有"发热""不解而烦"的症状，中风则有自汗，机体气血是向上向外的，三焦水道就有一个向上的力，所以水饮下输膀胱的能力就减弱。此时体表有表邪，体内有水饮，根据方药来判断，应该是邪在中、下焦，下焦气化功能不足故小便不利，旧水不去，新水不生，故"渴欲饮水"，但由于整体气机偏上，故"水入则吐"，临床上有的患者胃口特别好，但吃东西后胃胀不消化，就类似这个道理，说明胃里有宿食积滞或实结，需要用通降阳明之药，如大黄。所以此条文中的"水逆"不仅仅指饮水则吐，更是代表机体气机向上，水液不能顺利下降的趋势。临证可能有咳喘或大便不畅的症状。

《伤寒论》第141条　病在阳，应以汗解之，反以冷水潠之，若灌之，其热被劫不得去，弥更益烦，肉上粟起，意欲饮水，反不渴者，服文蛤散；若不差者，与五苓散。

见文蛤汤条文。

《伤寒论》第156条　本以下之，故心下痞，与泻心汤，痞不解，其人渴而口燥，烦，小便不利者，五苓散主之。

五苓散证的形成既可以在用了汗法后，又可以在用了下法后。前者因为用了汗法，整体气血在服药后仍然会保持向上向外的趋势，所以有水逆的症状。本条文是用了下法，伤了中焦，津液不能运化，故水饮停聚，此时用泻心汤辛开苦破是没有用的，因为此时的水饮已经不是痞证。痞证就像一个气球装满了水，但如果气球破了，水饮溢出，这就是中焦停水，也就是后世学者认为的"水痞"。此时由于中焦停水，津液不能输布，上则口燥，下则小便不利，故用五苓散，以利水为主，兼通阳化气。

《伤寒论》第244条　太阳病，寸缓、关浮、尺弱，其人发热汗出，复恶寒，不呕，但心下痞者，此以医下之也。如其不下者，病人不恶寒而渴者，此转属阳明也。小便数者，大便必硬，不更衣十日，无所苦也。渴欲饮水，少少与之，但以法救之。渴者，宜五苓散。

本条文题解有诸多分歧，断句不同就有不同的理解，所以我们回归于方药本身。太阳病有表邪，此时的寸关尺就代表

"表里"，"寸缓"说明体表正邪相争进入僵持阶段，邪气即将入里，所以才会有中焦的"关浮"，"尺弱"代表患者先天不足。如果患者此时有发热、汗出、恶寒、心下痞症状，说明用了下法，因为在"关浮"的前提下，"心下"即中焦不应该是"痞"的，这里成痞说明可能是由于某种治疗方法（下法）伤了中焦之气，邪气入里。因为"关浮"，此时的痞有可能是气痞，和大黄黄连泻心汤证类似，即临证患者主诉为胃胀但无口渴症状。

如果没有用过攻下法，患者出现发热、汗出、心下痞、口渴，但没有恶寒症状，说明此时邪气已经完全入里化热，因为后面有"渴欲饮水"的症状，有向水热痞方向转化的趋势。在向水热痞转化前，热邪在中焦占主导地位，所以归属于阳明，但不是阳明燥实，而是阳明有热，类似麻子仁丸证。阳明有热，所以小便数，大便硬。因为不属于真正的阳明燥实，所以"不更衣十日，无所苦也"。

如果用了"饮水法"，患者仍然口渴，说明此时中焦已经完全形成水饮，阻碍津液输布故口渴。由于热邪已经肆虐十日（不更衣十日），余热不明显，而且患者先天不足（尺弱），所以推测可能有发热、汗出、口渴、小便不利、大便不畅、心下痞等症状，可用五苓散先泄三焦停饮。

《金匮要略·痰饮咳嗽病脉证并治》　假令瘦人脐下有悸，吐涎沫而癫眩，此水也，五苓散主之。

瘦人一般机体气血稍弱，这个"瘦"是怎么来的呢？可能就是条文中讲的"昔盛今瘦"，体内水饮过多妨碍津液输布，故气血不足而瘦。"脐下有悸"，说明气机欲上下循环而不能，心有余而力不足。水饮在中焦，则吐涎沫以排邪，或许还有口渴的症状；水饮在上焦，阻碍清阳上升，阳气柔筋功能失常，故癫、头晕，此处的水饮就涉及上、中、下三焦，故以五苓散来治疗，上焦气化、中焦健脾、下焦利水。

《伤寒论》第386条　霍乱，头痛、发热、身疼痛、热多欲饮水者，五苓散主之；寒多不用水者，理中丸主之。

霍乱是有头痛、发热、身疼痛等表证的疾病，寒证导致体表津液分布异常。本条文中的"热多""寒多"并不是说霍乱有寒热两个证型，霍乱都是寒证，此处的"热多"是体表有热，五苓散也不是针对里热的方药，而是只针对表热。"欲饮水"可能是由于水饮导致津液不能布散，也可能是由于霍乱下利伤到津液，从五苓散方药来分析，是由于水饮阻滞津液分布。"寒多不用水者"指里寒，需用理中丸治疗，此时就要先救里、再解表。

小青龙汤证、桂枝去桂加茯苓白术汤证、五苓散证三方证比较：

前两个方证都有伤寒无汗的症状，表明体表邪气较强（小青龙汤证是伤寒表不解、发热，而桂枝去桂加茯苓白术汤证是头项强痛、翕翕发热），而里有水饮，不同的是小青龙汤证的水饮是变动不居的，主要在中、上焦，而桂枝去桂加茯苓白术汤证的水饮在中焦，且兼有脾胃弱，所以"心下满微痛"。两个方证的治法都以利水为主，让水饮从小便而走，如桂枝去桂加茯苓白术汤后注"小便利则愈"，而小青龙汤也没有像麻黄汤、桂枝汤一样标明"取汗而愈",而且在加减法中大部分都有去麻黄,这也说明小青龙汤以利水为主,发汗为辅。它们的主要不同在体内,但都通过利水而解表。而五苓散证不同,它大多由发汗后或中风六七日不解导致,不同于前两个方证的无汗,它是有汗的,有汗就代表机体整体气血是向上向外的,它的水饮在中、下焦,下焦将水饮蒸腾于上,是决定渴与不渴的主要部位,所以五苓散证多有饮水则吐的症状,因为整体气机是向上的,而且还有口渴、小便不利的症状,因为水饮盘踞下焦。

第二章　水湿痰饮本证

枳术汤

【方药】枳实七枚　白术二两

【用法】以水五升,煮取三升,分温三服,腹中软,即当散也。

【病邪】水饮

【条文】

《金匮要略·水气病脉证并治》　心下坚,大如盘,边如旋盘,水饮所作,枳术汤主之。

本条文主要针对心下水饮很明显的情况,水饮已经"坚"且"大如盘",边界清晰,可以用枳术汤来行气健脾利水,方中重用枳实破气散结,从上焦下行,直达中焦,气行则水化,水饮无所依附。白术作用于中焦，既能健脾又能温胃，水下则"腹中软"，即水从小便出。由于枳实白术配伍主要作用于中焦，故本方不但可以祛水饮，而且对于治疗食积亦有良好作用。

桂苓五味甘草汤

【方药】茯苓四两　桂枝四两（去皮）　炙甘草三两
五味子半升

【用法】以水八升，煮取三升，去滓，分温三服。

【病邪】水饮（上焦为主）

【条文】

《金匮要略·痰饮咳嗽病脉证并治》　青龙汤下已，多唾，口燥，寸脉沉，尺脉微，手足厥逆，气从小腹上冲胸咽，手足痹，其面翕热如醉状，因复下流阴股，小便难，时复冒者，与茯苓桂枝五味甘草汤治其气冲。

小青龙汤是治疗外有风寒之邪而内有水饮的方药，因为里面有麻黄，所以可拔肾阳，医者辨证用小青龙汤后患者出现"口燥"症状，说明中焦的水饮已化，中焦开始复运，由于长期的水饮盘踞，津液暂缺，故有口燥的症状。如果体内水饮完全祛除，就不会有"多唾"的症状，现在却有口吐唾液，而且寸、尺脉皆沉，为里有水之证，这可能是由于小青龙汤服用过量而伤了下焦阳气，肾蒸腾水液的功能有所损伤而导致体内水饮生于下焦，先天之阳有所损伤，故会产生"手足痹"，甚至"手足厥逆"的症状。虽然先天肾气有所损伤,但仍可积极运转,故自觉"气从小腹上冲胸咽",这与桂枝加桂汤证类似,所以桂枝用了四两以治冲气。上下阳气衔接不连贯,所以阳独于上,故"面翕热如醉状",如果上行之力无以为继就会"复下流阴股",这样断断续续就会有"小便难,时复冒"的症状,气上行则"小便难",气上冲无力则"复冒"(头晕沉)。此时可用桂苓五味甘草汤,以茯苓分理先天之肾阴阳,桂枝通阳,五味子敛上浮之阳于下焦,以治疗下有水饮、气上冲、上有热的证候。五味子敛虚散的正气归于下焦,如果论脏腑是从肺到肾,龙骨、牡蛎敛偏亢的阳气归于下焦,如果论脏腑是从肝到肾,即一个敛虚,另一个敛实。

茯苓甘草汤

【方药】茯苓二两　桂枝二两　生姜三两　炙甘草一两

【用法】以水四升,煮取二升,去滓。分温三服。

【病邪】里饮(中焦)

【条文】

《伤寒论》第73条　伤寒,汗出而渴者,五苓散主之;不渴者,茯苓甘草汤主之。

见五苓散条文。本方中有桂枝、生姜配伍,但减少了桂枝的量,增加了茯苓。根据方药来分析,此方证有中焦水饮,用生姜主要是健中焦以消磨水饮,尚未涉及下焦且中焦偏寒,故不渴。

《伤寒论》第356条　伤寒厥而心下悸，宜先治水，当服茯苓甘草汤，却治其厥，不尔，水渍入胃，必作利也。

前面讲过，体内有实邪阻滞会引起手脚发凉，第355条中的寒痰，本条的心下水饮，都可以阻滞气血达表，故"厥"，不能上奉养心故"悸"，此时应该先祛水饮。水饮在中焦，未涉及下焦，可用苓桂剂，不用白术是因为其行散之力较生姜弱，而且此时可能还有呕逆的症状，故用生姜来健胃祛水。如果此时不治水而先治"厥"，那么水饮入胃，加重中焦负担，则会有下利的可能，如果胃气仍有抵邪能力，也可能会有水入则吐的症状。一般来讲，生姜健胃温胃以消磨水液，而白术偏于健脾胃，比较中性，大枣偏实脾。如果方中用到生姜，说明此时中焦胃已失健运，消磨水饮的功能下降。生姜健胃温胃的功效与剂量成正相关，如果方中不用生姜代表机体脏腑功能尚可，此时多伴有表证，如五苓散证。像茯苓甘草汤证、茯苓泽泻汤证多存在胃不能健运的表现，也代表了机体邪气进一步入里，表邪基本消失。

茯苓桂枝白术甘草汤

【方药】茯苓四两　桂枝三两（去皮）　白术、炙甘草各二两

【用法】以水六升，煮取三升，去滓。分温三服。

【病邪】水饮

【条文】

《伤寒论》第67条　伤寒，若吐、若下后，心下逆满。气上冲胸，起则头眩，脉沉紧，发汗则动经、身为振振摇者，茯苓桂枝白术甘草汤主之。

太阳伤寒证，宜用汗法。故用吐下法之后，病邪入里而致"脉沉紧"，伤阳而水饮生，聚于心下，故有"心下逆满"的症状。机体欲将水饮"吐"之，故"逆"。将水气"上归于肺"，故有"气上冲胸"的症状，水饮阻滞清阳不升故"头眩"。

此条文是中焦有水饮，中焦系统发生故障，不能掌控全身的水液代谢，就会产生舌体胖大、局部水肿的症状。脉内血液不利化为水的情况增多，此时不能再发汗，只能用白术作用于中焦，气化水饮，若发汗，则将水气向外输送至经络肌肉，肌筋有"湿"则"软短弛长"。

水饮祛除后，一般用大枣、甘草来补津液，此证的水饮比苓桂枣甘汤证少，故只需用炙甘草即可。现在的炙甘草基本都是蜜炙，可能有碍于水饮的祛除。有的学者认为《伤寒杂病论》中的炙甘草为炒或炙，这样就不会滋腻助湿，当然如果是小建中汤证，最好用蜜炙甘草。白术主要作用于中焦区域，擅长化中焦脾胃的水饮，而茯苓的主要作用是将水饮从下焦排出，因为本方证的水饮较苓桂枣甘汤证要少，所以茯苓的用量相对也少。桂枝主要是体现表里循环的药物，其作用方向是向上向外的，是将水饮气化上行的主要力量（通阳化气）。就像人的身体一样，会经常性地出汗，即使坐着，有的人脚心也会出汗，只是不明显而已，但不会经常性地小便，所以机体整体是偏于向上向外的，排出水液是以气化上行为主，不能气化的水液才从小便出。

《金匮要略·痰饮咳嗽病脉证并治》　心下有痰饮，胸胁支满，目眩，苓桂术甘汤主之。

苓桂术甘汤可以治疗痰饮，所谓痰饮，《金匮要略》中称"其人素盛今瘦，水走肠间，沥沥有声，谓之痰饮"。心下有痰饮，一般是中焦有水饮停聚，如果水势较重则会影响胸胁支满，阻碍清阳，则有目眩症状，可用苓桂术甘汤治疗。此时排出水饮以"化气"为主，辅以淡渗，即茯苓桂枝搭配、茯苓白术搭配。

《金匮要略·痰饮咳嗽病脉证并治》　夫短气有微饮，当从小便去之，苓桂术甘汤主之。肾气丸亦主之。

见肾气丸条文。

茯苓桂枝甘草大枣汤

【方药】茯苓八两　桂枝四两（去皮）　炙甘草二两　大枣十五枚（擘）

【用法】以甘澜水一斗，先煮茯苓，减二升，内诸药，煮取三升，去滓。温服一升，日三服。作甘澜水法：取水二斗，置大盆内，以杓扬之，水上有珠子五六千颗相逐，取用之。

【病邪】水饮

【条文】

《伤寒论》第65条　发汗后，其人脐下悸者，欲作奔豚，茯苓桂枝甘草大枣汤主之。

此条为发汗后下焦之阳损伤，使下焦阴阳分合，故重用茯苓以理下焦阴阳。水饮聚于下焦，阳虚不能蒸腾水液上行，故有"脐下悸"，将水气上行向外排出从而完成水液循环，水气上行的中介就是（肝气）桂枝，就像太阳照射地表水，然后水化为云一样，机体下焦能力不足，就会有"脐下悸"的症状，和桂枝加桂汤证的"气上冲"的道理类似。此条文中的"欲作奔豚"，只是有"气上冲"的感觉，与《金匮要略》中的奔豚有着实质差别。《金匮要略》认为奔豚多由惊恐而来，而奔豚汤证却是由于气郁有热。所以"气上冲"实质上只是机体气血分配不均的表现，为了便于理解，可以理解为阴寒之气上升。

水在下焦要以利为主，所以重用茯苓半斤，用甘草、大枣补津液（强化中焦，大枣只有枣泥而没有枣汁，说明其固水能力强），方中无白术是因为白术主要作用于中焦，针对胃有停饮引起的"心下痞硬"和"眩冒"。甘药易壅滞水饮，十枣汤中用大枣的原因是防止峻下逐水药伤正气，本方用大枣的原因有两个：一是强化中焦；二是针对重用茯苓利水后津液得不到补充，与十枣汤是类似道理。

茯苓泽泻汤

【方药】茯苓八两　桂枝二两　白术三两　生姜四两　甘草二两　泽泻四两

【用法】以水一斗，煮取三升，内泽泻，再煮取二升半，温服八合，日三服。

【病邪】里饮（中下焦）

【条文】

《金匮要略·呕吐哕下利病脉证治》　胃反，吐而渴，欲饮水者，茯苓泽泻汤主之。

"胃反"在《金匮要略》中指的是"朝食暮吐，暮食朝吐"，相当于现代的发作性呕吐，一日一发或者一日数发，大多是水饮或食积导致的胃的通降功能失常。茯苓泽泻汤证就是偏于水饮，水饮蓄积较多则会引起呕吐、拒食。一般来讲中焦有水饮多不渴，现在有"渴"的症状说明水饮蓄积已经影响到下焦，阻碍了正常津液输布故"渴欲饮水"，所以本方才加了泽泻以泄下焦水饮。由于本方证中的气机是向上的，所以用茯苓和桂枝、桂枝和生姜配伍，将水饮通过汗液排出，亦用泽泻、白术配伍，将水饮通过小便排出。此方与茯苓甘草汤相比，加大了茯苓的用量，又加泽泻、白术，大大加强了逐饮利尿的作用，故可用于治疗茯苓甘草汤证饮多呕剧而渴者。

桂苓五味甘草汤、茯苓甘草汤、苓桂术甘汤、苓桂枣甘汤、茯苓泽泻汤比较：

桂苓五味甘草汤、苓桂枣甘汤分别是从上焦和中焦治下焦病变，故茯苓、桂枝剂量较大，而苓桂术甘汤主要针对中焦病变，故茯苓、桂枝剂量中等并配伍健运中焦的白术。茯苓泽泻汤的作用部位以中下焦为主，故茯苓亦用到半斤，在中焦用白术、生姜健胃（胃反，未涉及脾）。茯苓甘草汤其实就是苓桂姜甘汤，此方证水饮最少，或多或少还兼杂表证，故主要用生姜健胃达表。与之对应的就是苓桂枣甘汤，作用部位一个偏胃，另一个偏脾，后者培脾土以利下焦水。

猪苓散

【方药】猪苓、茯苓、白术各等分

【用法】杵为散，饮服方寸匕，日三服。

【病邪】水饮（中下焦）

【条文】

《金匮要略·呕吐哕下利病脉证治》 呕吐而病在膈上，后思水者，解，急与之。思水者，猪苓散主之。

本方论述的是水饮导致呕吐的治疗方法，水饮在胸膈，机体会自我调节，在上者则欲吐，吐后水邪去，胃功能恢复，故欲饮水，此为病邪欲去，正如《伤寒论》第71条所讲"欲得饮水者，少少与饮之，令胃气和则愈"。此时如果再饮水，因为胃弱不能消磨水饮，就会形成旧饮刚去，新饮又停的状态，新生成的水饮之邪阻碍津液输布，故又会"思水"，此时可用猪苓散祛新饮。

茯苓戎盐汤

【方药】茯苓半斤　白术二两　戎盐弹丸大一枚

【用法】先将茯苓、白术以水五升，煮取三升，入戎盐再煎，分温三服。

【病邪】水饮（中下焦）

【条文】

《金匮要略·消渴小便不利淋病脉证并治》　小便不利，蒲灰散主之；滑石白鱼散、茯苓戎盐汤并主之。

茯苓戎盐汤中的戎盐，又称为胡盐，性咸寒，可以凉血益水藏，益肾利水，配伍茯苓、白术可以益肾健脾渗湿，主要针对中焦不运兼肾不能化水而有小腹胀满、小便不利、尿后淋沥不尽的症状。

葵子茯苓散

【方药】葵子一斤　茯苓三两

【用法】杵为散，饮服方寸匕，日三服，小便利则愈。

【病邪】水饮

【条文】

《金匮要略·妇人妊娠病脉证并治》　妊娠有水气，身重，小便不利，洒淅恶寒，起即头眩，葵子茯苓散主之。

妇人孕期机体血容量增多，血液运行缓慢，机体气化不利，水液不能从小便出，导致水气内停（血不利则为水），所以会出现身重、小便不利、起则头眩的症状，机体气化不利，则不能输送津液至体表，故有"恶寒"的症状，临床上一般称这些症状为"子肿"，可用葵子茯苓散利水通阳。方中用葵子利水，茯苓分理阴阳而淡渗利水，这也符合了叶天士所说的"通阳不在温，而在利小便"。葵子有滑胎之弊，故饮服方寸匕，其他属于气化不利而有水气内停者均可应用该方。

牡蛎泽泻散

【方药】牡蛎（熬）、泽泻、蜀漆（暖水洗，去腥）、葶苈子（熬）、商陆根（熬海藻洗，去咸）、栝楼根各等分

【用法】异捣，下筛为散，更于白中治之。白饮和服方寸匕，日三服。小便利，止后服。

【病邪】水湿（腰以下）

【条文】

《伤寒论》第395条　大病差后，从腰以下有水气者，牡蛎泽泻散主之。

上肿多风，下肿多水。大病后机体气虚，不能运化水液，腰以下肿多是由于下焦气化水液功能失常，水湿蕴结，脉必定沉而有力，可用牡蛎泽泻散利水。由于有蜀漆、商陆根等药物，一般临证很少用该方。

赤石脂禹余粮汤

【方药】赤石脂一斤（碎）　太一禹余粮一斤（碎）

【用法】以水六升，煮取二升，去滓。分温三服。

【病邪】水饮

【条文】

《伤寒论》第159条　伤寒服汤药，下利不止，心下痞

硬，服泻心汤已，复以他药下之，利不止，医以理中与之，利益甚。理中者，理中焦，此利在下焦，赤石脂禹余粮汤主之。复不止者，当利其小便。

伤寒病误治或失治之后出现"下利不止，心下痞硬"的症状，此时肯定存在中焦虚，可以用泻心汤或理中汤治疗，一个偏于宣散，另一个偏于温补，临证可根据患者的具体情况而辨证施治。此条中医者用了泻心汤治疗，但效果不明显，又用了下法，便是误治，将痞证当成了承气汤证，所以"利不止"，此时医者再用"理中"法治疗，下利症状更严重了，这是因为用了下法之后，影响到下焦，原来的中焦虚变成下焦阳虚，不能蒸腾水液，故"利不止"。此时可用赤石脂禹余粮汤来止泻，如果仍然无效，说明下焦真阳已虚甚，转化为阴证，不能司二便，故水谷不别、小便不利，水液皆从肠道走，此时就需要用温阳利水的真武汤，使水液从小便出，则大便自硬。赤石脂禹余粮汤和真武汤均有收敛、止血、止利的作用，合以为方，故可用于治疗大便滑泄而久久不止者。本方主要通过收敛来祛除水饮，作用相当于西药蒙脱石散。

甘遂半夏汤

【方药】甘遂（大者）三枚　半夏十二枚（以水一升，煮取半升，去滓）　芍药五枚　炙甘草如指大一枚（一本作无）

【用法】以水二升，煮取半升，去滓，以蜜半升和药汁，煎取八合，顿服之。以水二杯煮取半杯，去滓，以蜜半杯合药汁煎取五分之四，顿服之。

【病邪】伏饮

【条文】

《金匮要略·痰饮咳嗽病脉证并治》 病者脉伏，其人欲自利，利反快，虽利，心下续坚满，此为留饮欲去故也，甘遂半夏汤主之。

脉伏、脉沉多代表体内有阴邪，如水饮、瘀血，根据正气的强弱程度，脉可表现为有力或无力。机体是一个智能系统，可以自我排邪，故体内有水饮时，可以从二便排出，有"自利"症状，虽然排二便后一时轻松，但心下又继续变得"坚满"，这代表又有水饮自生，即体内的水饮欲出而不能出，所以宜用甘遂半夏汤来帮助机体排水饮。本方在临床上多用于治疗腹水而有"心下坚满"者，此症状代表水饮之邪较重。甘遂毒药以排水，辅以半夏，用白芍、甘草敛阴消胀，并配蜜以解甘遂半夏毒，来治疗心下胀满而腹痛挛急者。

瓜蒂散

【方药】瓜蒂一分（熬黄） 赤小豆一分 香豉一合

【用法】各别捣筛，为散已，合治之，取一钱匕。以香豉用热汤七合煮作稀糜，去滓。取汁和散，温顿服之。不吐者，少少加，得快吐乃止。诸亡血虚家，不可与瓜蒂散。

【病邪】痰饮（胸中）/宿食

【条文】

《伤寒论》第166条　病如桂枝证，头不痛，项不强，寸脉微浮，胸中痞硬，气上冲喉咽不得息者，此为胸有寒也。当吐之。宜瓜蒂散。

桂枝汤证有发热、汗出、恶风、头项强痛的症状，此条没有头痛、项强，只有发热、汗出、恶风等症状，这说明发热、恶风并不代表一定是表证，但能说明一定是体表津液功能失常。既然没有表邪，那是怎么回事呢？原来是由于胸中寒（阳虚）而不能化水液，故痰饮阻滞而出现"胸中痞硬"症状，此时机体正气还想把这些痰饮给化掉，所以"寸脉微浮""气上冲喉咽不得息"。痰饮在上者，吐之即可，所以选用瓜蒂散，而不用温药和之，用香豉宣散上焦。

《伤寒论》第355条　病人手足厥冷，脉乍紧者，邪结在胸中；心下满而烦，饥不能食者，病在胸中；当须吐之，宜瓜蒂散。

此条也是胸中有寒痰，阻滞了气血达表，故"手足厥冷"，"脉乍紧"代表有宿食或寒邪。该条与第324条"少阴病，饮食入口则吐，心中温温欲吐，复不能吐，始得之，手足寒，脉弦迟者，此胸中实，不可下也，当吐之"的机理类似，都是胸中有实邪，影响到中上焦的气机，故"心下满而烦，饥不能食"。病在上焦者应该用吐法，所以用瓜蒂散。结胸证之所以不能用吐法，是因为其形成原因与瓜蒂散证不同，结胸证是原有表证，由于误治导致，此时机体正气已经虚损，无力再吐，而瓜蒂散证是内生之邪，正气与邪气分界清楚，可以用吐法而不伤正气。

《金匮要略·腹满寒疝宿食病脉证治》 宿食在上脘，当吐之，宜瓜蒂散。

本条文是宿食在上脘的主要治法，结合《伤寒论》中的条文，食物在上焦，考虑可能与寒痰/饮格拒有关，故临证可能有胸闷、恶心欲吐、嗳气吞酸等症状，"病在上者，因而越之"，故用瓜蒂散。瓜蒂味苦，赤小豆味酸，酸苦涌泄，配伍香豉以宣散开发。故本方不单单针对宿食在上脘，亦可用于治疗痰涎壅塞上焦者。

综上，瓜蒂散可以治疗"胸中痞硬，气上冲喉咽不得息""心下满而烦，饥不能食""饮食入口则吐，心中温温欲吐，复不能吐"的证候，这些均是机体欲祛胸中之邪经吐而出产生的自我保护反应。

蜀漆散

【方药】 蜀漆（烧去腥）、云母（烧二日夜）、龙骨各等分

【用法】 作为散，未发前以浆水服半钱。温疟加蜀漆半分，临发时服一钱匕（一方云母作云实）。

【病邪】 痰饮在胸

【条文】

《金匮要略·疟病脉证并治》 疟多寒者，名曰牝疟，蜀漆散主之。

本条文是讲胸阳受损而痰饮生，导致心气涣散。古人认为

心为牝脏，心阳不振则心为痰阻，故用蜀漆祛痰，用云母、龙骨镇静。

十枣汤

【方药】芫花、甘遂、大戟各等分　大枣十枚

【用法】以水一升半，先煮大枣，取八合，去滓，内药末（三药捣散）。强人服一钱匕，羸人服半钱，温服之，平旦服。若下少，病不除者，明日更服，加半钱。得快下利后，糜粥自养。

【病邪】悬饮

【条文】

《伤寒论》第152条　太阳中风，下利，呕逆，表解者，乃可攻之。其人漐漐汗出，发作有时，头痛，心下痞硬满，引胁下痛，干呕，短气，汗出不恶寒者，此表解里未和也，十枣汤主之。

本条文说明如果患者体内原来就有伏饮，再加上患外感，那么风动水饮，则会有"下利，呕逆"的症状，要先解表再攻里。根据"下利，呕逆"的症状推测水饮应该在心下，那此条的治法不就与第28条的桂枝去桂加茯苓白术汤相矛盾了吗？第28条讲的是无汗，外邪仍然比较强大，心下有水饮（满微痛），以里证为主，气血不能冲出于体表（因为无汗），所以要先解决里面的水饮，气血才可全力冲出于体表。而此条是太阳中风，推测应该有汗出的症状，且有"呕逆"症状，气血是向上的，所以可以用桂枝汤解表，解表后才可攻水饮。如果解

表后，体表已无邪气（汗出不恶寒），那么患者表现出来的头痛、发作有时的汗出、心下痞硬满引起的胁痛、干呕、短气等症状，就是体内的水饮所致。汗出是机体排邪的方式之一，但不同于中风的持续汗出，此时的汗出是"发作有时"，因为水饮在心下、胁下，故"心下痞硬满"，但心下不痛，而胁下是痛的，说明病位以胁下为主，"心下痞硬满"是水饮放射的感觉，气机不畅则"短气"，"干呕"是水饮上逆所致。本方证类似于现代的胸腔积液、结核性胸膜炎、肝硬化腹水、肺水肿。本方药多用于治疗胸水，先煮大枣一斤，煮烂去核，放入芫花、甘遂、大戟各六克，再煎煮吃枣泥，每次服一小匙，一日服四至五次，大小便增多则停，停后再服，直到病除，病除后可用粥养胃气。

《金匮要略·痰饮咳嗽病脉证并治》 脉沉而弦者，悬饮内痛。病悬饮者，十枣汤主之。

脉沉说明里有水饮，脉弦说明有疼痛症状，故脉沉弦代表内饮阻滞气机而疼痛，多为"悬饮内痛"，《金匮要略》称悬饮为"饮后水流在胁下，咳唾引痛"，宜用十枣汤祛水。

《金匮要略·痰饮咳嗽病脉证并治》 咳家其脉弦，为有水，十枣汤主之。

久咳不愈的患者如果出现沉弦而有力之脉，多是有悬饮，可用十枣汤治疗。

《金匮要略·痰饮咳嗽病脉证并治》 夫有支饮家，咳烦，胸中痛者，不卒死，至一百日，或一岁，宜十枣汤。

支饮家，所以多有频繁咳嗽的症状，并且有"胸中痛"的症状，说明也有悬饮，这就是病情比较重的情况。如果没有突然死亡，病程较久的话可以用十枣汤祛水，现代多用更方便的胸腔闭式引流。

总结一下，柴胡汤证、半夏泻心汤证、陷胸汤证和十枣汤证都涉及气与水结，只是结的程度和范围不同。柴胡汤证和十枣汤证都是结于胁下，发作有节律，但柴胡汤证主要是气结，属于无形之邪，可以疏散排出，十枣汤证的结滞已经是有形之水饮，虽然在胁下，但不能疏散，只能攻下。半夏泻心汤证和陷胸汤证都是结于心下，没有节律性，但前者范围比后者小，且前者只是正邪像鸡蛋花一样混成一团，后者已经凝固成一个整体。十枣汤和陷胸汤都可攻逐水饮，但后者兼有化热的功效。

己椒苈黄丸

【方药】防己、椒目、葶苈（熬）、大黄各一两

【用法】末之，蜜丸如梧子大，先食饮服一丸，日三服，稍增，口中有津液。渴者加芒硝半两。

【病邪】水饮（肠间）

【条文】

《金匮要略·痰饮咳嗽病脉证并治》　腹满，口舌干燥，此肠间有水气，己椒苈黄丸主之。

本条文指的是水饮在肠间，即"肠间有水气"，水饮阻碍正常津液布散，故"口舌干燥"，尚未成热，水饮聚于腹中故"腹满"。本方证应该偏于实证，所以用防己、椒目、葶苈、

大黄来泻水，大黄不仅可通大便，也可利小便，主要取其推陈出新的功能。如果是渴者，说明水饮已化热，由原来的口舌干燥转为口渴，故加芒硝以软坚泻热。

第三章　水湿痰饮兼气逆

小半夏汤

【方药】半夏一升　生姜半斤

【用法】以水七升，煮取一升半，分温再服。

【病邪】中焦水饮+气逆

【条文】

《金匮要略·痰饮咳嗽病脉证并治》　呕家本渴，渴者为欲解，今反不渴，心下有支饮故也，小半夏汤主之。

　　本方证是水饮的一个治疗方法，如果呕家的呕吐症状是因为胃有停饮引起的，那么机体会自我排邪，就像喝酒喝得稍多就会欲呕一样，将水饮呕出后，就会感到口渴，代表胃气将复。现在"不渴"，说明呕吐一次水饮后，胃中又聚起了水饮，就像有一个泉眼，源源不断产生水饮，这就代表有支饮，随吐随聚。水饮生成的根本原因是津液中缺乏阳气，故津液不能化气而聚集成饮，所以用半夏引阳入阴而下气逐饮，用生姜半斤健胃以加强消磨水液，本方可以说是标本兼治。姜夏剂与苓桂剂不同，因为半夏有刀斧之金性，所以姜夏剂所针对的水饮较重，偏于局部，而且稍稍凝结，故呕后仍不渴；苓桂剂所针对的水饮较轻，偏于全身，用茯苓淡渗，桂枝通阳化气即可。编者认为临证时茯苓、桂枝与生姜、半夏可合用，如小半夏加茯苓汤。

《金匮要略·黄疸病脉证并治》　黄疸病，小便色不变，欲自利，腹满而喘，不可除热，热除必哕，哕者，小半夏汤主之。

黄疸病多为湿热之证，现在小便色不变，说明热邪较少，湿邪未从热化，说明患者体质偏阳虚，故可出现"欲自利"，因为中焦脾胃虚，不能化湿，所以湿邪欲从大便出。编者推测随着病程进一步发展，可能会出现小便不利的症状，从而湿聚成饮。如果医家认为"腹满而喘"是热壅气机而以苦寒清热治疗，可能会更加损伤中焦而出现"哕"的症状，因为此时的"腹满而喘"是体内有水（湿）饮所致，应该以温药和之。如果出现"哕"的症状，则可用小半夏汤来治疗，其主要功效是健胃化水降逆。

《金匮要略·呕吐哕下利病脉证治》　诸呕吐，谷不得下者，小半夏汤主之。

本条文虽然讲的是"诸呕吐"，但有前提条件，即水饮所致的呕吐。呕吐是胃不能容纳新食，有寒热缓急之分，如大黄甘草汤证是急性、热性的"食已即吐"，小半夏汤证则是胃中有水饮偏寒性，胃中水饮盛，所以格拒进食，它的前提条件是"谷可入但不得下"，病程稍长，临证应该有心下痞、头眩等症状。故用生姜健胃，半夏降逆以祛水饮。

生姜半夏汤

【**方药**】半夏半升　生姜汁一升

【**用法**】以水三升，煮半夏，取二升，内生姜汁，煮取一升半，小冷，分四服，日三夜一服。止，停后服。

【**病邪**】水饮停聚+气机失调

【**条文**】

《金匮要略·呕吐哕下利病脉证治》　病人胸中似喘不喘，似呕不呕，似哕不哕，彻心中愦愦然无奈者，生姜半夏汤主之。

患者自觉胸中有气上逆，似喘但又不是喘，既不像呕，又不像哕，这是机体欲将水饮祛除所做的生理反射。因为水饮范围较广，阻滞了三焦气机，从心下到胸中及两胁无所不及（起于胃，上贯于肺，中通于肝，内彻于心），故自觉胸膈满闷而有无可奈何之感，宜用生姜半夏汤治疗。此方与小半夏汤方药比例相反，生姜与半夏的比例变为2:1。主要针对水饮严重者，增加生姜的量以健胃祛水，半夏以降逆气，目的是使气不上逆，则水饮不上涌。先煮半夏，后放姜汁，主要是为了增强姜汁的温胃能力。

小半夏加茯苓汤

【**方药**】半夏一升　生姜半斤　茯苓三两（一法四两）

【**用法**】以水七升，煮取一升五合，分温再服。

【**病邪**】中焦水饮+气逆

【**条文**】

《金匮要略·痰饮咳嗽病脉证并治》　卒呕吐，心下痞，膈间有水，眩悸者，小半夏加茯苓汤主之。

本方证讲的是中焦有停饮，突然出现呕吐症状，并且胃脘部痞闷，伴有头晕、心悸症状，宜用小半夏加茯苓汤。本方证与小半夏汤证的区别在于有无心悸。与茯苓相比，半夏没有双向调节的作用，半夏只会引阳入阴，而茯苓可将欲分散的阴阳闭合，如水饮导致的心悸。茯苓具有双向调节作用，可使五脏六腑阴平阳秘。

《金匮要略·痰饮咳嗽病脉证并治》　先渴后呕，为水停心下，此属饮家，小半夏加茯苓汤主之。

理解该条文首先要分清"先渴后呕"和"先呕后渴/不渴"的区别，即本方证与小半夏汤证的区别。综合上面两个方证，可以总结为"呕家本渴（为欲解也），渴而饮水则呕，为水停心下，此为饮家，小半夏加茯苓汤主之。呕家呕后反不渴，心下有支饮故也，小半夏汤主之"。如果患者脾胃不是那么弱，而且心下有水饮的话，机体就会代偿性地把停于心下的水饮频繁呕出（故称为呕家），这是一种代偿机制。如果呕出水饮后即感到口渴，代表胃气将复，此时如果患者因感到口渴而饮水，会出现两种情况：一种情况是饮入渴止；另一种情况是再次出现呕吐症状，这是因为过多的水饮停于心下，而之所以水饮停于心下，是因为患者曾有水饮病史，伤了中焦，被称为"饮家"。也就是说第二种情况"饮家"（小半夏加茯苓汤证）的脾胃运化水液的能力要比"呕家"（小半夏汤证）弱。如果呕家呕出水饮后没有感到口渴，说明中焦又出现了新的水饮，此为"支饮"，用小半夏汤治疗。本方证与五苓散证有类似之处，不过五苓散证口渴严重且呕势急迫，涉及三焦水饮不化，水饮之邪较重，中焦脾胃已经不能代偿，用生姜半夏健胃之法已不能将水饮祛除，故用茯苓、桂枝与猪苓、泽泻配合白术既利又化来祛除水饮。本方证的水饮之邪与之相比则较轻，还可以用半夏引阳入阴，茯苓调理阴阳，生姜健胃祛水。

葶苈大枣泻肺汤

【方药】葶苈（熬令黄色，捣如弹丸大一枚）　大枣十二枚

【用法】以水三升，煮枣取二升，去枣，内葶苈，煮取一升，顿服。

【病邪】痰饮+气滞、气逆

【条文】

《金匮要略·肺痿肺痈咳嗽上气病脉证治》　肺痈，喘不得卧，葶苈大枣泻肺汤主之。

《金匮要略·肺痿肺痈咳嗽上气病脉证治》　支饮不得息，葶苈大枣泻肺汤主之。

《金匮要略·肺痿肺痈咳嗽上气病脉证治》　肺痈胸满胀，一身面目浮肿，鼻塞清涕出，不闻香臭酸辛，咳逆上气，喘鸣迫塞，葶苈大枣泻肺汤主之。（三日一剂，可至三四剂，此先服小青龙汤一剂，乃进）

本方证主要针对肺中有痰饮实证，肺不能宣发肃降而导致的面目浮肿、咳逆上气、不得息、喘不得卧、喘鸣迫塞和胸胀满等症状。病位在肺，应当用葶苈子泻肺中实邪，并用大枣顾护强力攻下之后的正虚。

旋覆代赭汤

【**方药**】旋覆花三两　半夏半升（洗）　代赭一两　生姜五两　大枣十二枚（擘）　炙甘草三两　人参二两

【**用法**】以水一斗，煮取六升，去滓，再煎取三升。温服一升，日三服。

【**病邪**】痰饮+气逆+津液虚

【**条文**】

《伤寒论》第161条　伤寒发汗，若吐，若下，解后，心下痞硬，噫气不除者，旋覆代赭汤主之。

"心下痞硬"多为有形之邪，或为水饮，或为痰。本条文是用汗、吐、下等治疗方法后伤到津液，津液虚而其阳气功能减弱，阴津不化而成痰饮，故"心下痞硬"。"噫气不除"说明不是单纯的有形水饮，应该还有水与无形之气的结合。本方与半夏泻心汤相比，少了黄芩、黄连，说明不是热与水的结合，而有可能是水与气的结合。前面讲过，肝与胃是相辅相成的，肝脾主升，肺胃主降，如果肝气因痰而郁滞不能正常上升，则阳明胃就不能顺利下降，所以生姜泻心汤证有"胁下有水气"的症状，胁下为肝胆区域，而且生姜泻心汤证是"干噫食臭",说明胃不能腐熟水谷,根据生姜用量,推测本方的"噫气"应该也有"食臭"。

此条文就是津液凝化为痰影响到肝主疏泄的功能,肝由此而郁滞,所以需要少用重镇之品以抑肝,因为此时不是肝气横逆的状态,所以无须大量药物以重镇,可用旋覆花散结化痰。本方证的噫气需要与其他方证的噫气相鉴别,如橘枳姜汤证,该证以噫气为舒,而本证苦于噫气,一直不停。如果胃酸过多,可加乌贼骨,用于治疗胃十二指肠溃疡伴有大便秘结症状。

此方证中大便是干结的,因为本方是水与气的痞结,不是水与热,相当于便秘中的"气秘",所以患者总感觉有便意,但排出困难。这是由中焦虚,痰浊阻滞气机所致。临证大便稀者不可用此方药,可用茯苓饮。本方不单单可用于治疗"噫气",治疗呕吐、噎膈等症状也有很好的效果,但前提是中焦虚损。

泽漆汤

【方药】泽漆三斤(以东流水五斗,煮取一斗五升) 半夏半升 生姜五两 紫参五两(一作紫菀) 白前五两 甘草、黄芩、人参、桂枝各三两

【用法】㕮咀,内泽漆汁中,煮取五升,温服五合,至夜尽。

【病邪】痰饮+气逆

【条文】

《金匮要略·肺痿肺痈咳嗽上气病脉证治》 咳而脉浮者,厚朴麻黄汤主之;脉沉者,泽漆汤主之。

厚朴麻黄汤、射干麻黄汤、小青龙汤均可以治疗内有痰饮外有表邪而表现为咳嗽者。如果没有外邪，寒偏多者可用苓甘五味姜辛夏杏汤，热偏多者可以考虑用泽漆汤。本方证是由中焦虚而有水饮，水饮聚于上焦所致，所以有咳嗽症状，但脉沉。张仲景认为"脉得诸沉，当责有水"，所以本方证治本需要健中焦祛水饮，治标则需要止咳降气。以大量泽漆利水而不伤正气，以甘草、人参顾护津液，佐以桂枝通阳化气，半夏、生姜逐饮降气，紫参、白前散结止咳，黄芩清停饮所致郁热，诸药共用以治疗痰饮咳逆而无外感偏热者。

茯苓杏仁甘草汤

【方药】茯苓三两　杏仁五十枚　甘草一两

【用法】以水一斗，煮取五升，温服一升，日三服（不差，更服）。

【病邪】痰饮+气结

【条文】

《金匮要略·胸痹心痛短气病脉证治》　胸痹，胸中气塞，短气，茯苓杏仁甘草汤主之，橘枳姜汤亦主之。

本条文主要讲胸痹证中饮阻气滞（饮重）的一种类型。由于病邪较轻，比枳实薤白桂枝汤证还要轻，没有涉及阳虚，只有气不能化水，所以患者只是感觉到"气塞，短气"，没有胸痛等症状。气不化水的原因一般在于肺脾肾，上焦肺主气司呼吸，如果不能通调水道，可导致痰湿内停，有形之邪更阻滞气机，故可出现呼多吸少的短气症状，这种情况不属于大气下陷——升陷汤的主治，而属于痰湿内阻，应当以苦温降肺气、以祛痰湿为主，痰湿去则气机通。故用茯苓杏仁甘草汤利湿以降肺气。

如果中焦胃不能健运，则水液停留而成痰饮，阻塞中上焦气机的流通，亦会有气塞的现象，治疗应当以健胃祛水行气为主，故可用橘枳姜汤。两方虽然都可以治疗气滞水饮，但茯苓杏仁甘草汤作用部位偏于上焦，针对的症状多为短气不得卧，而橘枳姜汤作用部位偏于中焦，针对的症状多为腹胀满、呃逆，前者化痰以行气，后者行气以化痰，而且橘枳姜汤亦可与半夏厚朴汤相结合治疗"噎塞习习如痒"。橘皮性味平和，可大量用，无破气之担忧。

桂枝生姜枳实汤

【方药】桂枝、生姜各三两　枳实五枚

【用法】以水六升，煮取三升，分温三服。

【病邪】水饮+气结

【条文】

《金匮要略·胸痹心痛短气病脉证治》　心中痞，诸逆心悬痛，桂枝生姜枳实汤主之。

本条文主要讲胃不健运，不能消磨水谷，而致中焦水饮停留，机体本身有将水饮气化向上向外化为汗排出的趋向性，所以才会有"诸逆"，苓桂剂亦有此趋向性。本方证偏于胃不健运，伴有虚寒，所以用生姜而不用茯苓。前面讲过，桂枝、生姜、大枣配伍在有表邪并且汗出的情况下是发汗的药物，没有表邪的情况下桂枝、生姜配伍则是温胃祛水的药物。胃虚不能上奉于心，故心中痞闷，就像慢性胃炎或胃溃疡的患者多有胸闷症状，本条也应该有胸闷和牵扯痛的感觉，故称为"心中痞"，即心脏有痞塞的感觉，所以加用枳实以消痞破气。"悬痛"是指胸部好像悬着东西一样疼痛，悬东西就会用力，显得沉重，类似于现代的压榨痛。本方与枳实薤白桂枝汤对比，均有桂枝、枳实，桂枝以通阳，枳实以破气消痞。本方证的主要症状在胸部，原因是胃虚寒而生水饮，所以用生姜温胃祛水，而枳实薤白桂枝汤证主要在胸胃两个部位，且以气机不通为主要症状，所以多了厚朴、薤白和栝楼，以治疗胸闷等症状。本方可用于治疗水饮所致的心绞痛实证，但临证单独用的机会较少，一般多用大柴胡汤与桂枝茯苓丸合方。

半夏厚朴汤

【**方药**】半夏一升　厚朴三两　茯苓四两　生姜五两干苏叶二两

【**用法**】以水七升，煮取四升，分温四服，日三夜一服。

【**病邪**】痰+气结

【**条文**】

《金匮要略·妇人杂病脉证并治》　妇人咽中如有炙脔，半夏厚朴汤主之。

"咽中如有炙脔"是咽喉中如有异物，咯不出、咽不下的一种自觉症状，根据方药来分析是由痰气阻滞所致，不单单发于妇人，亦可见于男子，大多由各种原因导致气机郁结，津不能化而为痰，痰又加重气机郁结，形成恶性循环，痰气在此搏结，故不上不下。用半夏厚朴汤开结以化痰，方中半夏以散结为主，用茯苓分消阴阳以化痰，用生姜五两健胃以消磨水饮，用厚朴降胃肠之气，干苏叶作用部位偏于表，用以解郁，如果咳嗽明显可更改为苏梗、苏子。本方亦可用于治疗胃病，通过加减桑白皮、栝楼、橘皮、杏仁也可用于治疗咳嗽。

厚朴生姜半夏甘草人参汤

【方药】炙厚朴半斤（去皮）　生姜半斤（切）　半夏半升（洗）　甘草二两　人参一两

【用法】以水一斗，煮取三升，去滓。温服一升，日三服。

【病邪】水湿+气滞+津液虚

【条文】

《伤寒论》第66条　发汗后，腹胀满者，厚朴生姜半夏甘草人参汤主之。

发汗伤了中焦之功能，脾不能运化水液，痰湿初生阻滞气机，故"腹胀满"，与阳明胀满不同，此为因虚而胀，属于虚中夹实。因虚故其胀满喜温喜按，一般得温减轻，不同于胃家实的拒按，腹满不减，减不足言，因为是虚中夹实，所以上午轻，下午重，加重的时候不喜按。胀非苦不泻，故用厚朴苦温，通泻中焦。满非辛不散，故用生姜、半夏之辛润通，人参鼓舞胃气，本方主治心以下虚痞胀满。现代社会由于压力大，生活节奏快，饮食不规律或脾胃虚寒，慢性胃炎患者比较多，可以考虑用此方加减治疗。

《外台》茯苓饮

【方药】茯苓三两　人参二两　白术三两　生姜四两　枳实二两（炙）　橘皮一两半（切）

【用法】水六升，煮取一升八合，分温三服，如人行八九里进之。

【病邪】水饮+气滞

【条文】

《金匮要略·痰饮咳嗽病脉证并治》附方：《外台》茯苓饮　治心胸中有停痰宿水，自吐出水后，心胸间虚，气满不能食，消痰气，令能食。

本条文是针对中上焦有"停痰宿水"的证治。胃中有水饮，机体以呕吐的方式排出后，上焦仍气满胸闷，故应用此方，可以"消痰气"，使中焦健运。临证本方可用于治疗胃炎、胃下垂患者等。用茯苓、白术加生姜、人参以健运中焦，分消水湿，枳实、陈皮（橘皮）以消气满。本证亦可有嗳气症状，但由于有湿邪，大便多溏，而旋覆代赭汤证是噫气不除、大便虚秘。胸满闷者可增加陈皮、枳实的量，疼痛明显者可加延胡索、红花。

厚朴大黄汤

【**方药**】厚朴一尺　枳实四枚　大黄六两

【**用法**】以水五升，煮取二升，分温再服。

【**病邪**】支饮（下法）+气滞

【**条文**】

《金匮要略·痰饮咳嗽病脉证并治》　支饮胸满者，厚朴大黄汤主之。

本条文是针对支饮的方药，饮阻中焦旁侧，水不得下，气机壅滞故"胸满"，厚朴、枳实不仅可以消食，还可以治疗停水，气行则水下，枳实还可以配芍药治疗血分病，其药势均向下。一般来讲，治疗水饮用下法的比较少，而且本方中的大黄为六两，即使一剂药分两次服用，一次还是需要用大黄三两，这明显不太正确，除非大黄是生品而且炮制过，所以推测本方可能有大便不通等实结情况。现代用大黄一般一次不能超过10克，否则会导致患者大便泄泻无度。

第四章　水湿痰饮兼热

苓甘五味加姜辛半杏大黄汤

【**方药**】茯苓四两　甘草三两　五味子半升　干姜三两细辛三两　半夏半升　杏仁半升　大黄三两

【用法】以水一斗，煮取三升，去滓，温服半升，日三服。

【病邪】寒饮+表证+内热

【条文】

《金匮要略·痰饮咳嗽病脉证并治》 若面热如醉，此为胃热上冲熏其面，加大黄以利之。

此条文讲的是在机体有内外水饮的基础上，如果兼有胃热，即面部"如醉"发红的症状，稍加大黄以清之即可。本方证的热邪比调胃承气汤证中稍轻，且由于主要病机在于水饮，故加减大黄即可。

柴胡加龙骨牡蛎汤

【方药】柴胡四两 龙骨、黄芩、生姜（切）、铅丹、人参、桂枝（去皮）、茯苓各一两半 半夏二合半（洗） 大黄二两 牡蛎一两半（熬） 大枣六枚（擘）

【用法】以水八升，煮取四升，内大黄，切如棋子，更煮一两沸，去滓。温服一升。本云：柴胡汤，今加龙骨等。

【病邪】水湿+里热结+表证

【条文】

《伤寒论》第107条 伤寒八九日，下之，胸满烦惊，小便不利，谵语，一身尽重，不可转侧者，柴胡加龙骨牡蛎汤主之。

伤寒八九日，此时病邪已入里，至于在三焦还是在胃肠，要根据后面的条文来综合判断。条文中有"下之，胸满烦惊"，表明病邪有可能在少阳三焦，这和少阳篇里的"少阳中风……不可吐下，吐下则悸而惊"极其相似，所以本条就是病邪入三焦水火之通道后用了下法的表现，下法必伤津液，这也就有了用小柴胡汤加减的基础。

《伤寒论》中也有其他许多条文用了下法，但却没有像本条一样形成"烦惊"，这是因为病位的深浅不同。《伤寒论》是用时间来表示病位的深浅，如二三日、八九日、十余日等代表不同深浅的病位。治疗太阳病误用下法形成结胸证是因为病邪在表，用了下法之后，虚其里气，则病邪长驱直入，病情严重的可直接形成结胸证。第103条的大柴胡汤证，仅有微烦而没有"惊悸"症状，是因为太阳病"二三下之"，且"过经十余日"，说明此时机体已然耐受，快接近阳明病，病情不至于突然变化，所以不会形成惊悸。而本条是"八九日，下之"，病邪刚进入水火通道之时，突然用下法，就会产生惊悸，另外，三焦为少火，就像小鼠一样，活蹦乱跳且容易受惊吓，不像大鼠那么安稳。

"胸满"是邪入少阳的表现，"烦惊"多因三焦水（少）火通道不利，火热扰心则"烦惊""谵语"，此时很大可能存在大便不畅的症状。小便不利多是由于三焦水道不利，这不是膀胱蓄水，而是三焦不畅，所以应该没有什么尿意。津液不能下输膀胱，滞于体外而成水湿，湿性重浊黏滞，故"一身尽重，不可转侧"。此时因为没有风邪，故不成风湿相搏之证，不会出现桂枝附子汤证的"身体疼烦，不能自转侧"，所以方中有桂枝、生姜、大枣配伍，龙骨、牡蛎、铅丹以镇心气浮散，大黄以泻结，桂枝、茯苓以祛湿。

茵陈五苓散

【方药】茵陈蒿末十分　五苓散五分

【用法】二物和，先食饮方寸匕，日三服。

【病邪】水湿+内热（水湿重热轻）

【条文】

《金匮要略·黄疸病脉证并治》　黄疸病，茵陈五苓散主之。（一本云茵陈汤及五苓散并主之）

本条文主要针对湿热证中的水湿重于热，临床上可见小便不利、舌苔白腻等症状，可用茵陈蒿清热利湿，五苓散利水湿。本方治疗黄疸病早期湿重而内热不甚者效果较好。

第五章　水湿痰饮兼津液虚

柴胡桂枝干姜汤

【方药】柴胡半斤　黄芩三两　栝楼根四两　牡蛎二两桂枝三两　干姜二两　炙甘草二两

【用法】以水一斗二升，煮取六升，去滓，再煎取三升。温服一升，日三服，初服微烦，复服汗出便愈。

【病邪】湿在三焦+津液虚+郁热

【条文】

《伤寒论》第147条　伤寒五六日，已发汗而复下之，胸胁满微结，小便不利，渴而不呕，但头汗出，往来寒热，心烦者，此为未解也。宜柴胡桂枝干姜汤。

本条文是伤寒汗下之后的变证，汗下既损伤中焦功能（气），又耗伤津液。一方面中焦虚则邪气入里，久则郁而化热（此热具有流动性），另一方面，气伤则不能化水湿，故水湿痰饮之邪丛生（这也是小柴胡汤证的病机）。本条文的津液损伤应该比小柴胡汤证更严重，所以不用生姜、大枣、甘草，而用栝楼牡蛎散，后者据《金匮要略》记载具有生津的作用。小柴胡汤加减法中，口渴则去半夏而加栝楼根，半夏主要针对水饮，而栝楼根有散结生津的作用。桂枝在此起的作用是通阳化气，畅达三焦。因为有湿邪，故去甘壅的大枣，而用散结的牡蛎。

汗下之后是有变证的，根据患者体质的不同而有不同的方证。如果患者阳气足（阳热体质），汗下后则入阳明化为大柴胡汤证；如果患者阳气虚（寒性体质），则汗下伤阳入太阴。本条文应该是阳气不足之人用汗下法治疗，所以成太阴病，此处是有湿邪而不是水饮，所以方中用干姜，而且湿阻气机，故"胸胁满微结"，用黄芩的苦与干姜的辛相结合，辛开苦降可祛除类似痞的"微结"。中焦为脾胃升降枢纽，中焦伤则三焦气机失调，水道不利，再加上湿热初蕴，汗下又使津液大伤，故出现"小便不利"和"渴"的症状。水饮性急，所以水饮致病多有心下悸、少腹里急、消渴、多呕、水入则吐等临床表现。湿邪性较缓，不像水饮会导致"呕"，故本方证"不呕"，但湿热郁阻（不是湿热发黄的但头汗出，此时湿与热还未凝结）可让患者出汗不通畅，只能在阳气旺盛的地方透表而

340

出，出现"但头汗出"的症状，"但头汗出"仍属于表证，而且也只属于三阳病，如第148条所说："阴不得有汗，今头汗出，故知非少阴也。"

《伤寒论》中有"但头汗出"症状的方证包括栀子豉汤证、湿热发黄证、水热互结的大结胸证、火邪伤阴内热证、少阳三焦热郁证。此条文中的"渴而不呕"也支持本方证是湿邪而不是水邪，将"小便不利"和"渴而不呕"联系起来看，说明不是停水，如果是停水的话则会有"小便不利渴而呕"。此时邪仍主要在三焦水火之通道，所以"往来寒热"，热郁于中不能随汗而解故"心烦"。初服药物后微烦是因为有湿热，而桂枝、生姜助热，服药后解是因为病邪随柴胡而发，有"火郁发之"之意，邪气从体表以汗的形式排出。

《金匮要略·疟病脉证并治》附方（三）：柴胡桂姜汤方治疟寒多，微有热，或但寒不热，服一剂如神效。

本方证是寒热错杂证。因为湿热在三焦之半表半里，根据正邪强弱而有病解或病重的倾向，如果正气强，疟寒多热少或者但寒不热，说明病邪即将从表而解，此时服用本方则可加速疾病的痊愈。经辨证后，本方可应用于治疗久治不愈的低热和一般的慢性病。

大半夏汤

【方药】半夏二升（洗完用）　人参三两　白蜜一升

【用法】以水一斗二升，和蜜扬之二百四十遍，煮取二升半，温服一升，余分再服。

【病邪】水饮+津液虚+气逆

【条文】

《金匮要略·呕吐哕下利病脉证治》　胃反呕吐者，大半夏汤主之。（《千金》云：治胃反不受食，食入即吐。《外台》云：治呕心下痞硬者。）

　　本条文论述的是胃反，所谓的胃反是朝食暮吐，暮食朝吐，与小半夏汤证的不食亦吐有所区别。小半夏汤证代表疾病初期，机体尚有排邪能力，而大半夏汤证代表疾病后期，由于反复呕吐，中焦津液虚损，只有当机体正气累积到一定程度时才有呕吐的症状，所以用人参、白蜜来补虚和中，用半夏来降逆，虽亦有水饮，但不宜再用生姜等辛温之药，且"扬之二百四十遍"以减少药液助水饮的机会。半夏下气逐饮，人参补中益气，复用白蜜助人参安中，同时又解半夏之毒，共用以治疗胃虚有饮、宿食不化的呕吐。根据胡希恕教授的理解，用人参者多有"心下痞硬"症状，临床上也可作为参考。

木防己汤

【方药】木防己三两　　石膏十二枚（鸡子大）　　桂枝二两
人参四两

【用法】以水六升，煮取二升，分温再服。

【病邪】支饮+津液虚

【条文】

见木防己去石膏加茯苓芒硝汤条文。

木防己去石膏加茯苓芒硝汤

【方药】木防己二两　桂枝二两　茯苓四两　人参四两
芒硝三合

【用法】以水六升，煮取二升，去滓，内芒硝，再微煎，
分温再服，微利则愈。

【病邪】水饮（胃肠）+/−实结+津液虚

【条文】

《金匮要略·痰饮咳嗽病脉证并治》　膈间支饮，其人
喘满，心下痞坚，面色黧黑，其脉沉紧，得之数十日，医吐下
之不愈，木防己汤主之；虚者即愈，实者三日复发，复与不愈
者，宜木防己汤去石膏加茯苓芒硝汤主之。

本条文讲的是水饮在心下。逆迫于膈，上压胸肺故"喘
满"，滞留心下则"痞坚"，病情比小半夏汤证、小半夏加茯
苓汤证还要严重。"面色黧黑"及"脉沉紧"均为水饮的症
状，病程日久，呈现腹硬满（心下痞坚），医者误用吐下之
法，而机体将水饮排出体外的方式是汗与小便，故吐下法并不
适合治疗该病证。此时需要用木防己汤来治疗，木防己逐水饮
功效甚强，人参重用四两以治疗"心下痞硬"，其缘于胃虚，
而本方侧重于上下循环，故不用生姜开表里循环。木防己汤方
最主要的药物是石膏，十二枚如鸡子大小，总量约480克，而白

虎汤中石膏用量是一斤，约250克。木防己汤方中的石膏用量约是白虎汤的2倍，此时不单单是取其祛烦渴之功，而且要借其凉降祛水。因为水饮的代谢需要肺、脾、肾三脏的协同，其中肺脏的宣发肃降是水之上源，本方证中有喘满的症状，故用石膏，借用桂枝的通（升）阳之功，从而起到与大青龙汤一样的作用。这也是为什么有的医家认为石膏有祛水的作用，其实就是其对治疗因上焦有或无烦热所造成的水饮有效，如果是因上焦有寒造成的水饮，则不会用石膏。

"虚者即愈"并不是说该证型是虚证，而是说如果病情不是很严重，服药后即可痊愈。如果病情较重，服药后会有所缓解，但很快就会复发，这是因为证型发生了变化，所以再用木防己汤无效，此时水饮由原来的"心下"发展到"胃肠"，即病位下移，由上焦肺转变为中焦脾胃，故去石膏加茯苓、芒硝，变成苓桂剂，以芒硝除坚满，重用茯苓以祛水利小便。这与大、小陷胸汤有类似道理，水饮与食（实）结故需要用芒硝来软坚泻下，由于已经用过木防己汤，故用茯苓、桂枝配伍即可辅助木防己、芒硝祛水饮。

第六章　水湿痰饮兼血行不畅

当归贝母苦参丸

【方药】当归、贝母、苦参各四两

【用法】末之，炼蜜丸如小豆大，饮服三丸，加至十丸。男子加滑石半两。

【病邪】湿热+血行不畅

【条文】

《金匮要略·妇人妊娠病脉证并治》 妊娠，小便难，饮食如故，当归贝母苦参丸主之。

孕期出现小便难，而饮食如故，说明不是中焦的问题，只可能是上下焦的病变。根据方药来分析，本方证偏于血分，属于血行缓慢而濡养功能不能正常发挥，从而郁热化燥，热移膀胱而有小便难而不爽、淋漓不尽或有疼痛感，属于"子淋"的范畴，用当归贝母苦参丸治疗，以当归行血，贝母清水之上源之热以"利气解郁"，苦参味苦能清热燥湿。男子用此方则加滑石以增强清热利湿之功。

桂枝茯苓丸

【方药】桂枝、茯苓、牡丹皮（去心）、芍药、桃仁（去皮尖，熬）各等分

【用法】末之，炼蜜和丸，如兔屎大，每日食前服一丸。不知，加至三丸。

【病邪】瘀血（轻证）+水/痰

【条文】

《金匮要略·妇人妊娠病脉证并治》 妇人宿有癥病，经断未及三月，而得漏下不止，胎动在脐上者，为癥痼害。妊娠六月

动者，前三月经水利时，胎也。下血者，后断三月，衃也。所以血不止者，其癥不去故也。当下其癥，桂枝茯苓丸主之。

　　本方是治疗瘀血轻证的方药，也提示了妊娠与癥（症）病的鉴别方法。妇人停经三月，有可能是妊娠，但如果忽然漏下不止，并觉得脐上有跳动，这就不是真正的妊娠，而是"癥病"，之所以这么讲，是因为真正的妊娠一般是在第六个月有胎动，现在才三个月就有胎动，当然不是真正的妊娠。

　　脐上有跳动是机体自我调整的一种代偿方式——气化而出，这也是为什么方药中有桂枝茯苓，瘀血轻证即水瘀初结。妊娠一般是第六个月有胎动，如果停经前三个月月经正常，那在第六个月胎动即是妊娠，如果停经前三个月就经常有"下血"症状，即月经不正常，那现在就不是胎动，而是"衃"，即瘀血，血不循经，故血不止，当务之急是治疗"癥"病。因其是血瘀初起，可用茯苓分理瘀血中阴阳，桂枝通阳化气，配伍牡丹皮、桃仁、赤（白）芍药以共同活血化瘀、消癥，类似于现在的囊肿或肌瘤，囊肿里有积液，如果有肌瘤，加半夏为佳。

蒲灰散

【方药】蒲灰七分　滑石三分

【用法】杵为散，饮服方寸匕，日三服。

【病邪】水饮+瘀+热

【条文】

《金匮要略·消渴小便不利淋病脉证并治》　厥而皮水

者，蒲灰散主之。

对于本条文中的"厥"有多种理解，但本条文的重点在于"皮水"。根据方药来分析，由于外有水肿，内有湿热，水与热结，郁闭阳气，阳气不能外达四肢，故有厥证，所以用蒲灰与滑石来清利湿热，这也符合"通阳不在温而在利小便"的治法，邪从小便去，则阳气分散于周身，厥证可愈。现在多用蒲黄来代替蒲灰，可能也符合当归芍药散之义，血不利则为水。

滑石白鱼散

【方药】滑石二分　乱发二分（烧）　白鱼二分

【用法】杵为散，饮服方寸匕，日三服。

【病邪】水饮+瘀+热

【条文】

《金匮要略·消渴小便不利淋病脉证并治》　小便不利，蒲灰散主之；滑石白鱼散、茯苓戎盐汤并主之。

"小便不利"是机体水液从小便出的排泄通道不能正常发挥功能导致的，涉及的脏腑较多。根据方药来分析，蒲灰散的蒲灰多认为是现代的蒲黄，可以凉血化瘀、利窍，滑石泄热，主要针对湿热夹瘀。《千金要方》中记载用蒲灰散来治疗有"小便不利，茎中疼痛，小腹急痛"症状的患者。滑石白鱼散是将蒲灰散中的蒲灰换成白鱼、乱发，主要作用于局部，现代多弃之不用。

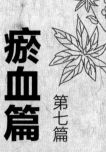

瘀血篇

第七篇

　　张仲景对血分的涉及较少，因为他注重的是津液，阴血由津液转化而来，如果津液虚损过多或停聚体内，就有可能变证为血分病变。本篇思维导图如下：

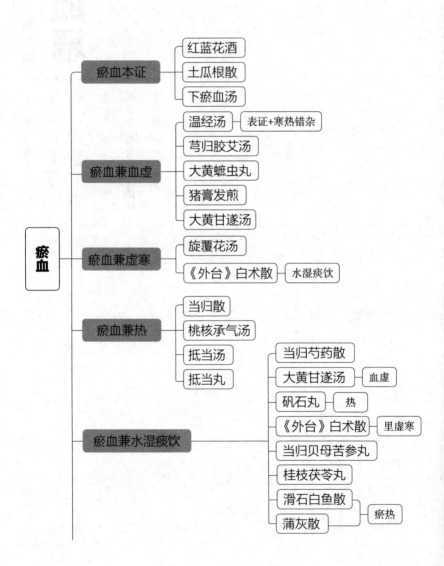

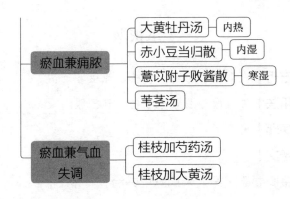

第一章　瘀血本证

红蓝花酒

【方药】红蓝花一两　酒一升

【用法】以酒煎，减半，顿服一半，未止再服。

【病邪】瘀血

【条文】

《金匮要略·妇人杂病脉证并治》　妇人六十二种风，及腹中血气刺痛，红蓝花酒主之。

本条文中的"妇人六十二种风"，应该泛指病邪，具体是什么病邪无从考据，但最终都会导致妇人腹中血脉瘀阻，从而血滞不行而有刺痛感，可用红蓝花酒治疗。红蓝花即红花，活血以止痛，酒性辛热以助血行，适用于瘀证初期，也可用桂枝替代酒。

土瓜根散

【方药】土瓜根、芍药、桂枝、蟅虫各三两

【用法】杵为散，酒服方寸匕，日三服。

【病邪】瘀血

【条文】

《金匮要略·妇人杂病脉证并治》 带下，经水不利，少腹满痛，经一月再见者，土瓜根散主之。

带下、月经的量、期、频次不正常，可能是由瘀血导致的，这种瘀血所致的经水不利，多伴有少腹满痛的症状，因为有瘀阻，不通则痛，可用土瓜根散治疗。临床上多见小腹满痛的症状，按之有硬块，月经量少，色紫暗有瘀块，有脉涩症状。方药中以土瓜根、䗪（蟅）虫活血祛瘀，其中土瓜根偏寒，所以本方多适用于治疗瘀血夹热的证型，用桂枝助血得温则行，此处的芍药可赤芍、白芍同用，用白芍敛阴通痹止痛，加酒以助药势，瘀祛则经水自调。经水不调，热者多提前，寒者多延后。阴癫肿病因多为瘀血，故也可以用本方治疗。

下瘀血汤

【方药】大黄二两　桃仁二十枚　蟅虫二十枚（熬，去足）

【用法】末之，炼蜜和为四丸，以酒一升，煎一丸，取八合，顿服之，新（干）血下如豚肝。

【病邪】久瘀

【条文】

《金匮要略·妇人产后病脉证治》　产后腹痛，法当以枳实芍药散，假令不愈者，此为腹中有干血着脐下，宜下瘀血汤主之。亦主经水不利。

产后腹痛如果属于气血郁滞的证型，可以用枳实芍药散治疗，如果用了枳实芍药散仍未痊愈，说明并不单单有新生的瘀血，有可能是原来就有瘀血，干着黏附于"脐下"。脐下只是一个部位，与热结膀胱是一个道理，病邪并不一定就是在"脐下"或"膀胱"，只是代表部位，中医理论中也没有说明具体的部位，仅以三焦表里来指代，干血在下焦血分，故宜用下瘀血汤破血祛瘀。方中䗪（蟅）虫咸寒，《神农本草经》记载其作用为治血积癥瘕、破坚下血闭，可见其祛瘀力强，配伍大黄、桃仁治疗较顽固的瘀血证腹痛。腹痛部位多在脐下，痛不可近，亦可能有大便不通症状。本方中大黄为同煎，取其推陈出新之功效，既可活血又可泻实。本方亦可用于治疗久治不愈的"闭经"。

第二章　瘀血兼血虚

温经汤

【方药】吴茱萸三两　当归、川芎、桂枝、芍药、生姜、甘草、阿胶、人参各二两　牡丹皮二两（去心）　半夏半斤　麦冬一升（去心）

【**用法**】以水一斗，煮取三升，分温三服，亦主妇人少腹寒，久不受胎，兼取崩中去血，或月水来过多，及至期不来。

【**病邪**】血瘀+血虚+寒热错杂+表证

【**条文**】

《金匮要略·妇人杂病脉证并治》 问曰：妇人年五十，所病下血数十日不止，暮即发热，少腹里急，腹满，手掌烦热，唇口干燥，何也？师曰：此病属带下。何以故？曾经半产，瘀血在少腹不去。何以知之？其证唇口干燥，故知之。当以温经汤主之。

本方证对应的是因血虚血瘀引起的一系列症状，亦属于厥阴病的寒热错杂证。如果妇人曾有引产史，必然会有瘀血潜伏于体内，一般来讲"年过四十而阴气自半"，那么年龄超过五十岁则应该绝经了，但现在月经仍断断续续或不止，表明旧血不去，新血不生，故血溢于脉外而下血，阴血不足则生内热，故发热、手掌烦热（表证）。因为有瘀血，故"暮即发热"（夜间阳入于阴）。少腹有瘀血停留故"少腹里急"。新血不生，津液不能充养体表，故"唇口干燥"。肝藏血，虽然有瘀血，但由于机体并存血虚的状态，血虚则寒，故有肝寒。所以方药中有吴茱萸、桂枝，本方证总体可归于厥阴病的寒热错杂证。

本方其实就是桂枝汤去大枣加减（不是真正的桂枝汤，只有表证，没有表邪），由于中焦是产生津液的主要来源，故要健胃以促进津液化生。张仲景喜欢用生姜、大枣、甘草，但本方证属于阴血虚，所以不用大枣，直接用人参、阿胶、麦冬来补津血，还有可能是考虑到大枣滋腻呆滞，对厥阴病寒热错杂证的患者不太适用。治疗厥阴病需要畅达，见肝之病，当先实脾，此时肝虚，不再健脾以侮木。半夏泻心汤中用大枣无碍，是因为其证本身就是中焦津液虚（不是阴血虚）而导致的痞证。本方中用半夏是为了引阳入阴（瘀血），以散结为主，再配以当归、川芎、牡丹皮以活血祛瘀，养血调经。

芎归胶艾汤

【方药】芎䓖、阿胶、甘草各二两　艾叶三两　当归三两
芍药四两　干地黄四两

【用法】以水五升，清酒三升，合煮取三升，去滓，内胶，令消尽，温服一升，日三服。不差，更作。

【病邪】血瘀+血虚

【条文】

《金匮要略·妇人妊娠病脉证并治》　师曰：妇人有漏下者，有半产后因续下血都不绝者，有妊娠下血者。假令妊娠腹中痛，为胞阻，胶艾汤主之。

妇科病中出血症状多见于崩漏、引产后出血、怀孕期间出血，如果是因为瘀血引起的，用此方治疗可以有很好的效果。针对妊娠下血者，如果妊娠时子宫有瘀血就会引起腹痛，称为"胞阻"，即子宫有瘀血阻碍。虽然本方是针对瘀血的方药，但还是偏于虚证，如果是实证就会用桃仁、牡丹皮等药物，所以对于因失血导致腹中痛者，均可用本方治疗。本方药中有四物汤方药的组成，被时方家称为补血要药，严格来讲，四物汤

中除了干地黄外均没有补血的作用，它们只是通过促进血液运行，加速局部代谢，从而间接地促进血液生成，可以当作间接的补血方药，而本方中有阿胶直补阴血。当归、川芎（芎劳）偏温，芍药、干地黄偏寒，因为此方证有腹痛症状，芍药量大，血性本温，需要保证适宜的温度，故加艾叶以温经止血，借清酒药势通行。

《金匮要略·妇人杂病脉证并治》 妇人陷经，漏下黑不解，胶姜汤主之。

本条文中的"陷经"即气陷于下，类似崩漏，从而导致下血色黑不止，缘于下焦虚寒，不能摄血，故用胶姜汤来温补冲任以养血止血。本条文有证无药，可考虑用胶艾汤加干姜，《千金方》中所记载的胶艾汤就用了干姜。

大黄蟅虫丸

【方药】大黄十分（蒸） 黄芩二两 甘草三两 桃仁一升 杏仁一升 芍药四两 干地黄十两 干漆一两 虻虫一升 水蛭百枚 蛴螬一升 蟅虫半升

【用法】末之，炼蜜和丸小豆大，酒饮服五丸，日三服。

【病邪】瘀血＋血虚

【条文】

《金匮要略·血痹虚劳病脉证并治》 五劳虚极羸瘦，腹满不能饮食，食伤、忧伤、饮伤、房室伤、饥伤、劳伤、经络荣卫气伤，内有干血，肌肤甲错，两目黯黑，缓中补虚，大黄蟅虫丸主之。

　　本条文主要针对"五劳虚极"导致的血虚并瘀证。由于久劳（视卧行立坐），机体气血消耗，从而不能濡养筋骨肉而"羸瘦"，气不行血瘀则"腹满"，脾胃功能损耗过多则"不能饮食"。以上症状多缘于过度劳累、暴饮暴食、饮食不规律、情志病、房劳、经络气血损伤，最终导致气血虚损瘀阻，久则为"干血"，不能正常发挥濡养功能，外不能润肌肤，故皮肤粗糙、甲错，上不能注精于目，故两目黯黑。临床上一般称之为干血痨，其症状包括腹部有硬块，按之痛而不移，舌底可见瘀络、脉多弦涩。故可用大黄蟅虫丸祛瘀生新，符合《黄帝八十一难经·十四难》中的"损其肝者缓其中"。一种解释为因为肝藏血，故损肝者从血论治，而津血来源于中焦，故名为"缓中"，即补虚。另一种解释为本方不是直接补血，而是通过祛瘀来补血，见效就比较缓慢。本方中有四虫及干漆、桃仁等祛瘀药组，并配以大黄（其用量较小），芍药、甘草以缓急，黄芩清血中游热，杏仁以油脂入药调节气机，重用干地黄以滋阴补虚，炼蜜为丸以缓中养正。

猪膏发煎

【方药】猪膏半斤　乱发三枚（鸡子大）

【用法】和膏中煎之，发消药成，分再服，病从小便出。

【病邪】瘀血+液亏

【条文】

《金匮要略·妇人杂病脉证并治》 胃气下泄，阴吹而正喧，此谷气之实也，猪膏发煎导之。

本条文论述了何为"阴吹"及其治疗方法。如果中焦斡旋功能失常，升降功能失常，胃肠燥结，腑气不通，从前阴出故有声，即为"阴吹"，其根本原因是胃肠结实兼有血瘀，应该还有大便燥结、小便不利等症状。故用猪膏发煎来化瘀润肠通便，使浊气下泄归于肠道，则可治愈。

《金匮要略·黄疸病脉证并治》 诸黄，猪膏发煎主之。

本条文体现了张仲景治黄疸病的原则，同时符合"开鬼门，洁净府，去宛陈莝"的原则，主要通过行血润肠，通利大小便而排泄体内代谢产物，从而起到祛黄的作用。

第三章　瘀血兼虚寒

旋覆花汤

【方药】 旋覆花三两　葱十四茎　新绛少许

【用法】 以水三升，煮取一升，顿服之。

【病邪】 瘀血+虚寒

【条文】

《金匮要略·五脏风寒积聚病脉证并治》 肝着，其人常欲蹈其胸上，先未苦时，但欲饮热，旋覆花汤主之。

　　本方证为肝脏气血郁滞的证候，其根本病因是肝脏虚寒，根据"欲蹈其胸上""欲饮热"可以确定，因为喜温喜按，所以为虚寒证。葱白除了具有通阳的功效，对治疗肝寒、胃寒也有作用，如果胃不虚寒，可以用桂枝。由于肝经布胁络胸，所以胸胁有胀满的症状，甚至痛或刺，用手按压或大力捶按胸部可使气机暂时舒展，故患者自觉稍舒，血得温则行，所以未发作时，有喝热饮的欲望，但热饮并不能从根本上解决问题，所以用旋覆花汤温血通络。《神农本草经》记载旋覆花"主结气胁下满"，葱白温肝胃之阳，新绛多被认为是茜草、红花一类的药物，它们以活血化瘀见长，多用于治疗肝经瘀血，亦可用于治疗妇人半产漏下（《金匮要略·妇人杂病脉证并治》第11条），临证也可酌情加当归尾、桃仁、泽兰等药物。

　　《金匮要略·妇人杂病脉证并治》　寸口脉弦而大，弦则为减，大则为芤，减则为寒，芤则为虚，寒虚相搏，此名曰革，妇人则半产漏下，旋覆花汤主之。

　　有的学者认为本条文是错简，原因是《金匮要略·血痹虚劳病脉证并治》中有类似条文，本条文只是多了"寸口"，少了"男子亡血失精"词句，编者认为此处有待商榷。上条文中讲了旋覆花汤证是肝脏虚寒，肝为血之藏，如果藏血不足且寒，那么血流就较缓慢，从而产生气滞，故"欲蹈其胸上"，未发作时喜热饮，因为血得温则行。所以此条文讲得通，肝脏虚寒则导致妇人"半产漏下"，因为血寒宫寒不养胎。

第四章　瘀血兼热

当归散

【方药】当归、黄芩、芍药、芎䓖各一斤　白术半斤

【用法】杵为散，酒饮服方寸匕，日再服。妊娠常服即易产，胎无疾苦。产后百病悉主之。

【病邪】瘀血（轻证）+郁热

【条文】

《金匮要略·妇人妊娠病脉证并治》　妇人妊娠，宜常服当归散。

妇人怀孕的时候一般不用服药，如果血液呈高凝状态导致血行缓慢而有郁热，可用此方，本方主要针对当归芍药散轻证或妊娠血虚有热者。妇人怀孕期间，血液高凝，血行郁滞易生热，故易胎动不安，极易影响胎儿生长，可用当归散来行血除热安胎。方中当归、川芎以促进血行，芍药以敛阴和营，配伍白术以健中焦，黄芩以清血中游热。其实此方就是当归芍药散去茯苓、泽泻，减白术的用量而加黄芩，故也可以用于治疗当归芍药散轻证，即腹痛不明显或者尚未达到"血不利则为水"的程度，但却有烦热的证候。此散剂可常服，能够减少妇人分娩时的痛苦。对于产后的各种病证，也可以加减应用此方。

桃核承气汤

【**方药**】桃仁五十个（去皮尖）　大黄四两　桂枝二两（去皮）　炙甘草二两　芒硝二两

【**用法**】以水七升，煮取二升半，去滓，内芒硝，更上火微沸，下火。先食温服五合，日三服，当微利。

【**病邪**】热结瘀血

【**条文**】

《伤寒论》第106条　太阳病不解，热结膀胱，其人如狂，血自下，下者愈。其外不解者，尚未可攻，当先解其外。外解已，但少腹急结者，乃可攻之，宜桃核承气汤。

此条文难以理解的是"热结膀胱"，前面讲过，太阳之气是由三焦的五脏六腑供养的，所以感受外邪后，根据患者的体质不同，会演变成为不同的证型。桃核承气汤证有可能就是下焦受邪的证型，下焦主要是肾与膀胱，肾提供先天之气以资助太阳，这种资助是借膀胱来实现的，脏有病者，腑代为受邪，所以影响到先天之本后一般是膀胱病变，如五苓散证。

太阳属于多气少血，即多论述其功能，少论述其本源，原有的太阳病及其兼证、变证多论述其气。此条即为太阳之血分受邪，也可以理解为机体下焦血分初受邪，此时血分与邪气尚未纠缠在一起，算是泾渭分明，瘀血与水饮都算阴邪，所以在治疗上也类似。可将本方与苓桂术甘汤对比，苓桂术甘汤中也是用桂枝通阳化气，将水饮通过气化消除。如果邪气与血分、水饮纠缠在一起，难以分清敌我，就会用大陷胸汤、抵当汤治疗。

此时热与血初结，反映在膀胱就是出现"少腹急结"的症状，不同于抵当汤（丸）证的"少腹当硬满"的症状。此时的热也不是大热，与血结于下腹，为有形之邪，则血不得行而成瘀，血主神志，瘀血在下则发狂，瘀血在上则善忘，故"其人如狂"。如果瘀血能自己排出，那么就不会有烦躁的症状，就像有的女性来月经前经常感到烦躁，月经后就会心情舒畅。如果出现"少腹急结"的症状，说明有实结，需要用下法清热通阳，实邪祛则热亦消。有表邪的时候还不能解外，只有当表邪祛除后，出现"少腹急结"的症状才可用攻法。本方证不同于小柴胡汤证的热入血室，"血室"位于肌表之内，胃肠之外，属于半表半里，后者病程较短，而本方证病程较长。

本方中桃仁、大黄通血络，芒硝祛热，桂枝通阳以振奋血中阳气，疏通体表将瘀血化气。桂枝主要是用来通阳化气的药物，其药势向上向外，此处的桂枝不会助热，也不是为解外而设，只有桂枝、生姜、大枣配伍才用于解外，而且条文中也讲了"外不解者，尚未可攻"。此时热在血分浅层，可以加一些清热凉血的药物，如牡丹皮，但这些药物作用于血分，没有疏通体表的作用，不利于血与热分开。本方在临床上主要用于治疗女性痛经、月经期周期性精神躁狂，清泻肠道内的瘀血，治疗老年人便秘等。逐瘀血之方药一般空腹服用。病在胸膈以上者，先食而后服药。

抵当汤

【方药】水蛭（熬）、虻虫（去翅足，熬）各三十个　桃仁二十个　大黄三两（酒洗）

【用法】以水五升，煮取三升，去滓。温服一升。不下，更服。

【病邪】瘀血＋内热

【条文】

《伤寒论》第124条　太阳病六七日，表证仍在，脉微而沉，反不结胸，其人发狂者，以热在下焦，少腹当硬满。小便自利者，下血乃愈。所以然者，以太阳随经，瘀热在里故也，抵当汤主之。

太阳病六七日，表证仍在，脉应偏浮，但现在脉为沉微，说明正退邪进，表证未罢，邪气入里。有形之邪阻滞经脉，故气机不利，脉微而沉，但是上焦又没有结胸，那病邪去哪里了呢？根据后面描述的其人发狂、少腹硬满、小便自利症状，考虑邪气已入血，偏于下焦。

"小便自利"说明病邪没有在气分，只在血分，血有瘀热上扰心神故"发狂"，瘀热在少腹，则"硬满"，所以攻下瘀血则自愈。之所以形成本方证，是因为邪气未按照上焦、中焦、下焦的顺序而来，而是直接随太阳之经，入侵到太阳之气的大本营——下焦。这与结胸证不同，结胸证是太阳病发作后直接在上焦形成病证。

本方证与桃核承气汤证的区别在于病情严重程度不同，

此条是血与热邪已经完全纠缠在一起了，类似"结胸"，不可能再用桃核承气汤的力量来化解，此时的少腹也是"硬满"状态，不同于桃核承气汤证的"急结"状态，而且桃核承气汤证无表证，此条有表证，应当先用攻下逐瘀法解其里。

《伤寒论》第125条　太阳病，身黄，脉沉结，少腹硬，小便不利者，为无血也；小便自利，其人如狂者，血证谛也，抵当汤主之。

"太阳病""脉沉结"说明病邪已入里，出现了"少腹硬"的症状，可能是有形之邪阻滞，也有可能是湿热痰饮、宿食或者瘀血阻滞，结合"身黄""小便不利"症状，可推测为气分病变，是湿热凝滞之邪。那么此时有没有波及血分呢？根据推理应该是有波及，这也是为什么后代学者认为大黄既能走气分也能走血分的原因。西医认为之所以出现发黄症状，是因为胆红素过高，而胆红素来源于红细胞的破裂，所以发黄一定会波及血分。

湿热发黄一般用茵陈蒿汤治疗，茵陈蒿汤证有小便不利症状，也有发黄症状，五苓散证有小便不利症状，但没有发黄症状，抵当汤证就是热在血分，有发黄症状，但小便是正常的。所以说，只有热邪波及阴气（如血、水湿痰饮）才有可能发黄，单纯的气分有热不会发黄，如白虎汤证，单纯的湿邪也不会发黄，而宿食积滞可能出现身黄，一般伴有谵语症状。

《伤寒论》第237条　阳明病，其人喜忘者，必有蓄血，所以然者，本有久瘀血，故令喜忘，屎虽硬，大便反易，其色必黑者，宜抵当汤下之。

一般外感病引起的瘀血多有动态神志改变，如发狂，而内伤病引起的瘀血多呈静态神志改变，如喜忘，这可能是因为病程新久的关系。阳明病如果原来有瘀血病史，而血主神志，久则不能养神故记忆力下降，此时由于瘀血阻络故大便黑，因为血是阴液，主润滑，所以大便可轻易解出。由于此为瘀血所致，所以可用抵当汤治疗。桃核承气汤证是病在气分，影响到血分，而此条直接是血分病，再加上病程日久，所以用抵当汤治疗。

《伤寒论》第257条、第258条　病人无表里证，发热七八日，虽脉浮数者，可下之。假令已下，脉数不解，合热则消谷喜饥，至六七日不大便者，有瘀血，宜抵当汤。若脉数不解而下不止，必胁热便脓血也。

发热头痛只是一个症状，虽然其多见于体表，但可由里证或表证导致，所以不能认为有发热症状就是体表有邪气。现在患者有发热症状，无表里证，可能有两种情况：一种情况是里热尚未凝聚形成腑实，所以此时的脉浮数是由于里热出于外，虽然没有潮热腹满等明显的里证，但可能已经出现了大便不畅的症状，可用下法代替清法。另一种情况是热邪不在气分而入血分了，与两国交战不打军事战而打经济战一样，这时是见不到枪弹炮火的，表面上两国没有冲突，但实际已经打得热火朝天，所以"无表里证""脉浮数"。

热邪入血后有两种反应：一种是不大便，另一种是下利。前者可用下法，而如果用了下法，热仍不解，说明下法只是暂时缓解了热势，血分仍有热，合于胃肠之血分则"消谷喜饥，至六七日不大便"。此时可用攻血热的抵当汤治疗。如果此时没有"不大便"症状，而有"下利"症状，那就是热随大便而出，此时必定是"黑血便"。

《金匮要略·妇人杂病脉证并治》　妇人经水不利下，抵当汤主之。（亦治男子膀胱满急有瘀血者）

此条主要针对经闭的血瘀实证。妇人月经时出现"不利下"症状，根据方药来分析，是由久病血瘀所致，可能已经用过活血化瘀药，但未明显起效，故用虫类药水蛭、虻虫祛瘀，大黄、桃仁祛血，瘀血去而新血生。除经闭外，此条应该还有少腹硬满痛或大便色黑易解、小便不利、脉沉涩等症状。

抵当丸

【方药】水蛭二十个（熬）　虻虫二十个（去翅足，熬）桃仁二十五个（去皮尖）　大黄三两

【用法】捣分四丸。以水一升，煮一丸，取七合服之。晬时当下血。若不下者，更服。

【病邪】瘀血+内热

【条文】

《伤寒论》第126条　伤寒有热，少腹满，应小便不利，今反利者，为有血也。当下之，不可余药，宜抵当丸。

此条文中的"伤寒有热"，可能是表热，也有可能是里热，但根据"少腹满"的症状，应该属于里热，里热迫津液外出，故小便利。那为什么"少腹满，应小便不利，今反利"

呢？这说明此时的"少腹满"并不单单由于热邪在气分，也可能为食、湿或瘀所致，根据小便利，考虑为瘀血。故判断蓄水还是蓄血的关键在于小便利还是不利。"不可余药"就是不能用其他药物治疗的意思。

第五章 瘀血兼水湿痰饮

当归芍药散

【方药】当归三两 芎䓖半斤（一作三两） 芍药一斤 茯苓四两 白术四两 泽泻半斤

【用法】杵为散，取方寸匕，酒和，日三服。

【病邪】血瘀（轻证）+水饮

【条文】

《金匮要略·妇人妊娠病脉证并治》 妇人怀妊，腹中疠痛，当归芍药散主之。

胶艾汤证有妊娠腹痛、下血症状，而此方证没有下血症状，所以此方主要针对血瘀轻证——血不利则为水，由于瘀血初起，血阻而津液外渗形成水肿。妇人怀胎后，血液高凝聚以养胎，故产妇分娩时易并发肺栓塞等症，血液高凝则血运减慢，气血郁滞，故腹中局部新陈代谢变慢而出现急痛症状，应当以当归芍药散通行血脉，祛瘀利水。此方中的芍药可白芍、赤芍同用，以白芍敛阴通血痹而止腹痛，配以当归、川芎通利血脉，茯苓、白术、泽泻以利水。根据方药来分析，本方证应该有下肢水肿、小便不利、胎动不安、头晕心悸等症。

《金匮要略·妇人杂病脉证并治》　妇人腹中诸疾痛，当归芍药散主之。

对于"妇人腹中诸疾痛"，由瘀血因素引起的，才可用当归芍药散，并不是只要"妇人腹中疾痛"就能用该方。

大黄甘遂汤

【方药】大黄四两　甘遂二两　阿胶二两

【用法】以水三升，煮取一升，顿服之，其血当下。

【病邪】瘀血+水饮+血虚

【条文】

《金匮要略·妇人杂病脉证并治》　妇人少腹满如敦状，小便微难而不渴，生后者，此为水与血俱结在血室也，大黄甘遂汤主之。

本条文论述血水互结之证，血水互结为有形之邪，故"少腹满如敦状"。结滞有水结或血结之分，一般来讲，水结者小便不利而口渴，血结者小便利而无口渴，此证是小便微不利而不渴，且发生在产后，说明以血结为主，但已经影响到水液代谢，有水结之证了，所以称为血水互结。妇人产后多血虚，故用阿胶养血扶正，以大黄、甘遂去恶血与病水。治疗瘀血在下焦者有诸多方药，如桃核承气汤、抵当汤等，这两者针对血热结于下焦，少腹多硬满而小便自利，本方侧重于血水互结。故用破血逐水养血之法，属于虚实夹杂，核桃承气汤证和抵当汤证多偏于实证。

矾石丸

【方药】矾石三分（烧）　杏仁一分

【用法】末之，炼蜜和丸枣核大，内藏中，剧者再内之。

【病邪】瘀血+湿（热）

【条文】

《金匮要略·妇人杂病脉证并治》　妇人经水闭不利，藏坚癖不止，中有干血，下白物，矾石丸主之。

本方为外治法，根据条文来讲，是瘀血导致经水闭并不利，且由于长期瘀堵，郁为湿热而有白带。"藏坚癖不止"即子宫中有坚硬积块不能去除，不能正常排泄代谢产物而郁积为湿热。可以矾石丸治疗，其中矾石性寒燥湿，可清热祛腐，收敛止带，杏仁以宣畅水之上源，白蜜以制约矾石燥涩之性。

第六章　瘀血兼痈脓

大黄牡丹汤

【方药】大黄四两　牡丹皮一两　桃仁五十个　冬瓜仁半升　芒硝三合

【用法】以水六升，煮取一升，去滓，内芒硝，再煎沸，顿服之，有脓当下；如无脓，当下血。

【病邪】 瘀血+痈脓+内热

【条文】

《金匮要略·疮痈肠痈浸淫病脉证并治》 肠痈者，少腹肿痞，按之即痛，如淋，小便自调，时时发热，自汗出，复恶寒，其脉迟紧者，脓未成，可下之，当有血；脉洪数者，脓已成，不可下也。大黄牡丹汤主之。

"大黄牡丹汤主之"应在"脓未成，可下之"后面，属于倒置强调。张仲景对局部痈脓的治疗是需要辨其化脓与否的，如果热感明显，则热盛肉腐，可能已化脓，如无热感，则未化脓，临证还可根据痈脓的软硬、凹陷、皮色等进行综合判断。

肠痈多属内热实证，热毒血瘀，阻滞经脉，不通则痛，故小腹硬肿，如实痞，按之则痛，由于小肠与尿道相邻，故"如淋"，但又不完全相同，因为此方证小便正常。由于内热壅盛，正邪相争，故"时时发热，自汗出"，甚至阻滞表里循环，导致"复恶寒"。脉迟紧有力是热盛血瘀而脓未成的表现，正邪交争激烈，故脉迟，热气凝聚未扩散，故脉紧。此时可用下法，用大黄牡丹汤治疗，应当有恶血出。

发热、自汗出、恶寒、脉迟紧是肠痈初起的证候。脉洪数，表示热气已散，脓已经成熟，此时就要慎用下血法，可考虑用附子败酱散、排脓汤或者切开引流等方式来排脓。需要注意的是，并不是一切脓已成的证候都不可用下血法，本方后文中说"顿服之，有脓当下；如无脓，当下血"，说明肠痈无论有脓还是无脓，只要脉不是紧脉，而是迟数脉，有实热征象，均可用破血逐瘀泻下法治疗。方中大黄、芒硝配伍祛瘀的桃仁、牡丹皮，以及治痈肿有特效的冬瓜仁，可治疗里实有瘀血或痈肿并有内热的病证。本方类似阑尾炎的治疗方，临证多与大柴胡汤合用，此条文中的脓已成是指全部化脓。

赤小豆当归散

【**方药**】赤小豆三升（浸，令芽出，曝干）　当归三两

【**用法**】杵为散，浆水服方寸匕，日三服。

【**病邪**】瘀血+脓+内湿

【**条文**】

《金匮要略·百合狐惑阴阳毒病证治》　病者脉数，无热，微烦，默默但欲卧，汗出，初得三四日，目赤如鸠眼，七八日，目四眦黑，若能食者，脓已成也，赤小豆当归散主之。

本条文针对的病机主要是湿热成脓（热轻湿重）。狐惑病开始的症状像伤寒一样，都为体表有热，现在脉数但体表无热，说明热已入里，但热势不像白虎汤证一样宣散弥漫，湿邪阻碍热邪弥漫，微热内扰故"微烦"而"汗出"，一般都是头汗出，湿热扰神则"默默但欲卧"。

在疾病的早期（三四日），湿热入血，而肝藏血，开窍于目则"目赤"，热久成瘀化脓，故"七八日，目四眦黑"代表湿热已化脓。狐惑病原本是不欲饮食的，就像湿热导致的脘腹痞闷，因为湿热影响脾胃消化，而且湿热未纠缠在一起，呈现一种泾渭分明的状态。而此条为"能食"，结合下条所述，表

明湿热已经下移至肠入血分，已然形成痈脓，故可用赤小豆当归散治疗，赤小豆排痈肿脓血，当归活血祛瘀。此方可治疗诸疮有痈脓恶血者。

《金匮要略·惊悸吐血下血胸满瘀血病脉证治》 下血，先血后便，此近血也，赤小豆当归散主之。

大便出血，如果是先出血后排出大便，一般与现代医学的痔疮类同，或者是直肠部分有痈脓导致的出血，结合上条文，可内服本方来治疗以达到清热、解毒、排脓的目的。

寒热错杂

第八篇

由于生活方式和气候环境的改变，现代人们罹患的不再是单纯的热证或寒证，大部分都是寒热错杂证。由于气化能量出于下焦，所以机体的正常模式应该是下热上寒，中焦为枢纽，上升的过程中能量的动能逐渐消耗，没有动能则运载的能量就会凝结回落于下焦，然后依次循环往复。如果中焦痞塞，上下能量动能不能交互，上面郁热，下面能量蓄积不足，则形成上热下寒，故阴阳升降失常，原因多在于中焦枢转或上下左右循环异常。由于阴血津液是机体发挥功能的基础和能量来源，所以本篇方证多伴有阴血津液虚损。本篇思维导图如下：

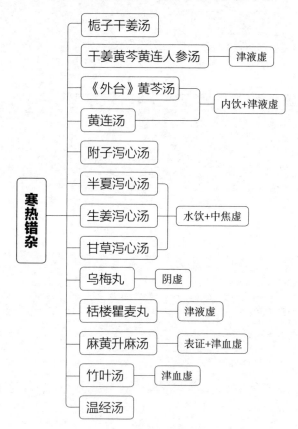

栀子干姜汤

【方药】栀子十四个（擘）　干姜二两

【用法】煮取一升半，去滓。分二服，温进一服，得吐者，止后服。

【病邪】上热中寒

【条文】

《伤寒论》第80条　伤寒，医以丸药大下之，身热不去，微烦者，栀子干姜汤主之。

本条文可能是医者见到阳明腑实证的种种迹象（如栀子厚朴汤证），所以用"丸药"，而且是"大下之"，根据栀子干姜汤的方药分析，应该是用了寒性下药，但用下法之后，上焦之热未去，故仍有"身热"的表现，又因为用下法之后，邪气有了排出通道，故不用豆豉宣散，也没有了栀子豉汤证的心烦症状，而只是"微烦"。但由于"大下之"，伤了中焦正气，所以出现了呕或利的症状。此时属于上焦热、中焦寒。

干姜黄芩黄连人参汤

【方药】干姜、黄芩、黄连、人参各三两

【用法】以水六升，煮取二升，去滓。分温再服。

【病邪】上热中寒+津液虚

【条文】

《伤寒论》第359条　伤寒，本自寒下，医反复吐下之，寒格，更逆吐下，若食入口即吐，干姜黄芩黄连人参汤主之。

　　此方针对寒格，也可以用于治疗热格或脾寒胃热证。本方证上热下寒，但病位偏于中焦。患者有寒利的症状，本应该用温补止泻法治疗，但医者却用了吐下法。因为是寒格，寒在下，迫阳气上浮，故表现出心烦欲呕的症状，所以医者误认为上焦有邪，才用吐法治疗。吐后更加伤了中焦，所以"食入口即吐"，此时因为寒热是分开的，不像半夏泻心汤证是寒热纠结在一起已经错杂了，所以无须半夏来辛开，只需要温下清上即可。在煎煮方药方面也有区别，半夏泻心汤是煎两次，让寒热之性更调和，而本方只煎一次。干姜黄芩黄连人参汤中，干姜、人参理中焦之虚寒，黄连、黄芩解上亢之烦热，故此方药可治上热下寒、呕吐、下利的症状，因为中焦已伤，故用人参来补中焦之虚，本方证应该也有"心下痞硬"的症状。本方证与栀子干姜汤证相比有两方面不同：一方面是本方证多了机体虚损的情况，另一方面是本方证的上热部位更明确。

《外台》黄芩汤（六物黄芩汤）

　　【方药】黄芩三两　　干姜三两　　桂枝一两　　人参三两　　大枣十二枚　　半夏半升

　　【用法】以水七升，煮取三升，温分三服。

　　【病邪】中焦寒饮＋上焦有热＋阴津虚＋气逆

　　【条文】

　　《金匮要略·呕吐哕下利病脉证治》附方（二）：《外

台》黄芩汤　治干呕下利。

本方主要治疗中焦虚寒、枢转不利所导致的寒热错杂证，热气不得下降故多有心烦。本方用药与黄连汤类似，即黄连汤去炙甘草，加人参量、减桂枝量，黄连换为黄芩。与黄连相比，黄芩流动性较大，不像黄连那么呆滞，比如除湿热痢，黄连需要与木香配伍，而黄芩可单独应用，但黄芩力度不如黄连，两者的关系就像重骑兵与轻骑兵。

黄连汤方证中"腹中痛"是主症，所以需要用黄连作用于局部而不游动，用三两炙甘草来调和。《外台》黄芩汤偏于整体上下调节，黄连汤偏于局部调节。本方中人参用三两，说明整体虚损较重，多有"心下痞硬"的症状，用人参、大枣来健中焦生津液，因为有虚寒、下利的症状，所以用干姜、桂枝通阳，半夏以降逆，黄芩以清游热。

黄连汤

【方药】黄连、干姜、桂枝各三两　人参二两　炙甘草三两　大枣十二枚　半夏半升

【用法】以水一斗，煮取六升，去滓，温服一升，日三服，夜二服。

【病邪】中焦寒饮+上焦有热+气逆

【条文】

《伤寒论》第173条　伤寒，胸中有热，胃中有邪气，腹中痛，欲吐者，黄连汤主之。

本方证与半夏泻心汤证一样都是寒热错杂证，区别在于半夏泻心汤证寒热错杂得更聚集，在心下已经形成痞硬，但黄连汤证的错杂是分散的，这从两个汤剂的煎煮方法中也可以看出——半夏泻心汤是煎两次，黄连汤是煎一次，前者取其味，后者取其气。

伤寒病情进一步发展，病邪入里，影响到中焦脾胃，不能枢转阴阳寒热，故心火不得下降，肾水不能上升，用黄连和桂枝也有交泰丸的作用。"胸中有热，胃中有邪气"指的是中焦寒饮，故"腹中痛，欲吐"。

附子泻心汤

【方药】大黄二两　黄连一两　黄芩一两　炮附子一枚（去皮，破，别煮取汁）

【用法】以麻沸汤二升渍之，须臾，绞去滓，内附子汁。分温再服。

【病邪】热气痞+阳虚

【条文】

《伤寒论》第155条　心下痞，而复恶寒汗出者，附子泻心汤主之。

此条病证是表邪入里而成心下痞，所谓痞就是一个自我封闭的小王国，与外界沟通减少，而全身津（血）液聚集于痞塞外，其他地方就有可能产生虚寒证，这就是为什么本方中既可以有三黄又可以有附子。

　　本方证有恶寒汗出的表证，没有发热，说明不是体表有邪，而是先天不足（少阴不足），表邪入里严重损耗正气，体内津液不能支援体表，故有恶寒症状，所以需要用炮附子刺激元气。像半夏泻心汤证是中焦脾胃不足，所以要用干姜刺激中焦之阳以产生更多的津液。此条是下焦肾阳不足，所以用附子。治疗阴证是不能攻下的，但此条尚未达到四逆的程度，所以可以攻补兼施。

　　这种寒热搭配让西医很难理解，其实《伤寒杂病论》讲的是帮助机体排病，而不是治疗疾病，中医是治人的，机体自己能排病邪，那么疾病就能痊愈。像寒热药一起进入体内后，它们会各归其位，并不会相互中和，机体会把附子送到寒的部位，把黄芩、黄连送到热的部位；服用桂枝汤，机体会利用它把津液送到体表，是发汗还是止汗完全根据患者本身的病情来决定。

半夏泻心汤

　　【方药】大枣十二枚　炙甘草、人参、干姜、黄芩各三两　黄连一两　半夏半升（洗）

　　【用法】以水一斗，煮取六升，去滓再煮，取三升，温服一升，日三服。

　　【病邪】水湿痞+中焦虚

　　【条文】

　　《伤寒论》第149条　伤寒五六日，呕而发热者，柴胡汤证具。而以他药下之，柴胡证仍在者，复与柴胡汤。此虽已下之，不为逆，必蒸蒸而振，却发热汗出而解。若心下满而硬痛者，此为结胸也，大陷胸汤主之；但满而不痛者，此为痞，柴胡不中与之，宜半夏泻心汤。

外感五六日，出现了呕而发热的症状，首先要考虑柴胡证，此处需要明白的是，并不是出现了"呕而发热"的症状就是柴胡证，应该还有其他的症状，需要综合判断。现在"柴胡汤证具"，就需要用和解法，但却用了下法，机体正气没有受到太大的打击，仍属于柴胡汤证，所以可继续用柴胡汤，服药后就会"蒸蒸而振"，汗出而解。如果用了下法后出现了"心下满而硬痛"症状，说明已成结胸证，应用大陷胸汤治疗；如果只是胀满，但无痛感，则为痞证，是半夏泻心汤的证候。本条病证病机是中焦虚而湿气成，实质还是阳不化水湿之气兼有中焦虚，正如第153条"无阳则阴独"，阴津需要阳气的运化才能布散而被利用，现在阳气弱而不能正常布散津液，停滞于心下成水湿，郁久则会热而成痞，因湿与热结得不甚紧，故"满而不痛"。此条文突出了柴胡汤证、半夏泻心汤证和大陷胸汤证的区别，主要表现在病位及范围大小、病性的不同。严格来讲柴胡汤证也是痞结，但是结的位置比半夏泻心汤证要偏外，故可以把邪气散于外，而半夏泻心汤证结的位置偏里，只能就地解散。拿鸡蛋来比喻的话，柴胡汤证是刚打开的蛋清蛋黄，正邪虽然缠在一起，但界线分明，半夏泻心汤证是已经打成蛋花，大陷胸汤证则是已经凝固成整体了，所以半夏泻心汤证只是满，而大陷胸汤证多是痛。

从方药组成也可以看出柴胡汤证与半夏泻心汤证病性的不同：柴胡汤中有大黄、黄芩这样的泻心汤类药物，主要功效是去痞，又有半夏、枳实这样的散结药物，但主药与半夏泻心汤不一样，柴胡是可以疏散到体表的药物，它比半夏泻心汤多了一个达表的作用。所以临床上常见的寒热错杂证如果有表证就用小柴胡汤治疗，如果偏于心下就用半夏泻心汤治疗。

半夏泻心汤证的主症就是呕、利、痞，病位更偏于里，属于中焦虚寒，升降职能失常。本方是由小柴胡汤去柴胡、生姜，加干姜、黄连组成。本方以半夏为君，散结除痰，降逆止呕；里寒则用干姜之辛温，助半夏之升降；清热则取黄芩、黄连之苦寒，以泄心下满；但呕则脾胃气津两伤，更用人参、甘草、大枣，以调补中气虚弱。半夏泻心汤在临床上应用得比较多，这与现代社会环境有关，生活节奏快，压力大，年轻人多熬夜，不能做到恬淡虚无，久则中焦虚而有虚火，临床上多见烦躁、抑郁、失眠、肠胃失调、大便不爽或腹泻、上半身热下半身寒等症状。

《金匮要略·呕吐哕下利病脉证治》 呕而肠鸣，心下痞者，半夏泻心汤主之。

"呕"是胃气上逆的表现，可由多种原因引起，"肠鸣"是由于肠间有水饮，"心下痞"是由于中焦枢转功能失常，形成寒热错杂之势，三者综合考虑就是中焦虚而水饮生，升降失常而成痞证，故有胃气上逆之"呕"，肠间水饮流动之"肠鸣"。

生姜泻心汤

【方药】生姜四两（切） 大枣十二枚（擘） 炙甘草三两 人参三两 干姜一两 黄芩三两 黄连一两 半夏半升（洗）

【用法】以水一斗，煮取六升，去滓，再煎取三升。温服一升，日三服。本云：桂枝人参黄芩汤，去桂枝、白术，加黄连，并"泻肝法"。

【病邪】水湿痞+中焦虚

【条文】

《伤寒论》第157条 伤寒汗出，解之后，胃中不和，心下痞硬，干噫食臭，胁下有水气，腹中雷鸣，下利者，生姜泻心汤主之。

《伤寒论》中的汗法是向上向外的，与胃气下降相反，下法是向下向内的，与脾主升清相反，所以中焦损伤要区分是以脾为主还是以胃为主，这是由不同的治疗方法决定的，这也是为什么张仲景祛水饮方中有用生姜的，有用大枣的，还有两者同用的，或者两者均不用而用白术的。

本条文就是发汗后出现了变证，汗伤中焦，中焦虚而不能运化水液则水饮内停，造成心下痞硬、胁下有水气、腹中雷鸣、下利的症状，胃气呆滞，不能腐熟水谷，故"胃中不和""干噫食臭"。"心下痞硬"很好理解，就是中焦虚而水饮凝聚，有的学者认为"胁下有水气"的"胁下"是错简，应该是胃肠有水气，有的学者认为胃降肝升，现在胃不降了，肝也不能顺利上升，所以此处的津液就停而为水，这也是为什么后面有"泻肝法"。但无论哪种解释，里有水饮是一定的。

"腹中雷鸣，下利"而没有满痛，说明热不重，未发展成承气汤证。本方证主要以胃虚不健为主，所以此方减少干姜的量，增加生姜以健胃，恢复胃气功能。

甘草泻心汤

【方药】大枣十二枚（擘）　炙甘草四两　人参三两　干姜三两　黄芩三两　黄连一两　半夏半升（洗）

【用法】以水一斗，煮取六升，去滓，再煎取三升。温服一升，日三服。

【病邪】水湿痞+中焦重虚

【条文】

《伤寒论》第158条　伤寒中风，医反下之，其人下利日数十行，谷不化，腹中雷鸣，心下痞硬而满，干呕，心烦不得安。医见心下痞，谓病不尽，复下之，其痞益甚。此非结热，但以胃中虚，客气上逆，故使硬也。甘草泻心汤主之。

第157条是汗出后形成痞证，主要症状是胃不化饮不能腐熟故"干噫食臭"，所以加生姜剂量健胃消磨水饮以止呕，因为此方偏于健运胃阳，故减干姜用量。

本条文比第157条更伤津液，中焦更虚，这是因为本条病证为"中风"，存在自汗出的情况，而且用了下法。"自汗出"代表整体气机是偏上偏外的，用了下法，就是逆"脾主升清"的气机，故脾不健运，水湿生，"下利日数十行"，所以重用甘草，以益胃缓急，此时应该也可以加胶饴，但胶饴偏滋腻。胃气已极虚，不能以降为顺，中焦斡旋能力不足，不能化水谷，故"谷不化""下利日数十行""干呕，心烦"。此时"心下痞硬"并非里实之热结，而是由于中焦虚，阳虚阴盛（"客气"即水湿之邪）互结成痞所致。因为此时中焦津液更虚，所以此方可以治疗因中焦脾胃功能不足、津液虚所致的虚火上炎疾病，如口腔溃疡。半夏泻心汤、生姜泻心汤、甘草泻心汤都可以治疗上热下寒证。半夏泻心汤证以心下痞满为主要症状；生姜泻心汤证由于伤了胃气，故以"干噫食臭"为主要症状，该方证的"腹中雷鸣，下利"症状是由胃不能消磨水饮所致，是"生水"；而甘草泻心汤证主要是伤了"脾主升清"的能力，以"谷不化""下利"为主要症状，是"熟水"，即经过胃初步消磨水谷，还未完全吸收的状态，甘草泻心汤方证更容易发生电解质紊乱。

《金匮要略·百合狐惑阴阳毒病证治》 狐惑之为病，状如伤寒，默默欲眠，目不得闭，卧起不安，蚀于喉为惑，蚀于阴为狐，不欲饮食，恶闻食臭，其面目乍赤、乍黑、乍白，蚀于上部则声嗄，甘草泻心汤主之。

本条文中的"蚀于喉为惑，蚀于阴为狐"和"其面目乍赤、乍黑、乍白，蚀于上部则声嗄"，似乎为后人所加，如果变成"狐惑之为病，状如伤寒，默默欲眠，目不得闭，卧起不安，不欲饮食，恶闻食臭，甘草泻心汤主之"似乎更符合《伤寒论》文体。

狐惑病类似现在的贝赫切特综合征。第157条讲过甘草泻心汤主要针对中焦更虚、虚火上炎的证候。中焦存在脾寒胃热，胃不健则不能消食而臭，脾不运化则"不欲饮食"。中焦不运故水液不能运化，湿气弥漫，与热相结而成湿热，上至咽喉，下至阴部，湿热蕴久故损伤黏膜而成狐惑病，湿热阻碍气血至表，则"状如伤寒"，如果机体气血上冲则面目赤，气血瘀阻则面目黑，气血闭不能达表则面目白。"默默欲眠，目不得闭，卧起不安"为虚烦有热。

乌梅丸

【方药】乌梅三百枚　细辛六两　干姜十两　黄连十六两
当归四两　炮附子六两（去皮）　蜀椒四两（出汗）　桂枝
六两（去皮）　人参六两　黄柏六两

【用法】异捣筛，合治之，以苦酒渍乌梅一宿，去核，蒸之五斗米下，饭熟捣成泥，和药令相得，内臼中，与蜜杵二千下，丸如梧子大。先食饮服十丸，日三服，稍加至二十丸。禁生冷、滑物、臭食等。

【病邪】上热下寒（蛔厥）+阴津虚

【条文】

《伤寒论》第338条/《金匮要略·趺蹶手指臂肿转筋阴狐疝蛔虫病脉证治》　伤寒脉微而厥，至七八日肤冷，其人躁无暂安时者，此为脏厥，非蛔厥也。蛔厥者，其人当吐蛔。令病者静，而复时烦者，此为脏寒。蛔上入其膈，故烦，须臾复止，得食而呕，又烦者，蛔闻食臭出，其人常自吐蛔。蛔厥者，乌梅丸主之。又主久利。

本条文讲的是蛔厥与脏厥，因为现在基本没有蛔虫了，所以不归为"虫、疮疡及痈脓篇"，而在此篇介绍，读者可以通过此条了解一下厥阴病的治法。脏厥是纯阴无阳的，所以脉微弱，四肢冰冷，甚至体凉。因为阴阳相离而持续烦躁，没有平静的时候。而蛔厥是因为脏有寒而被迫移至温暖的地方（膈），当蛔不动时则静，移动时则烦，且蛔闻食而动，所以烦而复止，这主要是由于厥阴肝寒导致的上热下寒，蛔只是表象。久利也可以造成上下不通而成寒热错杂之势。所以用附子、细辛以祛下寒，桂枝、当归、乌梅以温肝补肝上行，黄连、黄柏以清烦热，干姜、蜀椒以暖脾助肝，人参以补五脏气。

栝楼瞿麦丸

【方药】栝楼根二两　茯苓三两　薯蓣三两　炮附子一枚　瞿麦一两

【用法】末之，炼蜜丸梧子大，饮服三丸，日三服，不知，增至七八丸，以小便利，腹中温为知。

【病邪】上燥下寒+津液虚

【条文】

《金匮要略·消渴小便不利淋病脉证并治》　小便不利者，有水气，其人苦渴，栝楼瞿麦丸主之。

本条文主要针对寒热错杂证，是下寒上燥的一种论治。"小便不利"可涉及上、中、下三焦，分别对应肺、脾、肾三脏，本条文中有口渴症状，且有水气，根据方药来分析，应该是由于下焦阳虚不能化水并蒸腾津液于上，故小便不利并口渴。《黄帝内经·素问·灵兰秘典论》说："膀胱者，州都之官，津液藏焉，气化则能出矣。"而肾主水，肾气不化则水气内停。故以栝楼瞿麦丸温阳、利水、润燥，方中附子强壮下焦阳气，瞿麦以利水，薯蓣、茯苓以益中焦，上燥可以理解为上热前期，故用栝楼根及薯蓣治疗。本方证与真武汤证的区别在于本方证涉及上焦，故有栝楼根，而真武汤证只涉及中、下焦，且没有上燥（热）的表现。现代一般认为附子与栝楼根不可同用，但附子与半夏、栝楼根在丸散剂中还是可以配伍的。条文后面讲"腹中温为知"，说明炮附子的作用很重要，而且本方证可能有少腹冷、下肢凉等症状。

麻黄升麻汤

【方药】麻黄二两半（去节）　桂枝六铢（去皮）　升麻一两一分　石膏六铢（碎，绵裹）　知母十八铢　黄芩十八铢　当归一两一分　芍药六铢　天门冬六铢（去心）　葳蕤十八铢（一作菖蒲）　茯苓、白术、干姜、炙甘草各六铢

【用法】以水一斗，先煮麻黄，去上沫，内诸药，煮取三升，去滓。分温三服。相去如炊三斗米顷，令尽，汗出愈。

【病邪】上热中寒+表证+津血虚

【条文】

《伤寒论》第357条　伤寒六七日，大下后，寸脉沉而

迟，手足厥逆，下部脉不至，喉咽不利，唾脓血，泄利不止者，为难治，麻黄升麻汤主之。

本条文病机比较复杂，临床上应用也比较少，多数学者认为该条文非张仲景原文也不是没有道理的。根据方药来分析，此条是上热下寒证兼有表邪。原来是伤寒病，但用了极重的下法后，必定伤津液，所以出现了"下部脉不至"症状，津液虚损，阳虚寒盛故"泄利不止"，更会加重津液的损失，形成恶性循环。用了下法之后，一部分伤寒表邪陷入咽喉部蓄积，而由于下焦阴寒证，邪气被格拒在咽喉部郁而发热，故"喉咽不利，唾脓血"，这也会加速津血丢失。由于伤寒表邪未能全部入里，所以代表咽喉部的寸部脉不是有热邪的数脉，而是被郁住的沉迟脉。"手足厥逆"是因为机体内部寒热格拒，气血不能顺利外达，即表里上下循环不通畅。这种情况比较难治，因为不是像桂枝人参汤证一样简单的"协表热而寒利"症状，而是多了津液大损（伤津失血）的证候，属于上下表里循环不畅。本方中用麻黄、桂枝解表，但有下利、失血、尺脉无等症状，按理来讲不应该用麻黄、桂枝发汗，原因有二：一是因为两者剂量不是发汗配伍的剂量，二是有石膏、黄芩、知母的牵制。所以麻黄、桂枝配伍就不是重发汗，升麻升散咽喉部郁热，黄芩、石膏、知母以清上热，干姜以温中散寒，茯苓、白术以健脾止泻，当归、芍药、天门冬、玉竹（葳蕤）以养津血。

竹叶汤

【**方药**】竹叶一把　葛根三两　防风、桔梗、桂枝、人参、甘草各一两　炮附子一枚　大枣十五枚　生姜五两

【**用法**】以水一斗，煮取二升半，分温三服，温覆使汗出。颈项强，用大附子一枚，破之如豆大，煎药汤去沫。

【**加减**】呕者，加半夏半升洗。

【**病邪**】寒热错杂+津血虚

【**条文**】

《金匮要略·妇人产后病脉证治》　产后，中风发热，面正赤，喘而头痛，竹叶汤主之。

本方证为产后气血津液大亏而复感风热外邪，因《伤寒论》提及风热较少，且本方证亦是寒热错杂证，故归于此篇。根据方药来分析，妇人产后精血大亏，已经影响到先天之本，呈现阳虚的征象，故用附子，之所以阳虚是因为精血亏，不能荣养体表，亦可因下焦阴亏而虚阳上浮。妇人产后体表津液虚，易受风邪而中风，故有发热、头痛的症状。面赤、喘为虚阳上浮之症，非阳明白虎之内热外现之症，总体呈现下寒上热、表热里寒、邪实正虚的状态。故用竹叶汤来治疗，生姜、大枣、甘草、人参补津液，附子振奋下焦阳气，桂枝、葛根、防风、桔梗以输送津液至体表解外邪。以竹叶甘淡轻清为君，为后世时方扶正祛邪法之祖。

气血失调

张仲景很少论述气血的关系，因为他偏向以三阴三阳辨证为纲来论述津液。其实津液的功能就是气，气血失调就是津液的功能和数量不相匹配，最常见的方证是营卫不调的桂枝汤方证。本篇思维导图如下：

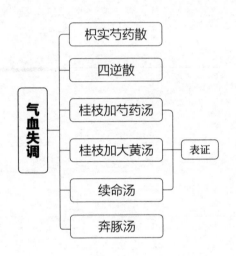

枳实芍药散

【**方药**】枳实（烧令黑，勿太过）、芍药各等分

【**用法**】杵为散，服方寸匕，日三服，并主痈脓，以麦粥下之。

【**病邪**】气滞血瘀

【**条文**】

《金匮要略·妇人产后病脉证治》　产后腹痛，烦满不得卧，枳实芍药散主之。

"产后腹痛"，有可能是不荣而痛，也有可能是不通而痛，既可能是实证或虚证，也可能是虚实夹杂证，后文"烦满不得卧"说明本条病证多属于气滞血瘀，偏于实证，而且本方药的用法也提到本方主"痈脓"，说明本方以活血为主，"以麦粥下"，益气以增加活血之力并安中养正。所以用枳实芍药散通气血，《伤寒论》中的芍药，是不分白芍和赤芍的。枳实烧黑以入血，赤芍以活血，偏于血分，白芍以敛阴和营通痹，偏于营分，再以大麦和胃安中。

《金匮要略·妇人产后病脉证治》　产妇腹痛，法当以枳实芍药散，假令不愈者，此为腹中有干血着脐下，宜下瘀血汤主之。

见下瘀血汤条文。

四逆散

【方药】甘草（炙）、枳实（破，水渍，炙干）、柴胡、芍药各十分

【用法】捣筛。白饮和服方寸匕，日三服。

【加减】咳者，加五味子、干姜各五分，并主下利；悸者，加桂枝五分；小便不利者，加茯苓五分；腹中痛者，加附子一枚，炮令坼；泄利下重者，先以水五升，煮薤白三升，煮取三升，去滓，以散三方寸匕，内汤中，煮取一升半。分温再服。

【病邪】气血不调

【条文】

《伤寒论》第318条　少阴病，四逆，其人或咳，或悸，或小便不利，或腹中痛，或泄泻下利者，四逆散主之。

此条可以归属于气机不调，但具体的病证应该是血中阳郁，与小柴胡汤证类似。小柴胡汤证是中焦虚、三焦气郁，其病位偏外，而四逆散证是血中气郁，其病位更偏于里。前面我们讲过，机体的本质就是气血津液，气为血之功能、外在表现，血为气之内在基础，气实际是无形化的精微物质，血如果是液态的氧气，那么气就是气态的氧气，形象化的话，气与血是有一条交界线的，小柴胡汤证就是在交界线外，四逆散证就是在交界线内，就像桂枝与柴胡的关系（一个偏阳一个偏阴）。此条为血中阳气被阴郁而不得出，血不能顺利转化为无形精微之气，阳气透不出来，就会出现厥、利、吐的症状，此为阴分的郁结，脉应该沉而有力。

咳是因为阳气不能从肾水上升，肺则不能敛降。小柴胡汤证也有悸的症状，但合并小便不利，是水饮导致的，而本方证只有悸的症状，那就是阳郁于下而努力上升，不断冲击上焦引起的心悸，所以用桂枝补肝升阳，这也解释了桂枝加桂汤证中的悸亦是由于阳升动力不足。"小便不利"则是因为阳郁气滞，水道不调。"腹中痛""泄泻下利"都是因阳不能正常出于阴而有寒邪凝滞。小柴胡汤证也有腹痛症状，用芍药治疗，而本方用附子治疗，这也说明了本方证的病位比小柴胡汤证要偏里，本方中含有枳实芍药散也支持了这一点，以枳实行气滞，芍药行血滞，柴胡将阳气从阴引出。

　　总之，小柴胡汤证是偏于较浅层次的郁滞，以气分为主，四逆散证是偏于较深层次的郁滞，是血中气分病，如果不是单纯的血中阳气不出，而还有其他邪气，比如水饮、血瘀，那么可以加茯苓、白术、当归，就构成了逍遥散。

桂枝加芍药汤

　　【方药】桂枝三两　芍药六两　炙甘草二两　大枣十二枚生姜三两

　　【用法】以水七升，煮取三升，去滓。温分三服。

　　【病邪】气血不调（因虚致瘀）+表证

　　【条文】

　　见桂枝加大黄汤条文。

桂枝加大黄汤

　　【方药】桂枝三两　芍药六两　炙甘草二两　大枣十二枚生姜三两　大黄二两

　　【用法】以水七升，煮取三升，去滓。温服一升，日三服。

　　【病邪】气血不调（瘀血轻证）+表证

　　【条文】

　　《伤寒论》第279条　本太阳病，医反下之，因而腹满时痛者，属太阴也，桂枝加芍药汤主之。大实痛者，桂枝加大黄汤主之。

《伤寒论》第280条　太阴为病，脉弱，其人续自便利，设当行大黄、芍药者，宜减之，以其人胃气弱，易动故也。下利者，先煎芍药三沸。

治疗太阳病用下法伤到津液，根据患者体质的不同，可转为阳明病，也可转为太阴病。第279条中之所以用下法，可能是因为外邪导致大便不畅，但由于患者体虚，用下法之后伤了津液，转为太阴病。虽然本方中有桂枝、生姜、大枣配伍，但此时体表应该无表邪，可能尚有表证，如手足发凉。此时桂枝、生姜、大枣"辛甘化阳"之效主要针对体内津液虚损，更何况芍药还加倍，增加敛阴和营的能力，主要作用方向是向下向内的。前面讲过，如果里证无津液虚的情况，那么桂枝、生姜、大枣的作用主要是将津液输送到体表以祛表邪。

下法一方面伤了津血，另一方面伤了中焦之气，使其不能再提供充足的津液，津血虚而致瘀，就如高速路上的汽车一样，无油、无动力则交通堵塞。气不利则满，血不和则痛，所以才"腹满时痛"，小建中汤证（桂枝汤倍芍药加胶饴）也是由于中焦虚，所以才加胶饴补足津液，属于因虚而痛，只不过此条中的津液损伤与小建中汤证相比还不是很严重，所以用白芍敛阴，增加脉内回流量，芍药的作用方向主要是向下向内，亦有"小大黄"之称。此时的"腹满时痛"不是阳明胃家实的疼痛，胃家实的疼痛是在正气比较强大的时候，属于纯实证，腹部应该是拒按的，脉沉实，大便不畅，疼痛应该比较局限，因为燥屎在肠中；桂枝加芍药汤证、桂枝加大黄汤证也有疼痛，但疼痛不是局限的，应该比较弥漫，腹部应该偏于喜温喜按或轻度拒按，大便应该不会难解。"大实痛"是因为芍药力度不足，故用大黄以通血络，大黄非后下也支持了此观点。张仲景取大黄泻下之功时多将其后下并短煎，本条文中取其活血化瘀之功。

第280条讲太阴病下利，需要用大黄、芍药者应当减量，因为太阴病中焦本弱，不可再以攻伐泻下。本方可以是桂枝汤加减，也可以是其他方加大黄、芍药，但要说明的一点是，太阴病总属于虚证，即使有虚实夹杂，用祛邪之法时也宜减量，后面的"先煎芍药三沸"亦体现了这种观点。

续命汤

【方药】麻黄三两　桂枝三两　杏仁四十枚　炙甘草、当归、人参、石膏、干姜各三两　芎䓖一两

【用法】以水一斗，煮取四升，温服一升，当小汗，薄覆脊，凭几坐，汗出则愈，不汗更服，无所禁，勿当风。并治但伏不得卧，咳逆上气，面目浮肿。

【病邪】气血失调+表证

【条文】

《金匮要略·中风历节病脉证并治》附方（一）：《古今录验》续命汤　治中风痱，身体不能自收持，口不能言，冒昧不知痛处，或拘急不得转侧。

本条文说明东汉以前中风是以"外风"而论的，也表明麻黄、桂枝非发汗剂，它们只是将津液输送到体表，如果体表

有风寒之邪，体表津液充足则邪气自去，如果体表没有风寒之邪，输送到体表的津液就会营养肢体经络，这对于本方证中的"身体不能自收持，口不能言，冒昧不知痛处，或拘急不得转侧"均适用。本条所述病证就是"中风痹"，类似现代的脑血管病，但根据方药来讲，就是机体内部气血虚弱，不能支持体表，病位主要偏于上焦，肺不能宣发肃降，气血不得输布。故用麻黄、桂枝开表通阳以输送津液，石膏、杏仁以恢复肺的宣发肃降功能，当归、人参、川芎以补气行血，干姜以温中焦，表明本方证所代表的患者体质偏寒，如果患者体质为中性，可将干姜换为生姜、大枣、甘草。本方并不适用于治疗大部分脑血管病，但对于外有风寒表邪、内有气血虚导致的身痛、麻木等症状均适用。本方的服用方法是通过取汗则愈，但并不是因为体表有风寒之邪，而是因为汗为机体排邪最主要的一种方式。条文中标明本方亦可治疗"咳逆上气，面目浮肿"，也是归结于肺不宣发肃降导致气逆于上、水道不通而有水肿。

奔豚汤

【方药】甘草、芎蒡、当归、芍药、黄芩各二两　生葛五两　生姜四两　半夏四两　甘李根白皮一升

【用法】以水二斗，煮取五升，温服一升，日三夜一服。

【病邪】气血失调

【条文】

《金匮要略·奔豚气病脉证治》　奔豚气上冲胸，腹痛，

往来寒热，奔豚汤主之。

　　本条文的"奔豚"不是惊恐而得，本质上是气血运行的问题，是上下表里循环不畅所致。中焦是机体气机的中间枢转站，根据方药来分析，应该是中焦有邪，胃不能顺降而有上逆的症状，故用半夏、生姜来治疗。条文中"气上冲胸"是因为"阳升"之力不足，故机体自发代偿性上冲，而"阳升"是通过肝脏来实现的，肝为血脏，根据方药推测是"肝体不用"，此处的"肝体不用"是实证（郁热），故有"腹痛"（木伐土）的症状，所以才用四物汤减地黄加黄芩。这比桂枝加桂汤证的上冲要严重一些，桂枝补肝的功效不如当归、芍药、川芎。"往来寒热"，表明有少阳气郁，所以本方有小柴胡汤的底子，但没有用柴胡。一般来讲，柴胡针对的肝郁都是肝脏不太虚，而此条文是肝血郁导致的气机逆乱，病情比一般的柴胡汤证要严重一些，所以才加葛根以疏通表里。之所以用甘李根白皮，是因为已经有"气上冲胸"的症状了，基于肝肺循环，只需要肃降肺气，就会形成一个完整的循环。

气机逆乱

第十篇

图解《伤寒杂病论》

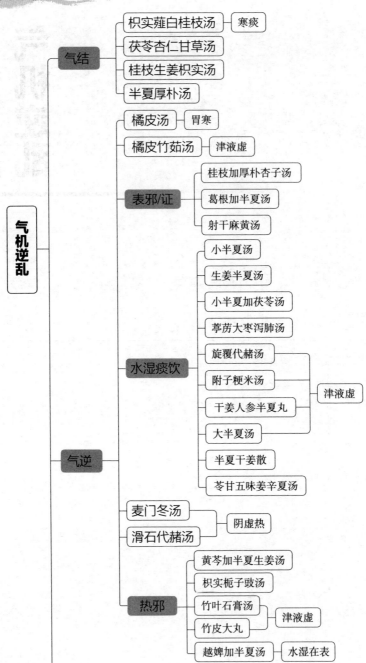

- 气机逆乱
  - 气结
    - 枳实薤白桂枝汤 ─ 寒痰
    - 茯苓杏仁甘草汤
    - 桂枝生姜枳实汤
    - 半夏厚朴汤
  - 气逆
    - 橘皮汤 ─ 胃寒
    - 橘皮竹茹汤 ─ 津液虚
    - 表邪/证
      - 桂枝加厚朴杏子汤
      - 葛根加半夏汤
      - 射干麻黄汤
    - 水湿痰饮
      - 小半夏汤
      - 生姜半夏汤
      - 小半夏加茯苓汤
      - 葶苈大枣泻肺汤
      - 旋覆代赭汤 ┐
      - 附子粳米汤 ├ 津液虚
      - 干姜人参半夏丸 ┤
      - 大半夏汤 ┘
      - 半夏干姜散
      - 苓甘五味姜辛夏汤
    - 麦门冬汤 ┐
    - 滑石代赭汤 ┴ 阴虚热
    - 热邪
      - 黄芩加半夏生姜汤
      - 枳实栀子豉汤
      - 竹叶石膏汤 ┐
      - 竹皮大丸 ┴ 津液虚
      - 越婢加半夏汤 ─ 水湿在表

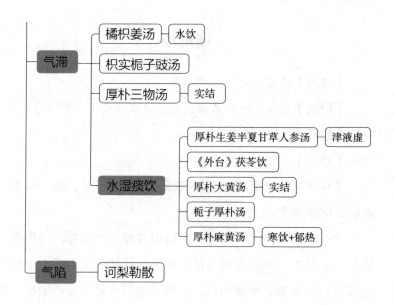

枳实薤白桂枝汤

【方药】枳实四枚　厚朴四两　薤白半斤　栝楼一枚（捣）　桂枝一两

【用法】以水五升，先煮枳实、厚朴，取二升，去滓，内诸药，煮数沸，分温三服。

【病邪】胸痹气结+阳虚寒+痰饮

【条文】

《金匮要略·胸痹心痛短气病脉证治》　胸痹心中痞，留气结在胸，胸满，胁下逆抢心，枳实薤白桂枝汤主之；人参汤亦主之。

见人参汤条文。

橘皮汤

【**方药**】橘皮四两　生姜半斤

【**用法**】以水七升，煮取三升，温服一升，下咽即愈。

【**病邪**】气逆+胃寒

【**条文**】

《金匮要略·呕吐哕下利病脉证治》　干呕、哕，若手足厥者，橘皮汤主之。

"干呕、哕"均为病在胃，可由多种原因引起，如胃寒、胃热、水饮等，根据方药分析，此呕哕症状应该只是由单纯的胃寒所致，如果是水饮的话，应该考虑用半夏生姜汤治疗，此方证应该是胃轻度虚寒，胃以通降为顺，现在胃虚寒，则逆气而上，故"干呕、哕"。因为胃虚寒，不能输津液于四肢，故手足厥冷，这与儿童发高烧前手脚发凉的道理类似，其与阴盛阳虚四逆辈的手足厥冷者不同。故用生姜辛温发散，橘皮辛温苦降，合而振奋胃阳，散胃中寒气，降呕哕之气。

橘皮竹茹汤

【**方药**】橘皮二升　竹茹二升　大枣三十枚　生姜半斤
甘草五两　人参一两

【**用法**】以水一斗，煮取三升，温服一升，日三服。

【**病邪**】气逆+津液虚

【条文】

《金匮要略·呕吐哕下利病脉证治》 哕逆者，橘皮竹茹汤主之。

本方证也是"哕"，但根据方药来分析，导致"哕"的原因是胃中津液虚而偏热。各种原因如寒热痰食、吐利等损伤胃后，不能通降，气机阻滞，故"哕逆"，阴虚则阳盛，津液虚故虚热生，本方证虽然是虚热，但热势不甚。生姜用量半斤也不是为胃虚寒而设，因为配伍了大枣、甘草、人参，主要在于补中焦津液。本方重用橘皮，其主要作用在于理气降逆，竹茹以清虚热，共奏降逆止呃之功。时方中还有一个丁香柿蒂汤（丁香、柿蒂、人参、生姜），与本方有异曲同工之妙，为一寒一热。

橘枳姜汤

【方药】橘皮一斤　枳实三两　生姜半斤

【用法】以水五升，煮取二升，分温再服。（《肘后》《千金》云治胸痹，胸中愊愊如满，噎塞习习如痒，喉中涩，唾燥沫）

【病邪】气滞+水饮

【条文】

《金匮要略·胸痹心痛短气病脉证治》 胸痹，胸中气塞，短气，茯苓杏仁甘草汤主之，橘枳姜汤亦主之。

见茯苓杏仁甘草汤条文。

诃梨勒散

【方药】诃梨勒十枚（煨）

【用法】为散，粥饮和，顿服。（疑非仲景方）

【病邪】气陷

【条文】

《金匮要略·呕吐哕下利病脉证治》 气利，诃梨勒散主之。

本条文论述的是虚寒肠滑气利。正常情况下，肠中以大便为主，兼有少量矢气，如果矢气大量从谷道中奔响而出，兼有少量大便，这就是"气利"，这是因为肺与大肠相表里，肺气虚弱不能主气，下陷于肠中而外泄，成为"矢气"，肠内大便（多为水样便）随气而出，但这种"气利"无臭秽之味。其属于气陷肠滑，治疗方法有两个，一是收敛固涩，二是益气，选用补中益气方药。诃梨勒即诃子，可以清肺固涩，使肺恢复宣降功能，敛下泄之气，另用"粥饮"补中焦，则气利可除。

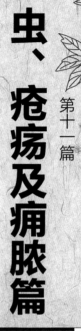

虫、疮疡及痈脓篇

第十一篇

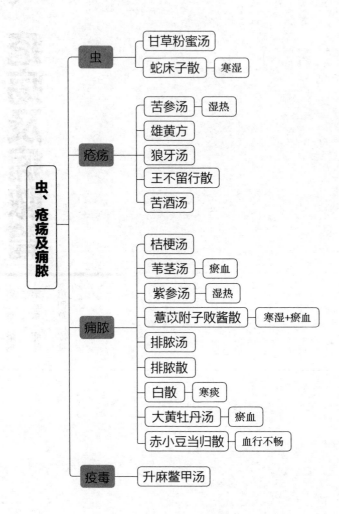

第一章 虫

甘草粉蜜汤

【方药】甘草二两　粉一两　蜜四两

【用法】以水三升，先煮甘草，取二升，去滓，内粉、蜜，搅令和，煎如薄粥，温服一升，差即止。

【病邪】蛔虫

【条文】

《金匮要略·趺厥手指臂肿转筋阴狐疝蛔虫病脉证治》　蛔虫之为病，令人吐涎，心痛，发作有时，毒药不止，甘草粉蜜汤主之。

"吐涎"即吐清水，《黄帝内经·灵枢·口问》中讲"虫动则胃缓，胃缓则廉泉开，故涎下"，"心痛"不应该是心中痛，而应该是虫动导致腹部疼痛，气机不畅而觉心中痛，虫静时则疼痛停止，故"发作有时"，这是蛔虫病疼痛的特点。如果单单有"吐涎""心痛"症状，并不能诊断为虫病，"毒药不止"是指用过祛虫的药后疗效不佳，故用铅粉杀虫。本方是治疗蛔虫病的方药，所以本方中的粉不应该是米粉，而应该是铅粉，铅粉甘辛，寒，有毒，能杀虫，治虫积腹痛，《神农本草经》中讲"可杀三虫"，一般用量1～1.5克，甘草、蜜可甘缓止痛，故本方可治疗虫痛。如果将铅粉换成米粉，再加白及可以治疗痉挛性的疼痛，如胃十二指肠溃疡。由于本方是毒药，故中病即止——"差即止"。

蛇床子散

【方药】蛇床子仁　白粉

【用法】末之，以白粉少许，和令相得，如枣大，绵裹内之，自然温可得之。

【病邪】虫+寒湿

【条文】

《金匮要略·妇人杂病脉证并治》　妇人阴寒，温中坐药，蛇床子散主之。

患者自觉阴中冷甚至放射到后阴，故推测此方证为寒湿之邪，本方证应该还有带下清稀、外阴瘙痒等症状，故用蛇床子温阳暖宫、杀虫止痒，还应用白粉，即铅粉，燥湿、除秽、杀虫。

第二章　疮痈

苦参汤

【方药】苦参一升

【用法】以水一斗，煎取七升，去滓，熏洗，日三服。

【病邪】疮痈(湿热)

【条文】

《金匮要略·百合狐惑阴阳毒病证治》 蚀于下部则咽干，苦参汤洗之。

阴部为至阴之地，多由肝、脾、肾三脏之阴滋养，如果阴部有湿热疮疡，由于厥阴经脉环阴器而上循喉咙，热随足厥阴肝经上至咽喉部，尚未影响到声音，故自觉咽干。可用苦参汤清洗阴部祛湿热。

雄黄方

【方药】雄黄

【用法】为末，筒瓦二枚合之，烧，向肛熏之。

【病邪】疮疡

【条文】

《金匮要略·百合狐惑阴阳毒病证治》 蚀于肛者，雄黄熏之。

本条文是狐惑病蚀于肛的外治法，雄黄苦寒有毒，《神农本草经》认为其可"主恶疮，疽痔，死肌"，有解毒止痒、祛湿杀虫的作用。用雄黄烟熏肛门可以治疗外部疮痈。

狼牙汤

【方药】狼牙三两

【用法】以水四升，煮取半升，以绵缠筋如茧，浸汤沥明中，日四遍。

【病邪】疮疡

【条文】

《金匮要略·妇人杂病脉证并治》　少阴脉滑而数者，阴中即生疮，阴中蚀疮烂者，狼牙汤洗之。

本条文是下焦湿热所导致的阴中生疮。一般来讲，脉滑数多代表体内有湿热，根据条文来讲，本条文中的"少阴"是指肾，肾居下焦，即下焦有湿热，病邪汇聚于前阴，日久则局部痒痛糜烂，并可能导致带下、淋病。故用狼牙汤煎水洗涤阴中，狼牙苦寒可以清热杀虫，现在多不用于临床，有许多外洗替代品。

王不留行散

【方药】王不留行十分　蒴藋细叶十分　桑白皮十分　甘草十八分　川椒三分（除目及闭口，去汗）　黄芩、干姜、厚朴、芍药各二分

【用法】桑白皮以上三味，烧灰存性，勿令灰过；各别杵筛，合治之为散，服方寸匕。小疮即粉之，大疮但服之，产后亦可服。如风寒，桑白皮勿取之。前三物皆阴干百日。

【病邪】疮疡

【条文】

《金匮要略·疮痈肠痈浸淫病脉证并治》　病金疮，王不留行散主之。

　　本条文中的"金疮"多指外力或金属所导致的外伤疾患，一般表现为出血、肿胀、化脓等症状。本方既可外敷，也可内服。本方的君药王不留行性味苦平，可以活血止血并通络消肿，是收而兼行之药，配伍蒴藋细叶，其性味甘酸温，可以活血散瘀，祛风、除湿消肿。桑白皮甘寒，同王不留行、蒴藋细叶烧灰存性，入血分以止血止痛。方中黄芩清游热，芍药敛阴和痹，厚朴行中积滞，川椒、干姜取"血得温则行"之义，编者认为厚朴、芍药、川椒、干姜可以用枳实、芍药、桂枝来替代。

苦酒汤

　　【方药】 半夏十四枚（洗，破如枣核） 鸡子一枚（去黄） 苦酒

　　【用法】 半夏，著苦酒中，共置于鸡子壳，置刀环中，安火上，令三沸，去滓。少少含咽之，不差，更作三剂。

　　【病邪】 疮+燥结

　　【条文】

　　《伤寒论》第312条 少阴病，咽中伤，生疮，不能语言，声不出者，苦酒汤主之。

　　本条文比第311条的咽痛更严重，邪气结滞已经伤了咽喉黏膜，使其生疮，气机闭塞而不能发声，开提用桔梗已经药力不足，所以需要用比桔梗开破力度更大的半夏，鸡蛋清在古时候可以用来养护琴弦，说明其可以润燥，也可以用来制约半夏之燥，而苦酒不仅仅有收敛的功效，还能散结消肿，三者齐奏开

破、润燥、散结之功效。本方的服用方法是含服,让药液缓慢通过咽喉。此非真少阴病,之所以冠之以少阴病,是为了突出少阴与咽的关系。

热邪咽痛症状在几个方证中的区别:猪肤汤证为虚热上逆,甘草汤证为外邪初犯咽喉,生甘草清热甘缓,如果有少许结滞,可加桔梗开提。如外邪进一步凝结化热,腐蚀咽部,则以半夏开凝结,以苦酒、鸡蛋清清热敛疮。

第三章　痈脓

桔梗汤

【方药】甘草二两　桔梗一两

【用法】以水三升,煮取一升,去滓。分温再服。

【病邪】痈脓

【条文】

《伤寒论》第311条　少阴病二三日,咽痛者,可与甘草汤,不差,与桔梗汤。

见甘草汤条文。

《金匮要略·肺痿肺痈咳嗽上气病脉证治》　而胸满振寒,脉数,咽干,不渴,时出浊唾腥臭,久久吐脓如米粥者,为肺痈,桔梗汤主之。

本条论述的是用桔梗汤来治疗肺痈,根据条文分析,肺痈属于热结化脓，用桔梗来开提，辅助机体将"脓"排出体外。本方只是一个小方，临证时针对肺痈不可能单用此方，要与其他方药加减合用。

苇茎汤

【方药】苇茎二升　薏苡仁半升　桃仁五十枚　瓜瓣半升

【用法】以水一斗，先煮苇茎得五升，去滓，内诸药，煮取二升，服一升，再服，当吐如脓。

【病邪】痈脓+瘀血

【条文】

《金匮要略·肺痿肺痈咳嗽上气病脉证治》附方（六）：《千金》苇茎汤　治咳有微热，烦满，胸中甲错，是为肺痈。

本条文是针对痈脓而设，临证时多用于治疗肺痈有热。热壅于肺，气机不利，故"咳有微热"，热邪蚀血为脓，阻碍气血外达，故"烦满，胸中甲错"，称为肺痈。本方证以苇茎汤来治疗，苇茎与桔梗类似，中空以排脓，并能解热、除烦渴，故本方可与桔梗汤合用，再用薏苡仁、桃仁、瓜瓣配伍苇茎消痈排脓，其对治疗肺痈有脓、临床上表现为咳吐黄脓痰者效果显著。

紫参汤

【方药】紫参半斤　甘草三两

【用法】以水五升，先煮紫参，取二升，内甘草，煮取一升半，分温三服。（疑非仲景方）

【病邪】痈脓+湿热

【条文】

《金匮要略·呕吐哕下利病脉证治》　下利肺痈，紫参汤主之。

本条文针对上焦（肺）有病邪所引起的肺痈和腹泻。肺为水之上源，如果肺中有邪，通调水道功能不能正常发挥，就会引起二便失常，本条文针对的就是水从大便出形成的腹泻症状。根据条文分析，该病邪为肺痈，多为湿热痈脓。《金匮要略·肺痿肺痈咳嗽上气病脉证治》中记载"咳而脉沉者，泽漆汤主之"，泽漆汤里面也有紫参，《神农本草经》认为"紫参主心腹积聚，寒热邪气，通九窍，利大小便"。这说明紫参可通肺中湿热，配伍甘草可补中缓急，湿热去则肺恢复通调水道的功能而腹泻止。

薏苡附子败酱散

【方药】薏苡仁六十分　附子二分　败酱草五分

【用法】杵末，取方寸匕，以水二升，煎减半，顿服。（小便当下）

【病邪】痈脓+瘀血+寒湿

【条文】

《金匮要略·疮痈肠痈浸淫病脉证并治》　肠痈之为病，

其身甲错，腹皮急，按之濡如肿状，腹无积聚，身无热，脉数，此为肠内有痈脓，薏苡附子败酱散主之。

肠痈病，营血郁滞于里而化脓，阻滞气血不能外达，故体表失养而皮肤甲错如鱼鳞，气机壅滞故皮肤紧绷肿胀，但由于里有脓故按之柔软，不像一些内有肿瘤的患者的患处，按之硬结。虽然里有化脓，但全身并不热，脉虽然数，但无力，不似痈脓初起的实热脉象，此为肠痈久病后呈现的证候，故用薏苡附子败酱散振奋机体气血以祛瘀排脓，在薏苡附子散的基础上增加薏苡仁的用量，再加祛瘀排脓的败酱草，以治疗瘀血痈脓。

排脓汤

【**方药**】甘草二两　桔梗三两　生姜一两　大枣十枚
【**用法**】以水三升，煮取一升，温服五合，日再服。
【**病邪**】痈脓

排脓散

【**方药**】枳实十六枚　芍药六分　桔梗二分　鸡子黄一枚
【**用法**】杵为散，以药散与鸡子黄相等，揉和令相得，饮和服之，日一服。
【**病邪**】痈脓

排脓汤和排脓散均是有方无证，但可根据枳实芍药散、桔梗汤来分析。排脓散是在枳实芍药散的基础上加桔梗，可用于治疗气血瘀滞所导致的化脓，桔梗以排痈脓，枳实以破滞行气，芍药可用赤芍以通行血脉，三药合用以化瘀、行滞、排脓，鸡子黄为血肉有情之品，可峻补排脓后的阴精虚，散剂可长期应用，针对的是病情较重的痈脓。

排脓汤只针对病情较轻的痈脓，所以单用并重用桔梗以排脓，用生姜、大枣、甘草代替鸡子黄补益津液。

第四章　疫毒

升麻鳖甲汤

【方药】升麻二两　当归一两　蜀椒（炒去汗）一两甘草二两　雄黄半两（研）　鳖甲手指大一片（炙）

【用法】以水四升，煮取一升，顿服之，老小再服，取汗。（《肘后》《千金方》阳毒用升麻汤，无鳖甲有桂；阴毒用甘草汤，无雄黄）

【病邪】疫毒

【条文】

《金匮要略·百合狐惑阴阳毒病证治》　阳毒之为病，面赤斑斑如锦文，咽喉痛，唾脓血。五日可治，七日不可治，升麻鳖甲汤主之。

《金匮要略·百合狐惑阴阳毒病证治》　阴毒之为病，面目青，身痛如被杖，咽喉痛。五日可治，七日不可治，升麻鳖甲汤去雄黄、蜀椒主之。

本条文论治阴阳毒。此处的"阴阳"不能理解为寒热，因为热毒忌用蜀椒、雄黄，所以应将此处的阴阳理解为病位深浅。阳毒病位偏于表，在气而显露于外；阴毒病位偏于里，在血而隐于内。而且这里的"毒"亦不代表寒热，只代表一种邪气，类似于传染病"疫气"。此证现在多指风湿免疫疾病，如红斑狼疮、强脊炎等。

如果"毒"在气分，迫血上行，故"面赤"，阳明经脉循喉咙，入缺盆，毒邪入阳明故"咽喉痛"，毒邪与阳气交争伤及血络，血腐化脓则"唾脓血"。条文中的"五日""七日"只代表病期长短，非实指。病久则毒邪传遍脏腑，故不可治。如果"毒"偏于阴分，阻塞血脉而成血瘀，故"面目青"，气血不流行，不通则"身痛如被杖"，即身体疼痛得像被木棍打过。"毒"随少阴上行，故"咽喉痛"。因毒伏阴分，与阳无交争，故无脓血唾出。

阳毒在外则用辛温升散解毒的药物治疗，借发汗以散邪，或许本方也是"火郁发之"的来源，本条文中的服用方法中也有"取汗"。阴毒是毒邪在阴分，则去掉作用在阳分的药。雄黄为纯阳之药，最能辟秽解毒，治疗痈脓；蜀椒辛热，以汗出形式排邪。阴毒不在阳，药物无须升达阳分，故不宜再用雄黄、蜀椒，以免受牵制，就和桂枝汤去芍药是一个道理，只以入阴之当归、鳖甲搜阴分之邪，借升麻以升散解毒，从阴透阳。升麻轻清升泄以解毒透邪，当归苦温以行血，鳖甲以散结养阴，重用甘草以解毒调和药性。